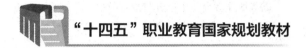

"十四五"职业教育国家规划教材

营养与配餐

主编 ▶▶ 贾 君

中国轻工业出版社

图书在版编目（CIP）数据

营养与配餐/贾君主编. —北京：中国轻工业出版社，2024.8
高等职业教育"十三五"规划教材
ISBN 978 - 7 - 5019 - 9979 - 8

Ⅰ.①营… Ⅱ.①贾… Ⅲ.①膳食 - 营养学 - 高等职业教育 - 教
材 Ⅳ.①R151.3

中国版本图书馆 CIP 数据核字（2014）第 243152 号

责任编辑：张 靓　责任终审：劳国强　封面设计：锋尚设计
版式设计：王超男　责任校对：吴大朋　责任监印：张 可

出版发行：中国轻工业出版社（北京鲁谷东街 5 号，邮编：100040）
印　　刷：北京君升印刷有限公司
经　　销：各地新华书店
版　　次：2024 年 8 月第 1 版第 9 次印刷
开　　本：720×1000　1/16　印张：18.75
字　　数：355 千字
书　　号：ISBN 978 - 7 - 5019 - 9979 - 8　定价：39.00 元
邮购电话：010-85119873
发行电话：010-85119832　010-85119912
网　　址：http://www.chlip.com.cn
Email：club@ chlip.com.cn

本书编委会 ▶▶

主　编　贾　君　江苏农林职业技术学院

副主编　林玉桓　无锡商业职业技术学院
　　　　徐　银　江苏农林职业技术学院

参　编（参编人员排序不分先后）
　　　　史守纪　无锡商业职业技术学院
　　　　李　超　吉林农业科技学院
　　　　王　贺　河南农业职业学院
　　　　李宗泽　河南农业职业学院
　　　　盖圣美　渤海大学
　　　　李　静　江苏农林职业技术学院

主　审　李　晶　无锡商业职业技术学院
　　　　杨　艺　南京万年青健康管理有限公司

前　言

▼

PREFACE

目前，随着对于食物营养与各种慢性疾病的研究日益深入，营养与配餐成为民众的关注热点，营养与配餐相关知识的传播对于健康生活方式的树立和慢性疾病的预防具有积极意义。为了贯彻执行高等职业教育适应生产、建设、管理、服务第一线的技能型高级专门人才的培养目标，进一步提高高职高专教材质量，更好地为食品类、餐饮类人才培养服务，来自教学一线的教师和相关企业技术人员共同参与了本教材的编写与校对。本教材的编写以《健康中国"2030"规划纲要》为导引，参照《注册营养师水平评价制度暂行规定》和《注册营养师水平评价考试实施办法》的考核要点，引入最新版的《中国居民膳食营养素参考摄入量（2013 版）》和《中国居民膳食指南（2022）》，能够为各类人群营养餐的设计提供科学指导。

《营养与配餐》是高等职业院校食品类、餐饮类专业的主修课程。该教材在内容设计上，遵循现代高等职业教育"理论－技能－实训"一体的教学思路，坚持以国家职业资格鉴定标准为依据，以营养与配餐的职业需求为导向，强调综合性和实践性；本教材突出地体现内容的可操作性强，紧密结合就业岗位的技能需求，注重学生实践技能、自主学习能力和创新创业能力的培养。

本教材分为七个项目，分别为基础营养的认知、食物的营养特点、烹饪营养、配餐基础、健康个体和群体配餐设计、特殊状态人群配餐设计和营养调理、营养与配餐综合实训。项目七突出营养与配餐的综合技能训练。为激发高职学生的学习兴趣，打破配餐以理论教学为主的模式，增加了部分营养餐的制作环节；为培养学生的创新能力，设计了创意儿童餐的设计与制作这一模块，希望有利于教师引导学生在完成营养与配餐基本教学目标的同时，充分挖掘学生的创造能力；营养宣教实训旨在对学生的表达能力进行训练，体现营养与配餐对全民健康的长期指导作用。参照二十大报告内容，挖掘课程思政元素，溯源传统饮食文化，增加"公筷公勺、家庭分餐的宣教"内容，创造良好的食育家庭氛围，践行健康中国行动，做文明用餐的传播者，倡导文明健康的生活方式。

本教材适用于食品、餐饮、特殊人群护理等专业高职高专学生的营养教育，可作为国家注册营养师考证培训的参考教材，也可以作为营养爱好者的科普读物。编者期望广大读者通过本书的学习能提高自身的营养知识水平，建立正确的饮食行为，掌握合理膳食的方法，奠定健康的基石，提高生命质量。

本教材由贾君教授主编并负责全书统稿，由无锡商业职业技术学院李晶教授、南京万年青健康管理有限公司杨艺老师主审，林玉桓、徐银任副主编。徐银编写项目一；王贺编写项目二；史守纪编写项目三；盖圣美和林玉桓编写项目四；李宗泽编写项目五；李超编写项目六；贾君和李静编写项目七。

本教材在编写和出版过程中，得到了河南农业职业学院、吉林农业科技学院、无锡商业职业技术学院、渤海大学、江苏农林职业技术学院、中国轻工业出版社专家的具体指导和大力支持。在此，谨对本书编写和出版过程中曾给予支持和帮助的各方面专家表示诚挚的谢意。

本教材在编写过程中参考和引用了大量相关的资料，没有一一列举，谨向文献作者表示衷心的感谢！

由于本教材内容涉及面较广，限于编者的水平及时间的仓促，错误和疏漏在所难免，不足之处恳请同仁和读者批评指正。谨致谢意！

贾 君

目 录

▼

CONTENTS

项目一

▼

基础营养的认知

【知识理论】

1. 了解食物的体内过程，充分理解人体消化系统的组成、食物的消化吸收原理，理解唾液、胃液、小肠液在消化吸收中的作用。

2. 了解能量的作用及能量系数的概念，理解人体能量消耗的组成以及能量的合理摄入。

3. 了解碳水化合物、蛋白质、脂类的生理功能，掌握血糖生成指数、必需氨基酸、氨基酸模式、完全蛋白、必需脂肪酸等概念，理解蛋白质互补原理。

4. 熟悉各种维生素和矿物质的主要生理功能及典型缺乏症。

5. 了解中医食疗养生的基本概念，理解"四性五味"的含义，掌握几种食疗方的制作方法。

6. 了解营养强化与保健食品的概念，理解保健食品的功效成分，熟悉目前比较常见的保健食品主要涉及的功能。

【技能目标】

1. 学会人体能量需要的计算方法，具备熟练计算人体一日能量需要的能力。

2. 能够应用血糖生成指数（GI）为糖尿病人的合理膳食提供指导。

3. 通过从附录中查找各营养素的合理摄入量，结合体力活动水平，能够明确健康个体的膳食营养目标。

亚健康状态

动不动就头晕、恶心、浑身疼痛……四处检查却又没有任何结果，这个时候你可要注意亚健康了。世界卫生组织研究表明，目前约有70%的人不同程度地生活在亚健康状态中，或者有着亚健康的体验。在我国40岁以上的女白领阶层中，由于负荷过重，引起慢性疲劳、情绪不稳和代谢异常的情况比较突出。

白领女性最常说的一个字，恐怕就是"累"了。无论是上班还是下班，她们都会觉得很辛苦，无精打采，没有充沛的精力。

为什么总会觉得疲劳呢？这是由于体力或脑力劳动时间过久或强度过大，体内组织器官需要的营养物质和氧气供应不足，代谢废物乳酸等积蓄增多，进入大脑组织，使人产生疲劳感。

小心！不要掉进亚健康的陷阱——亚健康状态各阶段之间尽管有时界线不十分清晰，但它们的关系就像互相衔接的区间车一样，从健康驶向疾病，"生命列车"一旦启动，常常只向前行进。健康一旦远去，特别是从"潜临床"进入"前临床"或不健康状态后，多半是有去无回的，所不同的只是"行进"速度的快慢。而有资料显示：在潜临床时若保健措施得当，有时还可能恢复到健康状态。

以下选项中，如果很多情况经常出现就需要警惕"亚健康"的威胁了：

（1）□不时感到莫名的郁闷，情绪压抑。

（2）□厌倦工作，一进办公室就感到疲惫，一想起公事就觉得焦虑。

（3）□持续工作一个多小时以后，感觉非常疲乏，精神不振。

（4）□晚上常失眠，即使睡着了也多梦，睡眠质量很不好。

（5）□性能力衰退，即使配偶向自己明确表示了性要求，自己却找种种借口逃避、推脱。

（6）□清晨起床时，时常发现自己掉头发。

（7）□健忘，前几天发生的事情竟然忘记了，见到某人感觉很面熟却怎么也想不起他的名字。

（8）□刻意回避与上司打交道的机会，不愿与同事一起聚会，过分喜欢独处。

（9）□工作业绩不佳，工作效率下降，感觉上司对自己不满。

（10）□工作时情绪很低落，心中好像憋着一团无名火，但却连发的心情也没有。

（11）□整天食欲不佳，感觉吃什么东西都没有胃口。

（12）□盼望着下班，盼望早早逃离办公室。

（13）□一坐下，就想躺着、靠着。

（14）□对城市的污染、噪声等非常敏感，希望逃离城市的喧嚣，躲在什么地方好好休息一下。

（15）□不再像从前那样热衷于朋友聚会，即使参加聚会往往也是强作欢颜、勉强应酬。

（16）□体重迅速下降。

（17）□清晨起床时，发现自己十分憔悴。

（18）□感觉自己免疫力不断下降，经常感冒生病。

<h1 style="text-align:center">任务一</h1>
<h1 style="text-align:center">食物的体内过程</h1>

人体摄入的食物必须在消化道内被加工处理分解成小分子物质后才能进入体内，这个过程称为消化（digestion）。消化有两种方式：一种是通过机械作用，把食物由大块变成小块，称为机械消化；另一种是在消化酶的作用下，把大分子分解成小分子，称为化学消化。通常食物的机械消化与化学消化同时进行。食物经消化后，其中所含营养素所形成的小分子物质通过消化道进入血液或淋巴液的过程，称为吸收（absorption）。

一、人体消化系统的组成及功能

消化系统由消化道和消化道外的肝胆、胰腺等部分组成。消化道是由一条起自口腔延续为咽、食管、胃、小肠、大肠、终于肛门的很长的肌性管道组成，其中口腔、咽、食管、胃、小肠（十二指肠、空肠、回肠）和大肠（盲肠、结肠、直肠）是食物消化吸收的场所。消化系统的组成见图1-1。

一般上消化道主要是指口腔、咽、食管、胃和十二指肠等器官，下消化道主要由空肠、回肠和大肠组成。

1. 口腔

口腔由口唇、颊、腭、牙、舌和口腔腺组成。口腔受到食物的刺激后，口腔内腺体即分泌唾液，嚼碎后的食物与唾液搅和，借唾液的滑润作用通过食管，唾液中的淀粉酶能部分分解糖类。

唾液为无色、无味、近于中性的低渗液体。唾液中的水分约占99.5%，有机物主要为黏蛋白，还有唾液淀粉酶、溶菌酶等，无机物主要有钠、钾、钙、硫、氯等。唾液的作用：①唾液可湿润与溶解食物，以引起味觉；②唾液可清洁和保护口腔，当有害物质进入口腔后，唾液可起冲洗、稀释及中和作用，其中的溶菌酶可杀灭进入口腔内的微生物；③唾液可使食物细胞黏合成团，便于吞咽；④唾液中的淀粉酶可对淀粉进行简单的分解，但这一作用很弱，且唾液淀粉酶仅在口腔中起作用，当进入胃与胃液混合后，pH下降，此酶迅速失活。

消化系统

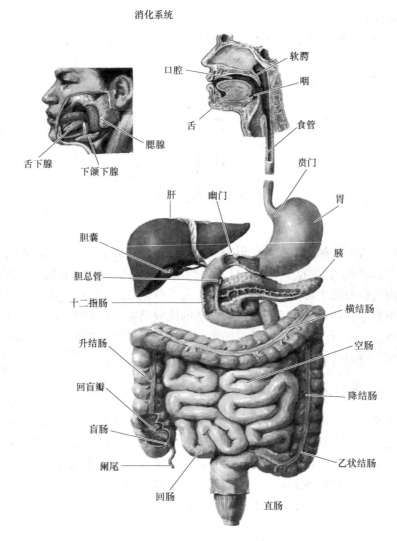

图 1-1　消化系统的组成

食物在口腔内的消化过程是经咀嚼后与唾液黏合成团，在舌的帮助下送到咽后壁，经咽与食管进入胃。食物在口腔内进行的主要是机械消化，伴随少量的化学消化，且能反射性地引起胃、肠、胰、肝、胆囊等器官的活动，为以后的消化做准备。

2. 咽

咽是呼吸道和消化道的共同通道。咽依据与鼻腔、口腔和喉等的通路，可分为鼻咽部、口咽部和喉咽部。咽的主要功能是完成吞咽这一复杂的反射动作。

3. 食管

食管是一长条形的肌性管道，全长 25～30cm。食管有 3 个狭窄部，易滞留异物，是食管癌的好发部位。食管的主要功能是运送食物入胃，其次有防止呼吸时空气进入食管以及阻止胃内容物逆流入食管的作用。

4. 胃

胃位于左上腹，是消化道最膨大的部分，其上端通过贲门与食管相连，下端通过幽门与十二指肠相连。胃的总容量为 1000 ~ 3000mL。胃的主要功能是容纳和消化食物。由食管进入胃内的食团，经胃内机械消化和化学消化后形成食糜，借助胃的运动逐次被排入十二指肠。

胃肌肉的舒缩形成胃的运动，胃壁黏膜中含大量腺体，可以分泌胃液。胃液为透明、淡黄色的酸性液体，pH 为 0.9 ~ 1.5，其主要成分有盐酸、胃蛋白酶、碳酸氢盐与黏液和"内因子"。

（1）胃酸　胃酸由盐酸构成，由胃黏膜的壁细胞分泌。胃酸主要有以下功能：①激活胃蛋白酶原，使之转变为有活性的胃蛋白酶；②维持胃内的酸性环境，为胃内的消化酶提供最合适的 pH，并使钙、铁等矿质元素处于游离状态，利于吸收；③杀死随同食物进入胃内的微生物；④造成蛋白质变性，使其更容易被消化酶所分解。

（2）胃蛋白酶　胃蛋白酶是由胃黏膜的主细胞以不具活性的胃蛋白酶原的形式所分泌的，胃蛋白酶原在胃酸的作用下转变为具有活性的胃蛋白酶。胃蛋白酶可对食物中的蛋白质进行简单分解，主要作用于含苯丙氨酸或酪氨酸的肽键，形成胨和胨，但很少形成游离氨基酸，当食糜被送入小肠后，随 pH 升高，此酶迅速失活。

（3）黏液　黏液的主要成分为糖蛋白。它覆盖在胃细胞膜的表面，形成一个厚约 500μm 的凝胶层，具有润滑作用，使食物易于通过；黏液还保护胃黏膜不受食物中粗糙成分的机械损伤；黏液为中性或偏碱性，可降低胃黏膜表面酸度，减弱胃蛋白酶活性，从而防止酸和胃蛋白酶对胃细胞膜的消化作用。

（4）内因子　内因子是由壁细胞分泌的一种糖蛋白，可保护维生素 B_{12} 不被小肠内水解酶破坏，促进回肠上皮细胞吸收维生素 B_{12}。

5. 小肠

小肠包括十二指肠、空肠和回肠三部分，是消化食物和吸收营养的重要部位，未被消化的食物残渣由小肠进入大肠。十二指肠为小肠的起始段，长度相当于人 12 个手指的指幅（25 ~ 30cm），因此而得名，其主要功能是分泌黏液，刺激胰消化酶和胆汁分泌，是蛋白质的重要消化场所。空肠起自十二指肠空肠曲，下连回肠，回肠连接盲肠。空肠、回肠无明显界限，空肠的长度占全长的 2/5，回肠占 3/5，二者均属小肠。空肠、回肠的主要功能是消化和吸收食物。

进入小肠的消化液主要有胰液、胆汁和小肠液。

（1）胰液　胰液由胰腺的外分泌腺部分分泌，所分泌的胰液进入胰管，流经胰管与胆管合并而成的总胆骶位于十二指肠处的总胆管开口进入小肠。胰液为无色、无嗅的弱碱性液体，pH 为 7.8~8.4，含水量类似于唾液；无机物主要为碳酸氢盐，其作用是中和进入十二指肠的胃酸，使肠细胞膜免受强酸的侵蚀，同时也提供了小肠内多种消化酶活动的最适 pH；有机物则为由多种酶组成的蛋白质，如胰淀粉酶、胰脂肪酶类、胰蛋白酶类等。胰液中所有酶类的最适 pH 为 7.0 左右。

(2) 胆汁　胆汁是由肝细胞合成的，储存于胆囊，经浓缩后由胆囊排出至十二指肠。胆汁是一种金黄色或橘棕色有苦味的浓稠液体，其中除含有水分和钠、钾、钙、碳酸氢盐等无机成分外，还含有胆盐、胆色素、脂肪酸、磷脂、胆固醇和细胞蛋白等有机成分。胆盐是由肝脏利用胆固醇合成的胆汁酸与甘氨酸或牛磺酸结合形成的钠盐或钾盐，是胆汁参与消化与吸收的主要成分，一般认为胆汁中不含消化酶。胆汁的作用是：①胆盐可激活胰脂肪酶，加速分解脂肪；②胆盐、胆固醇和卵磷脂等都可作为乳化剂乳化脂肪，降低脂肪的表面张力，使脂肪乳化成细小的微粒，增加胰脂肪酶的作用面积，使其对脂肪的分解作用大大加速；③胆盐与脂肪的分解产物如游离脂肪酸、甘油一酯等结合成水溶性复合物，促进了脂肪的吸收；④通过促进脂肪的吸收，间接帮助了脂溶性维生素的吸收。此外，胆汁还是体内胆固醇和胆色素代谢产物排出体外的主要途径。

(3) 肠液　小肠液是由十二指肠腺细胞和肠腺细胞分泌的一种弱碱性液体，pH 约为 7.6。小肠液中的消化酶包括氨基肽酶、α-糊精酶、麦芽糖酶、乳糖酶、蔗糖酶、磷酸酶等；主要无机物为碳酸氢盐；小肠液中还含有肠致活酶，可激活胰蛋白酶原。

6. 大肠

大肠为消化道的下段，包括盲肠、阑尾、结肠和直肠 4 部分。成人大肠全长 1.5m，起自回肠，全程形似方框，围绕在空肠、回肠的周围。

大肠中的细菌来自于空气和食物，它们依靠食物残渣而生存，同时分解未被消化吸收的蛋白质、脂肪和碳水化合物。蛋白质首先被分解为氨基酸，氨基酸或是再经脱羧产生胺类，或是再经脱氨基形成氨，进一步分解产生苯酚、吲哚、甲基吲哚和硫化氢等，是粪便臭味的主要来源；碳水化合物可被分解产生乳酸、醋酸等低级酸以及 CO_2、沼气等；脂肪则被分解产生脂肪酸、甘油、醛、酮等，这些成分大部分对人体有害，有的可以引起人类结肠癌。可溶性膳食纤维可加速这些有害物质的排泄，缩短它们与结肠的接触时间，有预防结肠癌的作用。

拓展知识 ▶————————————————

如何保护人的消化系统

食物进口的第一道工序是牙齿咀嚼，世界卫生组织提出的"8020 计划"，即年龄 80 岁时至少保留 20 颗牙齿。如何保护牙齿呢？一是正确刷牙；二是不缺钙；三是不要发生牙周病。最简单的办法就是定期找牙医检查，牙痛、龋齿及时治疗，万万不可拖延。

保持胃肠的正常也很重要。胃肠不好，再好的营养也不能吸收，或者吸收效率很低。胃肠的日常保护主要是减轻负担和调节情绪（心理状态）。在困难时期，人们的胃肠毛病是饿出来的；当今时代（不说贫困地区），人们的胃肠毛病是吃得过多造成的，太丰盛的食物，太多的脂肪。也有一部分人是精神压力太重，引起胃溃疡。俗话说：一日吃伤，十日喝汤。一次暴饮暴食伤了胃肠，要十天少吃来调整和恢复。暴饮暴食还会引起胰腺炎。这就是病从口入。胃肠有毛病，必要时须求助于医生，不过，还是三分靠治，七分靠调养。

此外，还应保持大便通畅。最好每天定时排便一次，大便的次数和形状也能反映消化系统和人的整体状况。

二、食物的消化

消化系统的基本功能是进行食物的消化和吸收，提供机体所需的物质和能量。食物中的营养物质除维生素、水和无机盐可以被直接吸收利用外，蛋白质、脂肪和糖类等物质均不能被机体直接吸收利用，需在消化道内分解为结构简单的小分子物质才能被吸收利用。这种食物在消化道内被分解成结构简单、可被吸收的小分子物质的过程称为消化。

（一）消化的方式

消化有两种方式：机械性消化和化学性消化。

食物经过口腔的咀嚼，牙齿的磨碎，舌的搅拌、吞咽，胃肠肌肉的活动，将大块的食物变成碎小的，使消化液充分与食物混合，并推动食团或食糜下移，从口腔推移到肛门，这种消化过程称为机械性消化或物理性消化。

由消化腺所分泌的各种消化液，将复杂的各种营养物质分解为肠壁可以吸收的、简单的可溶性化合物，如糖类分解为单糖、蛋白质分解为氨基酸、脂类分解为甘油及脂肪酸，然后这些分解后的营养物质被小肠（主要是空肠）吸收进入体内，进入血液和淋巴液，这种消化过程称为化学性消化。

一般来说，机械性消化和化学性消化两种方式同时进行、相互配合共同完成消化过程。

（二）食物消化的过程

食物的消化是从口腔开始的，食物在口腔内以机械性消化（食物被磨碎）为主，因为食物在口腔内停留时间很短，故口腔内的消化作用不大。

食物从食管进入胃后，即受到胃壁肌肉的机械性消化和胃液的化学性消化同时作用，此时，食物中的蛋白质被胃液中的胃蛋白酶（在胃酸参与下）初步分解，胃内容物变成粥样的食糜状态，少量地多次通过幽门向十二指肠推送。食糜由胃进入十二指肠后，开始了小肠内的消化。

小肠是消化、吸收的主要场所。食物在小肠内受到胰液、胆汁和小肠液的化学性消化以及小肠的机械性消化，各种营养成分逐渐被分解为简单的、可吸收的小分子物质在小肠内吸收。因此，食物通过小肠后，消化过程已基本完成，只留下难于消化的食物残渣，从小肠进入大肠。大肠无消化作用，仅具有一定的吸收功能。

淀粉在口腔完成初步消化，而消化的主要场所是小肠。通常食品中的糖类在小肠上部几乎全部转化成各种单糖。

脂肪的消化主要在小肠中进行。胰液中含有的胰脂肪酶可将脂肪分解为甘油和脂肪酸，胆汁中的胆酸盐能使不溶于水的脂肪乳化，有利于胰脂肪酶的作用。在小肠腔中，由于肠蠕动引起的搅拌作用和胆酸盐的渗入，脂类被分散成细小的乳胶体。

蛋白质的消化自胃中开始，胃蛋白酶可以把蛋白质分解为多肽，但由于胃蛋白酶的消化作用较弱，且食物在胃内停留时间较短，所以蛋白质在胃中的消化很不完全，而主要在小肠中进行消化。蛋白质的不完全水解产物经胰液中蛋白酶的作用，被分解为游离氨基酸和寡肽，其中 1/3 为游离氨基酸，2/3 为寡肽。寡肽在小肠黏膜细胞的氨基肽酶和二肽酶的作用下被逐步分解成游离氨基酸。

三、食物的吸收

食物被消化后形成的小分子物质透过消化道黏膜上皮细胞进入血液和淋巴液的过程就是吸收。对于未被吸收的残渣部分，消化道则通过大肠以粪便形式排出体外。

（一）吸收部位

吸收情况因消化道部位的不同而不同。口腔及食管一般不吸收任何营养素；胃可以吸收乙醇和少量水分；结肠可以吸收水分和盐类；小肠才是吸收各种营养物质的主要部位。食物吸收的主要部位是小肠上段的十二指肠和空肠。回肠主要是吸收功能的储备，但是它能主动吸收胆酸盐和维生素 B_{12}，用于代谢时的需要。

人的小肠长约 4m，是消化道最长的一段。肠黏膜具有环状皱褶并拥有大量绒毛及微绒毛，这些结构使小肠黏膜拥有巨大的吸收面积（总吸收面积可达 $200 \sim 400m^2$），且小肠的这种结构使其内径变细，增大了食糜流动时的摩擦力，延长了食物在小肠内的停留时间（$3 \sim 8h$），为食物在小肠内的充分吸收创造了有利条件。

（二）吸收形式

小肠细胞膜的吸收作用主要依靠被动转运与主动转运来完成。

1. 被动转运

被动转运过程主要包括被动扩散、易化扩散、滤过、渗透等作用。

（1）被动扩散　通常物质透过细胞膜，总是和它在细胞膜内外的浓度有关。不借助载体，不消耗能量，物质从浓度高的一侧向浓度低的一侧透过称被动扩散。由于细胞膜的基质是类脂双分子层，脂溶性物质更易进入细胞。物质进入细胞的速度取决于它在脂质中的溶解度和分子大小，溶解度越大，透过越快；如果在脂质中的溶解度相等，则较小的分子透过较快。

（2）易化扩散　指非脂溶性物质或亲水物质，如 Na^+、K^+、葡萄糖和氨基酸等，不能透过细胞膜的双层脂类，需在细胞膜蛋白质的帮助下，由膜的高浓度一侧向低浓度一侧扩散或转运的过程。与易化扩散有关的膜内转运系统和它们所转运的物质之间具有高度的结构特异性，即每一种蛋白质只能转运具有某种特定化学结构的物质；易化扩散的另一个特点是所谓的饱和现象，即扩散通量一般与浓度梯度的大小呈正比，当浓度梯度增加到一定限度时，扩散通量不再增加。

（3）滤过作用　胃肠黏膜的上皮细胞可以看作是滤过器，如果胃肠腔内的压力超过毛细血管时，水分和其他物质就可以滤入血液。

（4）渗透　渗透可看作是特殊情况下的扩散。当膜两侧产生不相等的渗透压时，渗透压较高的一侧将从另一侧吸引一部分水过来，以求达到渗透压的平衡。

2. 主动转运

在许多情况下，某种营养成分必须要逆着浓度梯度（化学的或电荷的）方向穿过细胞膜，这个过程称为主动转运。营养物质的主动转运需要有细胞上载体的协助。所谓载体，是一种运输营养物质进出细胞膜的脂蛋白。营养物质转运时，先在细胞膜同载体结合成复合物，复合物通过细胞膜转运至上皮细胞时，营养物质与载体分离释放到细胞中，而载体又转回到细胞膜的外表面。主动转运的特点是：载体在转运营养物质时，需有酶的催化和提供能量，能量来自三磷酸腺苷的分解；这一转运系统可以饱和，且最大转运量可被抑制；载体系统有特异性，即细胞膜上存在着几种不同的载体系统，每一系统只运载某些特定的营养物质。

（三）营养物质的吸收

食物中的碳水化合物在口腔、胃、小肠中逐渐被分解为葡萄糖，经肠壁静脉毛细血管吸收入血，汇入肝脏门静脉入肝，完成消化吸收。进入血管和肝脏的葡萄糖，在胰岛素作用下，一部分直接送入体内各细胞供现时消耗；一部分转为肌糖原存在肌肉里供肌肉在不吃饭时消耗；一部分转为肝糖原存在肝里供机体在不吃饭时消耗；再有多余，在肝内转为甘油三酯长期储存。

蛋白质经胃蛋白酶、胰蛋白酶分解为氨基酸在小肠内被吸收进入血管，入肝。各种氨基酸都是通过主动转运方式吸收，吸收速度很快，在肠内容物中的含量从不超过 7% 。试验证明，肠黏膜细胞上具有载体，能与氨基酸和 Na^+ 先形成三联结合体，再转入细胞内。三联结合体上的 Na^+ 在转运过程中则借助钠泵主动排出细胞，使细胞内 Na^+ 浓度保持稳定，并有利于氨基酸的不断吸收。

脂肪经胆汁、胰脂肪酶分解为脂肪酸在小肠内被淋巴系统吸收进入血管，入肝。短链脂肪酸、中链脂肪酸和部分甘油由胆汁酸乳化后直接被肠黏膜细胞吸收，通过门静脉进入血液循环。甘油一酯、长链脂肪酸、溶血磷脂和胆固醇等与胆汁酸形成微团，被肠黏膜细胞吸收后重新酯化，然后与载脂蛋白结合形成乳糜粒通过淋巴进入血液循环。大部分食用脂肪均可被完全消化吸收、利用；如果大量摄入消化吸收慢的脂肪，很容易使人产生饱腹感，且部分脂肪尚未被消化吸收，会随粪便排出而浪费；那些易被消化吸收的脂肪，则不易令人产生饱腹感，并很快就会被机体吸收利用。

水溶性维生素一般以简单扩散方式被充分吸收，而脂溶性维生素的吸收与脂类相似。

水分主要由小肠吸收，其他水分则由大肠继续吸收。

矿物质可以通过单纯扩散方式被动吸收，如钠、钾、氯等的吸收主要取决于肠内容物与血液之间的渗透压差、浓度差和 pH 差；也可通过特殊转运途径主动吸收，如钙的吸收通过主动转运，并需要维生素 D，且钙在肠道中的吸收很不完全，吸收率仅为 20% 左右。

拓展知识 ▶

水果应该饭前吃还是饭后吃?

饭后马上吃水果，易导致体重超重和肥胖现象的发生。把水果当成饭后甜品，其中的有机酸会与其他食物中的矿物质结合，影响身体消化吸收；水果中的果胶有吸收水分、增加胃肠内食物湿润程度的作用，因此饭后马上吃水果还会加重胃肠的负担。

吃水果的正确时间是饭前 1h（柿子除外）。首先，水果中许多成分均是水溶性的，饭前吃有利于身体必需营养素的吸收。其次，水果是低热量食物，其平均热量仅为同等质量面食的 1/4，同等猪肉等肉食约 1/10。先吃低热量食物，比较容易把握一顿饭里总的热量摄入。第三，许多水果本身容易被氧化、腐败，先吃水果可缩短它在胃中的停留时间，降低其氧化、腐败程度。而饱食之后马上吃水果，所含果糖不能及时进入肠道，以致在胃中发酵，产生有机酸，引起腹胀、腹泻，故餐后吃水果需 1h 后。

任务二
人体能量代谢

一、能量的来源

（一）食物的能量来源

一切生物都需要能量来维持生命活动。人体所需的能量主要从食物中获取，而食物能量的来源是太阳能，这是因为植物利用太阳光能，通过光合作用，把二氧化碳、水和其他无机物转变成有机物，如碳水化合物、脂肪和蛋白质，以供其生命活动所需，并将其生命过程的化学能直接或间接保存在三磷酸腺苷（ATP）的高能磷酸键中。

（二）产能营养素

人体所需能量主要来源于食物中的产能营养素，包括碳水化合物、脂肪和蛋白质。每克碳水化合物、脂肪或蛋白质在体内氧化产生的能量称为能量系数。食物中每克碳水化合物、肪脂和蛋白质在体外充分燃烧可分别产生能量 17.15kJ，39.54kJ 和 23.64kJ，三大产能营养素在体内不能被完全吸收，一般碳水化合物消化率为 98%、脂肪为 95%、蛋白质为 92%。但是，蛋白质在体内不能完全氧化，其终产物除 H_2O，CO_2 外，还有尿素、尿酸、肌酐等含氮物质通过尿液排出体外，若把 1g 蛋白质在体内产生的这些含氮物质在体外继续完全氧化还可产生 5.44kJ 的热量。因此这 3 种产能营养素的生理有效能量值（也称为净能量系数）分别为：碳水化合物 17.15kJ×98% =16.81kJ/g，脂肪 39.54kJ×95% =37.56kJ/g，蛋白质（23.64 −5.44）kJ×92% =16.74kJ/g。具体见表 1 −1。

表 1 −1　　　　三大产能营养素的能量系数、消化率和净能量系数

产能营养素	能量系数/kJ	消化率/%	生理有效能量值（净能量系数）/kJ
碳水化合物	17.15（4.1kcal）	98	16.81（4kcal）
脂肪	39.54（9.45kcal）	95	37.56（9kcal）
蛋白质	23.64（5.65kcal）	92	16.74（4kcal）

二、人体能量消耗的组成

机体的能量消耗主要是由基础代谢、体力活动、食物的热效应和生长发育四方面构成。其中正常成人能量消耗主要用于维持基础代谢、体力活动和食物热效应的需要，而孕妇、乳母、婴幼儿、儿童、青少年还包括生长发育的能量消耗，疾病恢复期病人还包括组织和机体修复的能量消耗。

（一）基础代谢的能量消耗

1. 基础代谢

基础代谢是维持人体最基本生命活动所必需的能量消耗，是指人体在清醒、空腹、安静而舒适的环境（20~25℃）中，无任何体力活动和紧张的思维活动、全身肌肉松弛、消化系统处于静止状态下的能量消耗，主要用于维持体温、心跳、呼吸等最基本的生命活动。

2. 基础代谢率

基础代谢率是指维持单位时间内单位体表面积或单位体重人体基础代谢所消耗的能量。

影响基础代谢率的因素主要如下。

（1）体表面积 基础代谢率的高低与体重并不成比例关系，而与体表面积基本成正比。因此，生理学上，通常用每平方米体表面积为标准来衡量能量代谢率，这是比较合适的。

（2）年龄和性别 基础代谢率随年龄的变化情况见图1-2。一般而言，婴幼儿阶段是整个代谢最活跃的阶段，到青春期又出现一个较高的阶段，成年以后基础代谢率随年龄增长逐渐降低，但也有一定的个体差异。实际测定表明，在同一年龄、同一体表面积的情况下，女性基础代谢率低于男性。

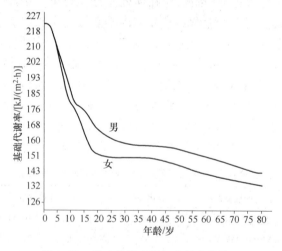

图1-2 基础代谢率随年龄的变化情况

（3）激素 激素代谢水平影响细胞的代谢与调节。如甲亢病人的基础代谢率明显升高，而患黏液水肿时，基础代谢率低于正常。

（4）季节与劳动强度 基础代谢率在不同季节和不同劳动强度人群中存在一定差别，说明气候和劳动强度对基础代谢率有一定影响。例如，寒冷的冬季基础代谢高于炎热的夏季；劳动强度高者高于劳动强度低者。

（二）体力活动的能量消耗

体力活动消耗的能量是构成人体总能量消耗的重要部分。体力活动（physical activity，PA）的概念很广，目前被普遍接受的是 Caspersen 等人的定义：任何由骨骼肌收缩引起的导致能量消耗的身体运动。日常生活的体力活动可以分为职业活动、社会活动、家务活动和休闲娱乐活动等。伴随我国经济发展、职业活动强度及条件的改善，专家建议将我国人民的劳动强度定为轻、中、重3级，见表1-2。

表1-2　　　　根据 DLW 测定结果估测的生活方式或职业的 PAL

生活方式	从事的职业或人群	PAL
1. 休息，主要是坐位或卧位	不能自理的老年人或残疾人	1.2
2. 静态生活方式/坐位工作，很少或没有重体力的休闲活动	办公室职员或精密仪器机械师	1.4~1.5
3. 静态生活方式/坐位工作，有时需走动或站立，但很少有重体力的休闲活动	实验室助理，司机，学生，装配线工人	1.6~1.7
4. 主要是站着或走着工作	家庭主妇，销售人员，侍应生，机械师，交易员	1.8~1.9
5. 重体力职业工作或重体力休闲活动方式	建筑工人，农民，林业工人，矿工，运动员	2.0~2.4
6. 有明显的体育运动量或重体力休闲活动（每周4~5次，每次30~60min）		+0.3（增加量）

注：PAL 为体力活动水平（physical activity level），PAL1.50 为轻体力活动水平，PAL 1.75 为中体力活动水平，PAL 2.00 为重体力活动水平。

影响体力活动能量消耗的因素：①肌肉越发达者，活动能量消耗越多；②体重越重者，能量消耗越多；③劳动强度越大、持续时间越长，能量消耗越多；④与工作的熟练程度有关。其中劳动强度和持续时间是主要影响因素，而劳动强度主要涉及劳动时牵动的肌肉多少和负荷的大小。

（三）食物的热效应

食物的热效应（thermic effect of food，TEF）是指人体由于摄取食物所引起的额外的能量消耗。也称为食物的代谢反应或食物的特殊动力作用（specific dynamic action，SDA），例如：进食碳水化合物可使能量消耗增加5%~6%，进食脂肪增加4%~5%，进食蛋白质增加30%~40%。一般每日混合膳食时食物的热效应约增加基础代谢消耗能量的10%，即约627kJ（150kcal）。

食物热效应只能增加体热的外散，而不能增加可利用的能量。换言之，食物热效应对于人体是一种损耗而不是一种收益，当只够维持基础代谢的食物摄入后，消耗的能量多于摄入的能量，外散的热多于食物摄入的热，而此项额外的能量却不是无中生有的，而是来源于体内的营养贮备。因此，为了保存体内的营养贮备，进食时必须考虑食物热效应额外消耗的能量，使摄入的能量与消耗的能量保持平衡。

（四）生长发育消耗能量

孕妇、处于生长发育过程中的儿童和青少年由于自身器官的进一步发育，需要特殊的能量，大病初愈的人群由于细胞的生长发育也需要增加能量消耗。

除上述影响基础代谢的几种因素对机体能量消耗有影响之外，情绪和精神状态也会影响能量消耗。脑的质量虽只占体重的2%，但脑组织的代谢水平是很高的。例如，精神紧张地工作，可使大脑的活动加剧，能量代谢增加3%～4%；当然，与体力劳动比较，脑力劳动的消耗仍然相对地少。

三、能量的合理摄入

迄今，直接测定成年人在自由活动情况下的能量消耗量仍十分困难。由于基础代谢消耗的能量占总能量的60%～70%，所以它是估算成年人能量需要的重要基础。WHO（1985）、美国（1989）、日本（1990）修订推荐摄入量时均采用"要因加算法"估算成年人的能量需要量，即能量需要量 = BMR × PAL。对儿童和青少年、孕妇和乳母等特殊生理情况下需考虑适当增加其能量需要。中国居民膳食能量推荐摄入量（recommended nutrient intakes，RNI）见表1-3。

一般建议成人的碳水化合物供给的能量以占总能量的55%～65%、脂肪占20%～30%、蛋白质占11%～15%为宜。粮谷类和薯类富含碳水化合物，是膳食能量最经济的来源；油料作物富含油脂；动物性食物一般比植物性食物含有更多的脂肪和蛋白质；但大豆和坚果类例外，它们含有丰富的油脂和蛋白质；蔬菜和水果一般含能量较少。常见食物的能量含量参见食物成分表。

表1-3　　不同能量需要水平的平衡膳食模式所提供能量和来源构成比

能量水平/kcal	营养素来源占总能量比例/%			其中优质蛋白质/%
	碳水化合物	蛋白质	脂肪	
1000	50	15	35	66
1200	50	16	34	67
1400	54	16	30	62
1600	54	15	31	56
1800	54	15	31	55
2000	55	15	30	52
2200	54	16	30	57
2400	55	15	30	55

续表

能量水平/kcal	营养素来源占总能量比例/%			其中优质蛋白质/%
	碳水化合物	蛋白质	脂肪	
2600	57	15	28	53
2800	57	15	28	52
3000	57	15	28	54

拓展知识 ▶

糖类、脂类和蛋白质间的转换

在同一细胞内，糖类、脂类和蛋白质三大营养物质代谢是同时进行的，它们之间既相互联系，又相互制约，共同形成一个协调统一的过程。糖类、脂类和蛋白质之间可以相互转化。例如，糖类在分解过程中产生的一些中间产物（如丙酮酸），可以通过转氨基作用，生成相对应的非必需氨基酸；但是，由于糖类分解时不能产生与必需氨基酸相对应的中间产物，因此，糖类不能转化成必需氨基酸。蛋白质在分解过程中产生的一些氨基酸，可以通过脱氨基作用等，转化成糖类，糖类又可在一定条件下转化为脂肪。例如，丙氨酸可以通过脱氨基作用先形成丙酮酸，再转化成糖类。但糖类、脂类和蛋白质之间的转化是有条件的，例如，只有在糖类供应充足的情况下，糖类才有可能大量转化成脂类。

不仅如此，各种代谢产物之间的转化程度也是有明显差异的，例如，糖类可以大量转化成脂肪，而脂肪却不能大量转化成糖类。糖类、脂类和蛋白质之间除了能转化外，还相互制约着。在正常情况下，人和动物体所需要的能量主要是由糖类氧化分解供给的，只有当糖类代谢发生障碍引起供能不足时，才由脂肪和蛋白质氧化分解供给能量，保证机体的能量需要。当糖类和脂肪的摄入量都不足时，体内蛋白质的分解就会增加；而当大量摄入糖类和脂肪时，体内蛋白质的分解就会减少。

任务三

各类营养素的需要量

人类为了维持生命与健康，除了阳光与空气外，必须摄取食物。食物的成分主要有碳水化合物、脂类、蛋白质、维生素、无机盐和水六大类，通常被称为营养素。它们和通过呼吸进入人体的氧气一起，经过新陈代谢过程，转化为构成人体的物质和维持生命活动的能量。所以，它们是维持人体的物质组成和生理机能不可缺少的要素，也是生命活动的物质基础。

一、宏量营养素的需要量

（一）碳水化合物的需要量

1. 碳水化合物的分类

碳水化合物又称糖类，可分为单糖、低聚糖和多糖。糖的结合物有糖脂、糖蛋白、蛋白多糖3类。碳水化合物的基本分类见表1-4。

表1-4　　　　　　　　碳水化合物的分类（参考自2013版DRIs）

分类（糖分子DP）	亚组	组成
糖（1~2）	单糖	葡萄糖、半乳糖、果糖
	双糖	蔗糖、乳糖、麦芽糖、海藻糖
	糖醇	山梨醇、甘露糖醇
低聚糖（3~9）	异麦芽低聚寡糖	麦芽糊精
	其他寡糖	棉籽糖、水苏糖、低聚果糖
多糖（≥10）	淀粉	直链淀粉、支链淀粉、变性淀粉
	非淀粉多糖	纤维素、半纤维素、果胶、亲水质物

（1）功能性低聚糖　低聚糖，或称寡糖，是由2~10个单糖通过糖苷键连接形成直链或支链的低度聚合糖，分功能性低聚糖和普通低聚糖两大类。现在研究认为功能性低聚糖包括水苏糖、棉籽糖、异麦芽酮糖、乳酮糖、低聚果糖、低聚木糖、低聚半乳糖、低聚异麦芽糖、低聚异麦芽酮糖、低聚龙胆糖、大豆低聚糖、低聚壳聚糖等。人体肠道内没有水解它们（除异麦芽酮糖外）的酶系统，因而它们不被消化吸收而直接进入大肠内优先为双歧杆菌所利用，是双歧杆菌的增殖因子。

（2）功能性多糖　功能性多糖，也称活性多糖，是指具有调节人体生理功能的非淀粉多糖。目前，对香菇、灵芝、银耳、金针菇等真菌多糖，茶叶、人参、黄芪、魔芋、枸杞等植物多糖以及肝素和透明质酸等动物多糖的研究已经取得一定进展。

（3）血糖指数　血糖指数（glycemic index，GI）。指与参照食物（葡萄糖或白面包）摄入后血糖浓度的变化程度相比，含糖食物使血糖水平相对升高的相对能力。血糖指数是反映食物类型和碳水化合物消化水平的一个参数，一般定义为在一定时间内，人体食用含50g有价值的碳水化合物的食物与相当量的葡萄糖后，2h后体内血糖曲线下面积的百分比，即：

$$GI = \frac{试验餐后2h血糖葡萄糖曲线下的面积}{等量葡萄糖餐后2h血浆葡萄糖曲线下总面积} \times 100$$

高 GI 值（GI＞70）的食物有葡萄糖、白面包、蜂蜜等；适度 GI 值（GI 55～70）的食物有全麦面包、黑米、白米等；低 GI 值（GI＜55）的食物有牛奶、酸奶、苹果、菜豆等。

2. 碳水化合物的生理功能

对于正常人来说，糖类是一种不可缺少的营养物质。肌肉组织的营养来源主要是糖类而不是脂肪；而且单糖对于体弱的病患者来说则是最主要、最快捷的营养来源，这也是医院里为无法进食的病人输葡萄糖的原因。糖类食物可提高人体的血糖水平，并向肌肉供能。糖类还可使身体更有效地利用蛋白质，并有助于保持体内适宜的酸碱平衡。

（1）供给能量 每克葡萄糖产热 16kJ（4kcal），人体摄入的碳水化合物在体内经消化变成葡萄糖或其他单糖参加机体代谢。每个人膳食中碳水化合物的比例没有规定具体数量，我国营养专家认为碳水化合物产热量占总热量的 60%～65% 为宜。平时摄入的碳水化合物主要是多糖，在米、面等主食中含量较高，摄入碳水化合物的同时，能获得蛋白质、脂类、维生素、矿物质、膳食纤维等其他营养物质。而摄入单糖或双糖如蔗糖，除能补充热量外，不能补充其他营养素。

（2）构成细胞和组织 碳水化合物是构成机体组织的重要物质，并参与细胞的组成和多种活动。每个细胞都有碳水化合物，其含量为 2%～10%，主要以糖脂、糖蛋白和蛋白多糖的形式存在，分布在细胞膜、细胞器膜、细胞浆以及细胞间质中。核糖核酸和脱氧核糖核酸两种重要生命物质均含有 D－核糖，即五碳醛糖；一些具有重要生理功能的物质，如抗体、酶和激素的组成成分，也需碳水化合物参与。

（3）节省蛋白质 机体需要的能量，主要由碳水化合物提供，当膳食中碳水化合物供应不足时，机体为了满足自身对葡萄糖的需要，则通过糖原异生作用动用蛋白质以产生葡萄糖，供给能量；而当摄入足够量的碳水化合物时则能预防体内或膳食蛋白质消耗，不需要动用蛋白质来供能，即碳水化合物具有节约蛋白质作用。因此，完全不吃主食、只吃肉类是不适宜的，因肉类中含碳水化合物很少，这样机体组织将用蛋白质产热，对机体没有好处。所以减肥的人或糖尿病患者每天最少摄入碳水化合物不低于 150g 的主食。

（4）维持脑细胞的正常功能 葡萄糖是维持大脑正常功能的必需营养素，当血糖浓度下降时，脑组织可因缺乏能源而使脑细胞功能受损，造成功能障碍，并出现头晕、心悸、出冷汗甚至昏迷。

（5）调节脂肪代谢和抗酮体的生成 脂肪酸被分解所产生的乙酰基需要与草酰乙酸结合进入三羧酸循环，而最终被彻底氧化和分解产生能量。当膳食中碳水化合物供应不足时，草酰乙酸供应相应减少；而体内脂肪或食物脂肪被动员并加速分解为脂肪酸来供应能量。这一代谢过程中，由于草酰乙酸不足，脂肪酸不能彻底氧化而产生过多的酮体，酮体不能及时被氧化而在体内蓄积，以致产生酮血症和酮尿症。膳食中充足的碳水化合物可以防止上述现象的发生，因此称为糖类的抗生酮作用。

（6）解毒　经糖醛酸途径生成的葡萄糖醛酸，是体内一种重要的结合解毒剂，在肝脏中能与许多有害物质如细菌毒素、酒精、砷等结合，以消除或减轻这些物质的毒性或生物活性，从而起到解毒作用。

（7）加强肠道功能　非淀粉多糖类如纤维素和果胶、抗性淀粉、功能性低聚糖等抗消化的碳水化合物，虽不能在小肠消化吸收，但刺激肠道蠕动，增加了结肠内的发酵，发酵产生的短链脂肪酸和肠道菌群增殖，有助于正常消化和增加排便量。

此外，碳水化合物中的糖蛋白和蛋白多糖有润滑作用；另外它可控制细胞膜的通透性；并且是一些合成生物大分子物质的前体，如嘌呤、嘧啶、胆固醇等。

3. 碳水化合物的合理摄入

（1）碳水化合物的膳食参考摄入量　《中国居民膳食营养素参考摄入量（2013 版）》中碳水化合物的适宜摄入量（AI）为总能量摄入量的 50%~65%。

（2）碳水化合物的主要食物来源　粮谷类和薯类是膳食中淀粉的主要来源，一般粮谷类含碳水化合物 60%~80%，薯类中含量为 15%~29%，豆类中为 40%~60%。单糖和双糖的来源主要是蔗糖、糖果、甜食、糕点等。

（3）功能性低聚糖和多糖的合理摄入　功能性低聚糖过量摄入会产生胃肠胀气和腹泻，但是因为功能性低聚糖比较广泛地存在于植物性食物中，一般人日常膳食往往达不到有效的摄入量。各种低聚糖的最小有效剂量和最大无作用量见表 1－5。

在某些蔬菜、水果中含有天然的低聚糖，如洋葱、大蒜、葡萄、芦笋、香蕉等含有低聚糖，大豆及一些豆类含有水苏糖，甜菜中含棉籽糖。多食这类食物对人体非常有益。

此外，人体每天还应该适当摄入富含功能性多糖的食物，如食用菌、茶叶、枸杞等，可以增强人体免疫力、降血糖、降血脂等。

表 1－5　　　　低聚糖的合理摄入（尤新．功能性发酵制品．2000）

项目	乳果糖	低聚果糖	大豆低聚糖	低聚半乳糖	低聚异麦芽糖	乳酮糖	水苏糖	壳聚糖
最小有效剂量/（g/d）	2	3	2	2	10			
日常摄取量/（g/d）	2~3	5~10	10	10	15	10	3	10
最大无作用量/（g/d）	36	18	13.2	18	90			

注：最大无作用剂量以体重 60kg 计。

（二）脂类的需要量

脂肪是人体的重要组成部分，又是含热量最高的营养物质，是由碳、氢、氧元素组成的一种很重要的化合物。有的脂肪中还含有磷和氮元素，是机体细胞生成、转化和生长必不可少的物质。我国成年男子体内平均脂肪含量约为13.3%，女性稍高。人体脂肪含量因营养和活动量而变动很大，饥饿时由于能量消耗可使体内脂肪减少。

脂肪是贮备人体能量的形式，脂类更多的营养价值在于它是机体代谢所需能量储存运输的主要方式，与碳水化合物所提供营养的区别主要体现在被利用的快慢上。几乎所有人都会有多余的脂肪组织，在需要时这些脂肪可以被利用来"燃烧"产生人体所需能量。但是过多食用高脂肪食品，往往会引起各种疾病，如脂肪肝、肥胖症等。西方人的饮食结构比较单一，多是高脂肪的食品，所以相对肥胖的人要比我国多得多，因此各种所谓"富贵病"的发病率也往往高于我国。

1. 脂类的分类

食用油脂是由脂肪酸和甘油组成的，不同品种的食用油主要体现在其脂肪酸组成的不同。从营养的角度说，油脂对人体的生理功能主要是由不同的脂肪酸体现出来的。

（1）饱和脂肪酸（SFA）　不同类型的饱和脂肪酸对血脂的影响不尽相同：棕榈酸增加血清 LDL - 胆固醇和总胆固醇水平的作用最为明显，其次为月桂酸和豆蔻酸。目前已将月桂酸、豆蔻酸和棕榈酸 3 种脂肪酸列入升高血清胆固醇或低密度脂蛋白（LDL）胆固醇水平的名单中，硬脂酸对升高血清胆固醇或低密度脂蛋白（LDL）胆固醇的作用不明显。

（2）单不饱和脂肪酸（MUFA）　单不饱和脂肪酸（又称 $n-9$）通常指的是油酸，人体摄入富含不饱和脂肪酸的油脂会降低高密度脂蛋白（HDL）胆固醇和低密度脂蛋白胆固醇，而单不饱和脂肪酸只会降低低密度脂蛋白胆固醇，而把高密度脂蛋白胆固醇留下来。富含单不饱和脂肪酸的植物油有橄榄油和油茶籽油等。

Keys 等在七国心血管病的流行病学调查中发现，在地中海地区的一些国家，居民冠心病发病率和血胆固醇水平远低于欧美国家，但其每日摄入的脂肪量很高，供热比为40%。究其原因，主要是该地区居民以橄榄油为主要食用油，而橄榄油富含单不饱和脂肪酸（MUFA），由此引起了人们对单不饱和脂肪酸的重视。据多数研究报道，单不饱和脂肪酸降低血胆固醇、甘油三酯和低密度脂蛋白胆固醇（LDL - C）的作用与多不饱和脂肪酸相近，但大量摄入亚油酸在降低 LDL - C 的同时，高密度脂蛋白胆固醇（HDL - C）也降低，而大量摄入油酸则无此种情况。同时单不饱和脂肪酸不具有多不饱和脂肪酸潜在的不良作用，如促进机体脂质过氧化、促进化学致癌作用和抑制机体的免疫功能等。所以在膳食中降低饱和脂肪酸的前提下，以单不饱和脂肪酸取代部分饱和脂肪酸有重要意义。

（3）多不饱和脂肪酸（PUFA）　多不饱和脂肪酸是含有 2 个或 2 个以上双

键的脂肪酸。一般天然脂肪酸双键是以顺式的形态存在。多不饱和脂肪酸按其结构不同又可分为 $n-6$ 和 $n-3$ 型多不饱和脂肪酸。

（4）必需脂肪酸 人体生长和健康必需而又不能自身合成的脂肪酸被称为必需脂肪酸，主要指亚油酸和亚麻酸，它们可参与人体内磷脂的合成，并以磷脂形式作为线粒体和细胞膜的重要组成部分，促进胆固醇和类脂质的代谢，合成前列腺前体，有利于精子的形成，保护皮肤以避免由 X 射线引起的损害等。

此外，食用油脂中含有的磷脂、甾醇、生育酚等也都具有较强的生理活性和保健功能。

拓展知识 ▶

常见食用油分类

（1）饱和脂肪酸型：牛油、羊油、猪油、棕榈油和椰子油等。

（2）$\omega-9$ 系脂肪酸型（单不饱和）：橄榄油、油茶籽油、普通菜籽油等。

（3）$\omega-6$ 系脂肪酸型：红花籽油、葵花籽油、玉米油等。

（4）$\omega-3$ 系脂肪酸型：亚麻籽油、深海鱼油等。

大多数植物来源的油脂为不饱和脂肪酸，但是椰子油、可可脂例外；大多数动物来源的油脂为不饱和脂肪酸，但是鱼油例外。

2. 脂类的生理功能

（1）提供能量 脂类是人体能量的主要来源之一，平均每克脂肪在体内彻底氧化可产生约 39.54kJ 的热能，相当于碳水化合物的 2 倍多。当人体摄入热量不能及时被利用或过多时，就会转变为脂肪储存起来；当机体消耗能量大于摄入热量时，储存脂肪可随时补充机体所需能量。机体不能利用脂肪酸分解的含二碳的化合物合成葡萄糖，因此脂肪不能给大脑、神经细胞以及血细胞提供能量，人饥饿时，就必须消耗肌肉组织中的蛋白质和糖以满足机体需要，这也是不提倡"节食减肥"的原因。

（2）构成机体组织 正常人体按照体重计算，脂类占 14% ~ 19%，胖人占 32%，绝大多数是以甘油三酯的形式存在于脂肪组织中，称为蓄积脂肪。这类脂肪因受营养状况和机体活动的影响而增减，变动较大，又称可变脂或动脂，分布于腹腔、皮下和肌肉纤维之间。

（3）提供必需脂肪酸，促进脂溶性维生素的吸收 脂肪为机体提供必需脂肪酸和其他具有特殊营养功能的多不饱和脂肪酸，满足机体正常需要。脂溶性维生素只存在于食物脂肪中，当体内缺乏脂肪时，体内的脂溶性维生素也会缺乏，常表现为干眼病，机体组织上皮干燥、角质化、增生等病症。

（4）保护机体，滋润皮肤 体脂是热的不良导体，能起隔热作用，对维持人体的正常体温有重要作用。体脂在各器官周围像软垫一样，对各种内脏器官及组织、关节起到保护和固定作用。体脂在皮下适当储存，可滋润皮肤，增加皮肤弹性，延缓皮肤衰老。

（5）增加饱腹感　食物中的各个成分消化速度不一样，碳水化合物在胃中迅速被排空，蛋白质排空较慢，脂类在胃中停留时间较长。一次进食含50g脂肪的高脂膳食，需4~6h才能在胃中排空，因而使人有高度饱腹感。

此外，脂肪还可以改善食物的感官性状（色、香、味、形），达到美食和促进食欲的作用。

3. 脂类的合理摄入

一般认为，在人类的合理膳食中，人体所需热量的20%~30%应由脂肪供给，儿童和青少年可达25%~30%，必需脂肪酸的摄入量应不少于总能量的3%。对于正常人体，较理想的膳食脂肪构成是饱和脂肪酸、单不饱和脂肪酸和多不饱和脂肪酸的比例为1:1:1，三者按能量计算相等，互相平衡。1991年加拿大政府规定，$n-3$和$n-6$系列脂肪酸推荐摄入量的比值约为1:6，目前，大多数学者建议$n-3$和$n-6$系列脂肪酸摄入比为1:(4~6)较适宜。同时，胆固醇每天的摄入量应低于300mg，因为胆固醇摄入过多时会导致高胆固醇血症、动脉粥样硬化、静脉血栓形成以及胆石症，对机体产生不利影响。一般来说，多食用植物油（如花生油）比多食用动物油对人体更有好处。

除食用油脂含约100%的脂肪外，含脂肪丰富的食品为动物性食物和坚果类。动物性食物以畜肉类含脂肪最丰富，且多为饱和脂肪酸。猪肉含脂肪量在30%~90%，仅腿肉和瘦猪肉脂肪含量在10%左右；牛、羊肉含脂肪量比猪肉低很多，如牛肉（瘦）脂肪含量仅为2%~5%，羊肉（瘦）多数为2%~4%。一般动物内脏除大肠外含脂肪量皆较低，但蛋白质的含量较高。禽肉一般含脂肪量较低，多数在10%以下，但北京烤鸭和肉鸡例外，其含量分别为38.4%和35.4%。鱼类脂肪含量基本在10%以下，多数在5%左右，且其脂肪含不饱和脂肪酸多，所以老年人宜多吃鱼少吃肉。蛋类以蛋黄含脂肪量高，约为30%，但全蛋仅为10%左右，其组成以单不饱和脂肪酸为多。除动物性食物外，植物性食物中以坚果类（如花生、核桃、瓜子、榛子、葵花子等）含脂肪量较高，最高可达50%以上，不过其脂肪组成多以亚油酸为主，所以是多不饱和脂肪酸的重要来源。

（三）蛋白质的需要量

1. 蛋白质的组成

蛋白质是由20多种氨基酸通过肽键连接起来的生物大分子，主要由碳、氢、氧、氮4种元素组成，有的还含有硫、磷，少量蛋白质中还含有铁、铜、锌等微量元素。

必需氨基酸是指人体自身不能合成或合成速度不能满足人体需要，必须从食物中摄取的氨基酸。必需氨基酸共有9种：赖氨酸、色氨酸、苯丙氨酸、甲硫氨酸、苏氨酸、异亮氨酸、亮氨酸、缬氨酸、组氨酸。如果饮食中经常缺少上述氨基酸，可影响健康，尤其对婴儿的成长不利。

蛋白质种类繁多，有很多种分类方法，营养学上常根据蛋白质所含有的必需氨基酸的种类不同对其进行分类，一般可将蛋白质分为完全蛋白、半完全蛋白和不完全蛋白。

（1）完全蛋白　完全蛋白是指所含有的必需氨基酸种类齐全、数量充足，且氨基酸比例接近于人体需要，不但能维持成人的健康，还能促进儿童生长发育。动物来源的蛋白质大多数为完全蛋白，如乳类中酪蛋白、乳白蛋白，蛋类中的卵白蛋白，肉类中的肌蛋白和大豆中的大豆蛋白等。

（2）半完全蛋白　半完全蛋白一般所含有的必需氨基酸种类齐全，但是相互比例不平衡，若以其作为唯一蛋白质来源时，可以维持生命，但是不能满足机体生长发育的需要，如小麦中的麦胶蛋白。

（3）不完全蛋白　不完全蛋白则缺乏一种或数种人体必需的氨基酸，当以其作为唯一的蛋白质来源时，既不能维持生命，也不能促进生长发育，如玉米中的玉米胶蛋白、动物结缔组织中的胶原蛋白等。

2. 蛋白质的生理功能

（1）构成和修复人体组织　蛋白质是构成机体组织、器官的重要成分，是生命的重要物质基础。人体各组织、器官无一不含蛋白质。同时人体内各种组织细胞的蛋白质始终在不断更新，只有摄入足够的蛋白质才能维持组织的更新；身体受伤后也需要蛋白质作为修复材料。

（2）调节人体重要的生命活动　蛋白质在体内是构成多种重要生理活性物质的成分，参与调节生理功能。人体进行新陈代谢中的化学变化绝大多数都借助于酶的催化作用迅速进行，这些酶的化学本质就是蛋白质。调节机体生理活动并保持内环境稳定的激素，如胰岛素、促性腺激素等也属于蛋白质。人体内抗体可以抵御外来微生物及其他有害物质的入侵，即发生免疫反应，抗体是一种糖和蛋白质的复合物。此外，体内酸碱平衡的维持、水分的正常分布，以及血液凝固、视觉的形成等都与蛋白质有关。

（3）供给能量　供给人体能量是蛋白质的次要功能。在碳水化合物和脂肪供给能量不足时，蛋白质可以被代谢分解，释放出能量。

此外，蛋白质还赋予食品良好的感官性状和重要的功能特性，例如，在肉品加工中，肉类成熟后持水性和嫩度增加。

3. 氨基酸模式及限制氨基酸

氨基酸模式是指某种蛋白质中各种必需氨基酸的构成比例，即根据蛋白质中必需氨基酸含量，以含量最少的色氨酸为 1 计算出的其他氨基酸的相应比值。几种食物蛋白质和人体蛋白质氨基酸模式，见表 1 - 6。

表 1 - 6　　　　　　　　　　几种食物蛋白质和人体蛋白质氨基酸模式

氨基酸	全鸡蛋	牛奶	牛肉	大豆	面粉	大米	人体
异亮氨酸	3.2	3.4	4.4	4.3	3.8	4.0	4.0
亮氨酸	5.1	6.8	6.8	5.7	6.4	6.3	7.0
赖氨酸	4.1	5.6	7.2	4.9	1.8	2.3	5.5
甲硫氨酸 + 半胱氨酸	3.4	2.4	3.2	1.2	2.8	2.8	2.3
苯丙氨酸 + 酪氨酸	5.5	7.3	6.2	3.2	7.2	7.2	3.8
苏氨酸	2.8	3.1	3.6	2.8	2.5	2.5	2.9
缬氨酸	3.9	4.6	4.6	3.2	3.8	3.8	4.8
色氨酸	1.0	1.0	1.0	1.0	1.0	1.0	1.0

　　人体所需蛋白质来源于多种食物，凡蛋白质氨基酸模式与人体蛋白质氨基酸模式接近的食物，其必需氨基酸在体内的利用率就高，反之则低。例如，动物蛋白质中的蛋、奶、肉、鱼等以及大豆蛋白质的氨基酸模式与人体蛋白质氨基酸模式较接近，从而所含的必需氨基酸在体内的利用率就较高，因此被称为优质蛋白质。其中鸡蛋蛋白质的氨基本模式与人体蛋白质氨基酸模式最为接近，在比较食物蛋白质营养价值时常作为参考蛋白质（reference protein）。而食物蛋白质中一种或几种必需氨基酸含量相对较低，导致其他必需氨基酸在体内不能被充分利用而使蛋白质营养价值降低，这些含量相对较低的氨基酸称为限制氨基酸（limiting amino acid，LAA）。即由于这些氨基酸的不足，限制了其他氨基酸的利用。其中，含量最低的称第一限制氨基酸，余者类推。植物蛋白质中，赖氨酸、甲硫氨酸、苏氨酸和色氨酸含量相对较低，所以营养价值也相对较低。

　　4. 蛋白质互补作用

　　2 种或 2 种以上食物蛋白质混合食用，其中所含有的必需氨基酸取长补短，相互补充，达到较好的比例，从而提高蛋白质的利用率，称为蛋白质互补作用。

　　不同食物蛋白质中的必需氨基酸含量和比例不同，其营养价值不一。通过将不同种类的食物相互搭配，可提高限制氨基酸的模式，由此提高食物蛋白质的营养价值。例如，将大豆和大米同时食用，生物价明显提高，因为大豆蛋白可以弥补大米中赖氨酸的不足，大米可以补充大豆中蛋氨酸的不足。

拓展知识 ▶

蛋白质互补作用的应用

　　为充分发挥食物蛋白质互补作用，在调配膳食时，应遵循三个原则。

　　(1) 食物的生物学种属越远越好，如动物性和植物性食物之间的混合比单纯植物性食物之间混合要好；

（2）搭配种类越多越好，食物种类繁多，蛋白质互补作用会更明显；

（3）食用时间越近越好，同时食用效果最好，因为单个氨基酸在血液中的停留时间约4h，然后到达组织器官，再合成组织器官的蛋白质，而合成组织器官蛋白质的氨基酸必须同时到达才能发挥互补作用，合成组织器官蛋白质。

5. 蛋白质的合理摄入

（1）蛋白质的膳食参考摄入量　《中国居民膳食营养素参考摄入量（2013版）》中蛋白质推荐摄入量，成年男、女轻体力活动分别为65g/d和55g/d。

（2）蛋白质的食物来源　蛋白质由氨基酸组成，是另一种重要的供能物质，每克蛋白质提供4kcal的热量。但蛋白质更主要的作用是生长发育和新陈代谢。过量地摄入蛋白质会增加肾脏的负担，因此蛋白质的摄入要根据营养状况、生长发育要求达到供求平衡，通常摄入的蛋白质所产生的热量占总热量的20%左右为宜。

动物蛋白是蛋白质的主要来源，如肉类及禽蛋类等，这些食物在提供蛋白质的同时也会使人们食入饱和脂肪和胆固醇等对身体不利的成分。因此选用瘦肉、鱼、去皮鸡肉和蛋清最佳，它们被称为"优质蛋白"。

植物蛋白是蛋白质的另一来源，主要存在于豆类食物中，植物蛋白含饱和脂肪及胆固醇都很低，同时含有大量膳食纤维，而且物美价廉，适合糖尿病患者食用。

二、维生素的合理摄入

维生素是维持人体正常生命活动所必需的一类天然有机化合物。在体内其含量极微，但在机体代谢、生长发育等过程中起重要作用。维生素按照溶解性不同可以分为水溶性维生素和脂溶性维生素，脂溶性维生素主要有维生素A、维生素D、维生素E、维生素K 4种，水溶性维生素主要有维生素C、维生素B_1、维生素B_2、维生素B_5、维生素B_6等。

各种维生素的化学结构与性质虽然各异，但有共同特点：①均以维生素本身，或可被机体利用的前体化合物（维生素A原）的形式存在于天然食物中；②非机体构成成分，不提供能量，但担负着特殊的代谢功能；③一般不能在体内合成（维生素D除外）或合成量太少，必须由食物提供；④人体只需少量即可满足，但绝不能缺少，否则缺乏至一定程度，可引起维生素缺乏病。维生素摄入过多时，水溶性维生素常以原型从尿中排出体外，几乎无毒性，但摄入过高（非生理）剂量时，常干扰其他营养素的代谢；脂溶性维生素大量摄入时，由于排出较少，可致体内积存超负荷而造成中毒。为此，维生素摄入，必须遵循合理原则，不宜盲目加大剂量。

（一）脂溶性维生素

1. 维生素 A

（1）维生素 A 的稳定性、缺乏或过量的影响 维生素 A 的化学名为视黄醇（retinol），是最早被发现的维生素，在高温和碱性的环境中比较稳定，一般烹调和加工过程中不致被破坏。但是维生素 A 极易氧化，特别在高温条件下，紫外线照射可以加快这种氧化而破坏。因此，维生素 A 或含有维生素 A 的食物应避光在低温下保存，如能在保存的容器中充氮以隔绝氧气，则保存效果更好。

维生素 A 缺乏症是因体内缺乏维生素 A 而引起的以眼和皮肤病变为主的全身性疾病，多见于 1~4 岁小儿；最早的症状是暗适应差，眼结合膜及角膜干燥，以后发展为角膜软化且有皮肤干燥和毛囊角化，故又称夜盲症、干眼病、角膜软化症。

摄入过多可引起维生素 A 过多症，维生素 A 过量会降低细胞膜和溶酶体膜的稳定性，导致细胞膜受损，组织酶释放，引起皮肤、骨骼、脑、肝等多种脏器组织病变。

（2）维生素 A 的生理功能

①维持皮肤黏膜层的完整性：维生素 A 对上皮细胞的细胞膜起稳定作用，维持上皮细胞的形态完整和功能健全。因此，维生素 A 缺乏的初期有上皮组织的干燥，继而使正常的柱状上皮细胞转变为角状的复层鳞状上皮，形成过度角化变性和腺体分泌减少，累及全身上皮组织。

②构成视觉细胞内的感光物质：视网膜上对暗光敏感的杆状细胞含有感光物质视紫红质，是 11-顺式视黄醛与视蛋白结合而成，为暗视觉的必需物质。必须不断地补充维生素 A，才能维持视紫红质的合成和整个暗光视觉过程。

③促进生长发育和维护生殖功能：维生素 A 参与细胞的 RNA、DNA 的合成，对细胞的分化、组织更新有一定影响。参与软骨内成骨，缺乏时长骨形成和牙齿发育均受影响。

④维持和促进免疫功能：维生素 A 对许多细胞功能活动的维持和促进作用是通过其在细胞核内的特异性受体——视黄酸受体实现的。对基因的调控结果可以提高免疫细胞产生抗体的能力，也可以促进细胞免疫的功能，以及促进 T 淋巴细胞产生某些淋巴因子。

（3）维生素 A 的营养状况评价

①临床检查：如出现夜盲或眼干燥症等眼部特异性表现，以及皮肤的症状和体征，诊断本病困难不大。

②实验室检测：血浆维生素 A 测定、血浆视黄醇结合蛋白测定、尿液脱落细胞检查有助于维生素 A 缺乏诊断，找到角化上皮细胞具有诊断意义。眼结膜上皮细胞检查一般用小棉拭浸少量生理盐水，轻刮眼结膜，涂于载玻片上，显微镜下找到角质上皮细胞有诊断意义。暗适应检查用暗适应计和视网膜电流变化检

查，如发现暗光视觉异常，有助于诊断。

（4）维生素 A 的需要量与膳食参考摄入量 《中国居民膳食营养素参考摄入量（2013 版）》中维生素 A 参考摄入量成人 RNI 男性为 800μg RAE/d；女性为 700μg RAE/d，UL 为 3000μg RAE/d。

视黄醇当量（retinol equivalent，RE）换算：1μg RE = 1μg 视黄醇 = 6μg β - 胡萝卜素 = 12μg 其他类胡萝卜素 = 3.33IU 来自视黄醇的维生素 A 活性 = 10IU 来自 β - 胡萝卜素的维生素 A 活性。

（5）维生素 A 的来源 维生素 A 在动物性食物（按每 100g 计算），如动物内脏（猪肝 4972μg、鸡肝 1014μg）、蛋类（鸡蛋 310μg）、乳类（牛奶 24μg）中含量丰富。植物性食物中不含有维生素 A，但许多蔬菜和水果中富含类胡萝卜素，其中部分类胡萝卜素在人体中具有维生素 A 活性。胡萝卜素在深色蔬菜中含量（按每 100g 计算）较高，如西蓝花（7210μg）、胡萝卜（4010μg）、菠菜（2920μg）、苋菜（2110μg）、生菜（1790μg）、油菜（620μg）、荷兰豆（480μg）等，水果中以芒果（8050μg）、橘子（1660μg）、枇杷（700μg）等含量比较丰富。

2. 维生素 D

（1）维生素 D 的稳定性、缺乏或过量的影响 维生素 D 是一族来源于类固醇的环戊氢烯菲环结构相同、但侧链不同的复合物的总称。目前已知的维生素 D 至少有 10 种，但最重要的是维生素 D_2（麦角骨化醇）和维生素 D_3（胆钙化醇）。25 - 羟胆钙化醇 [（OH）D_3] 和 1，25 - 二羟胆钙化醇 [（OH）$_2D_3$] 是其在体内最重要的代谢物，其中 1，25 - （OH）$_2D_3$ 被认为具有类固醇激素的作用。维生素 D 溶于脂肪溶剂，对热、碱较稳定，光及酸可促进其异构。

维生素 D 缺乏在婴幼儿可引起维生素 D 缺乏病，以钙、磷代谢障碍和骨样组织钙化障碍为特征，严重者出现骨骼畸形，如方头、鸡胸、漏斗胸、"O" 形腿和 "X" 形腿等。在成人维生素 D 缺乏使成熟骨矿化不全，表现为骨质软化症，特别是妊娠和哺乳妇女及老年人容易发生，常见症状是骨痛、肌无力，活动时加剧，严重时骨骼脱钙引起骨质疏松，发生自发性或多发性骨折。

通过膳食来源的维生素 D 一般认为不会引起中毒，但摄入过量维生素 D 补充剂或强化维生素 D 的奶制品有发生维生素 D 过量和中毒的可能。维生素 D 中毒时可出现厌食、呕吐、头痛、嗜睡、腹泻、多尿、关节疼痛和弥漫性骨质脱矿化。

（2）维生素 D 的生理功能 维生素 D 的最主要功能是提高血浆钙和磷的水平到超饱和的程度，以适应骨骼矿物化的需要，主要通过以下 3 个机制：

①促进肠道对钙、磷的吸收：维生素 D 作用的最原始点是在肠细胞的刷状缘表面，能使钙在肠腔中进入细胞内。此外 1，25 - （OH）$_2D_3$ 可与肠黏膜细胞中的特异受体结合，促进肠黏膜上皮细胞合成钙结合蛋白，对肠腔中的钙离子有较强的亲和力，对钙通过肠黏膜的运转有利。

②对骨骼钙的动员：与甲状旁腺协同，维生素 D 使未成熟的破骨细胞前体转变为成熟的破骨细胞，促进骨质吸收；使旧骨中的骨盐溶解，钙、磷转运到血内，以提高血钙和血磷的浓度；另一方面刺激成骨细胞促进骨样组织成熟和骨盐沉着。

③促进肾脏重吸收钙、磷：促进肾近曲小管对钙、磷的重吸收以提高血钙、血磷的浓度。

（3）维生素 D 的营养状况评价　25 - (OH) D_3 是维生素 D 在血浆中的主要存在形式，测定血浆 25 - (OH) D_3 的浓度是评价个体维生素 D 营养状况最有价值的指标，它的半衰期约 3 周，在血浆中的浓度稳定，是几周甚至是几个月来自膳食和通过紫外线照射产生的总和。低于 25nmol/L（10ng/mL）为维生素 D 缺乏。

（4）维生素 D 的需要量与膳食参考摄入量　由于维生素 D 既可由膳食提供，又可经暴露在日光之下的皮肤合成，而皮肤合成量的多少又受到纬度、暴露面积、阳光照射时间、紫外线强度、皮肤颜色等影响，因此维生素 D 的需要量很难确切估计。

《中国居民膳食营养素参考摄入量（2013 版）》中维生素 D 参考摄入量成人（18岁 ~）RNI 为 10μg/d，UL 为 50μg/d。

（5）维生素 D 的来源　维生素 D 有 2 个来源：一为外源性，依靠食物来源；另一为内源性，通过阳光（紫外线）照射由人体皮肤产生。

①食物来源：维生素 D 无论是维生素 D_2 或维生素 D_3，在天然食物中存在并不广泛，植物性食物如蘑菇、蕈类含有维生素 D_2，动物性食物中则含有维生素 D_3，以鱼肝和鱼油含量最丰富，其次在鸡蛋、乳牛肉、黄油和咸水鱼如鲱鱼、鲑鱼和沙丁鱼中含量相对较高，牛乳和人乳的维生素 D 含量较低，蔬菜、谷物和水果中几乎不含维生素 D。由于食物中的维生素 D 来源不足，许多国家均在常用的食物中进行维生素 D 的强化，如焙烤食品、奶和奶制品和婴儿食品等，以预防维生素 D 缺乏病和骨软化症。

②内源性来源：人体的表皮和真皮内含有 7 - 脱氢胆固醇，经阳光或紫外线照射后形成前维生素 D_3，约再需 3d 完全转变为维生素 D_3，产生量的多少与季节、纬度、紫外线强度、年龄、暴露皮肤的面积和时间长短有关。有报道健康个体全身在阳光中晒到最轻的皮肤发红时，维生素 D 在血液循环中的浓度可以和摄入 250 ~ 625μg 的维生素 D 相等。

按照我国婴儿衣着习惯，仅暴露面部和前手臂，每天户外活动 2h 即可维持血中 25 - (OH) D_3 在正常范围内，可预防佝偻病的发生。儿童和年轻人每周 2 ~ 3 次的短时户外活动，这种非正规的接触阳光就能满足维生素 D 的需要。老年人皮肤产生维生素 D 的能力较低，衣服又常常穿得较多，接触阳光照射较少，使维生素 D_3 的产生减少，加上老年人易有乳糖不耐受，奶制品摄入少，维生素 D 的来源往往较少。有报道在冬末时约 80% 老人处于维生素 D 缺乏边缘，因此，对老年人应鼓励在春、夏、秋季的早晨或下午多接触阳光，使维生素 D 满足身体需要。

3. 维生素 E

维生素 E 又名生育酚，是 6 - 羟基苯并二氢吡喃环的异戊二烯衍生物。天然存在的维生素 E 包括 α - 、β - 、γ - 、δ - 生育酚和 α - 、β - 、γ - 、δ - 生育三烯酚 2 类共 8 种化合物，且都具有维生素 E 的生理活性。

（1）维生素 E 的稳定性、缺乏或过量的影响　维生素 E 室温下为油状液体，橙黄色或淡黄色，溶于脂肪及脂溶剂。各种生育酚都可被氧化成生育酚自由基、生育醌及生育氢醌。这种氧化可因光照射、热、碱以及一些微量元素如铁和铜的存在而加速。各种生育酚在酸性环境比碱性环境下稳定。在无氧条件下，它们对热与光以及碱性环境相对较稳定。在有氧条件下，游离酚羟基的酯是稳定的。机体组织和食物中维生素 E 的含量以 RRR - α - 生育酚当量（α - TEs）表示。估计混合膳食中维生素 E 的总 α - TE，应按下列公式折算：

$$膳食中总 \alpha - TE 当量(mg) = (1 \times - \alpha - 生育酚\ mg) + (0.5 \times \beta - 生育酚\ mg)$$
$$+ (0.1 \times \gamma - 生育酚\ mg) + (0.02 \times \delta - 生育酚\ mg)$$
$$+ (0.3 \times \alpha - 三烯生育酚\ mg)$$

人体维生素 E 缺乏仅发生在早产儿身上，或者幼儿和成人在脂肪吸收不良时，以及囊状纤维症等病人。维生素 E 缺乏时，常伴随细胞膜脂质过氧化作用增高，这将导致线粒体的能量下降、DNA 氧化与突变以及质膜正常运转功能的改变。

维生素 E 的毒性相对较小，大多数成人都可以耐受每日口服 100 ~ 800mg α - TE 的维生素 E，而没有明显的毒性症状和生化指标改变。

（2）维生素 E 的生理功能

①抗氧化：维生素 E 是非酶抗氧化系统中重要的抗氧化剂，能清除体内的自由基并阻断其引发的链反应，防止生物膜（包括细胞膜、细胞器膜）和脂蛋白中多不饱和脂肪酸、细胞骨架及其他蛋白质的巯基受自由基和氧化剂的攻击。维生素 E 与维生素 C、β - 胡萝卜素有抗氧化的协同互补作用。硒与维生素 E 也有相互配合进行协同的抗氧化作用。

②抗动脉粥样硬化：充足的维生素 E 可抑制细胞膜脂质的过氧化反应，增加 LDL - C 的抗氧化能力，减少 O_x - LDL 的产生，保护 LDL - C 免受氧化。维生素 E 还有抑制血小板在血管表面凝集和保护血管内皮的作用，因而被认为有预防动脉粥样硬化和心血管疾病的作用。

③对免疫功能的作用：维生素 E 对维持正常的免疫功能，特别是对 T 淋巴细胞的功能很重要。老年人群补充维生素 E，可以使迟发型变态反应皮肤试验阳性率提高，淋巴细胞转化试验活性增强。

④对胚胎发育和生殖的作用：目前尚未找到维生素 E 对人类生殖作用的证

据。但妇女妊娠期间，维生素 E 的需要量随妊娠月份增加而增加；也发现妊娠异常时，其相应妊娠月份时的血浆仅生育酚浓度比正常孕妇低。因此孕妇可以补充小剂量（50mg/d）维生素 E。

⑤对神经系统和骨骼肌的保护作用：维生素 E 有保护神经系统、骨骼肌、视网膜免受氧化伤的作用。人体神经肌肉系统的正常发育和视网膜的功能维持需要充足的维生素 E。神经系统在产生神经递质的过程中，伴随大量自由基的产生，因此维生素 E 在防止线粒体和神经系统的轴突膜受自由基损伤方面是必需的。

（3）维生素 E 的营养状况评价　机体维生素 E 的营养状况可以通过测定血浆和脂肪组织中维生素 E 的水平，以及维生素 E 缺乏的功能损害指标和临床缺乏症状等方面进行判断，如血浆维生素 E 含量测定、维生素 E 缺乏的功能反应、红细胞溶血作用及脂质过氧化作用等。

（4）维生素 E 的需要量与膳食参考摄入量　不同生理时期对维生素 E 的需要量不同。妊娠期间维生素 E 需要量增加，以满足胎儿生长发育的需要。成熟母乳中维生素 E 的含量在 4mg/L 左右，因此乳母应增加摄入量，以弥补乳汁中的丢失。对婴儿来说，出生时体内维生素 E 的储存量是有限的，推荐的维生素 E 摄入量是以母乳的提供量为基础的：大约 2mg/d。从人体衰老与氧自由基损伤的角度考虑，老年人增加维生素 E 的摄入量是有必要的。

《中国居民膳食营养素参考摄入量（2013 版）》中制订了各年龄组维生素 E 的适宜摄入量（AI），成年男女为 14mg α – TE/d，可耐受最高摄入量（UL）为 700mg α – TE/d。

（5）维生素 E 的来源　维生素 E 只能在植物中合成。植物的叶子和其他绿色部分均含有维生素 E，绿色植物中的维生素 E 含量高于黄色植物。麦胚、向日葵及其油富含 RRR – α – 生育酚，而玉米和大豆中主要含 γ – 生育酚。

4. 维生素 K

维生素 K 是肝脏中凝血酶原和其他凝血因子合成必不可少的，常见的有维生素 K_1（叶绿醌）和维生素 K_2（甲萘醌）天然存在的维生素 K 是黄色油状物，人工合成的则是黄色结晶粉末。所有的 K 类维生素都抗热和水，但易遭酸、碱、氧化剂和光（特别是紫外线）的破坏。由于天然食物中维生素 K 对热稳定，并且不是水溶性的，因此在正常的烹调过程中只损失很少部分。

维生素 K 具有调节凝血蛋白质合成、钙化组织中维生素 K 依赖蛋白质、其他维生素 K 依赖 Gla 蛋白质等生理功能。维生素 K 缺乏引起低凝血酶原血症，且其他维生素 K 依赖凝血因子浓度下降，表现为凝血缺陷和出血。新生儿是对维生素 K 营养需求的一个特殊群体，有相当数量的婴儿产生新生儿出血病（HDN）。如果凝血酶值低于 10% 以下，即出现 HDN。母乳喂养的婴儿，维生素 K 缺乏仍是世界范围内婴儿发病率和死亡率的主要原因。

天然形式的维生素 K_1 和维生素 K_2 不产生毒性，甚至大量服用也无毒。食物来源的甲萘醌毒性很低，维生素 K 前体 2 - 甲基萘醌（K_3）由于与巯基反应而有毒性，它能引起婴儿溶血性贫血、高胆红素血症和核黄疸症，故 2 - 甲基萘醌不应用于治疗维生素 K 缺乏。

《中国居民膳食营养素参考摄入量（2013 版）》中，成人维生素 K 的膳食适宜摄入量（AI）为 $80\mu g/d$，UL 未定。

叶绿醌广泛分布于动物性和植物性食物中，柑橘类水果含量少于 $0.1\mu g/100g$，牛奶含量为 $1\mu g/100g$，菠菜、甘蓝菜、芜菁绿叶菜含量为 $400\mu g/100g$。在肝中含量为 $131\mu g/100g$，某些干酪含 $2.8\mu g/100g$。因为对维生素 K 的膳食需要量低，因此大多数食物基本可以满足需要；但母乳是个例外，其中维生素 K 含量低，甚至不能满足 6 个月以内婴儿的需要。

（二）水溶性维生素

1. 维生素 B_1

维生素 B_1 是由一个含氨基的嘧啶环和一个含硫的噻唑环组成的化合物，因其分子中含有硫和胺，故又称硫胺素，也称抗脚气病因子、抗神经炎因子等，是维生素中最早发现的一种。

（1）理化性质

维生素 B_1 常以其盐酸盐的形式出现，为白色结晶，极易溶于水，不溶于乙醇外的其他有机溶剂。维生素 B_1 固态形式比较稳定，在 100℃ 时也很少破坏。水溶液呈酸性时稳定，在 pH < 5 时，加热至 120℃ 仍可保持其生理活性，在 pH 3 时，即使高压蒸煮至 140℃，1h 破坏也很少。在碱性环境中易被氧化失活，且不耐热，在 pH > 7 的情况下煮沸，可使其大部分或全部破坏，甚至在室温下储存，亦可逐渐破坏。亚硫酸盐在中性及碱性介质中能加速硫胺素的破坏，故在保存含硫胺素较多的谷物、豆类时，不宜用亚硫酸盐作为防腐剂，也不宜用二氧化硫熏蒸谷仓。

（2）生理功能

①构成辅酶，维持体内正常代谢：维生素 B_1 在硫胺素焦磷酸激酶的作用下，与三磷酸腺苷（ATP）结合形成焦磷酸硫胺素（TPP）。TPP 是维生素 B_1 的活性形式，在体内构成 α - 酮酸脱氢酶体系和转酮醇酶的辅酶。

②抑制胆碱酯酶的活性，促进胃肠蠕动：维生素 B_1 可抑制胆碱酯酶对乙酰胆碱的水解。乙酰胆碱（副交感神经化学递质）有促进胃肠蠕动作用。维生素 B_1 缺乏时胆碱酯酶活性增强，乙酰胆碱水解加速，因而胃肠蠕动缓慢，腺体分泌减少，食欲减退。

③对神经组织的作用：维生素 B_1 对神经组织的确切作用还不清楚，只是发现在神经组织中以 TPP 含量最多，大部分位于线粒体，10% 在细胞膜。目前认为硫胺素三磷酸酯（TrP）可能与膜钠离子通道有关，当三磷酸硫胺素（TTP）

缺乏时渗透梯度无法维持，引起电解质与水转移。

（3）缺乏症 如果维生素 B_1 摄入不足或机体吸收利用障碍，以及其他原因引起需要量增加等因素，能引起机体维生素 B_1 缺乏。维生素 B_1 缺乏引起的疾病称脚气病，临床上根据年龄差异分为成人脚气病和婴儿脚气病。

（4）营养状况评价

①膳食调查：通过膳食调查，可了解维生素 B_1 的摄入量。体格检查可发现有无维生素 B_1 缺乏的临床表现。

②尿中硫胺素排出量：

负荷试验：成人一次口服 5mg 硫胺素后，收集测定 4h 尿硫胺素排出量。评价标准：$< 100\mu g$ 为缺乏，$100 \sim 200\mu g$ 为不足，$> 200\mu g$ 为正常。此外，克肌酐尿硫胺素排出量和全日尿硫胺素排出量也常用于维生素 B_1 的营养状况评价。

③红细胞转酮醇酶活性系数（ETK – AC）或称 ETK – TPP 效应：一般认为 TPP $> 15\%$ 为不足，$> 25\%$ 为缺乏。由于维生素 B_1 缺乏早期可见转酮醇酶活力下降，故此法是目前评价维生素 B1 营养状况的较可靠的方法。

（5）需要量与膳食参考摄入量 由于硫胺素在能量代谢，尤其是碳水化合物代谢中的重要作用，其需要量常取决于能量的摄入，因此传统上按每 4184kJ（1000kcal）能量消耗为单位，来确定维生素 B_1 的需要量。根据国内外研究结果，《中国居民膳食营养素参考摄入量（2013 版）》中，成年男女的 RNl 分别为 1.4mg/d 和 1.2mg/d。

（6）食物来源 维生素 B_1 广泛存在于天然食物中，但含量随食物种类而异，且受收获、贮存、烹调、加工等条件影响。最为丰富的来源是葵花子仁、花生、大豆粉、瘦猪肉；其次为粗粮、小麦粉、小米、玉米、大米等谷类食物；鱼类、蔬菜和水果中含量较少。

2. 维生素 B_2

维生素 B_2 又称核黄素，由异咯嗪加核糖醇侧链组成，有许多同系物。

（1）理化性质 维生素 B_2 在水中的溶解度很低，在 27.5℃ 时，每 100mL 可溶解 12mg。但其在 pH < 1 时形成强酸盐，在 pH > 10 时可形成强碱盐而易溶于水。维生素 B_2 的中性和弱碱性溶液为黄色。维生素 B_2 在强酸性溶液中稳定，其强酸溶液为白色。维生素 B_2 在生物和化学还原过程中，从离子态（半苯醌）到无色、无荧光的 1、5 二羟形式，后者暴露于空气中可快速地被重新氧化。维生素 B_2 在体内大多数组织器官细胞内与黄素蛋白结合，以结合态存在。

（2）生理功能 维生素 B_2 以辅酶形式参与许多代谢中的氧化还原反应，在细胞呼吸链的能量产生中发挥作用，或直接参与氧化反应，或参与复杂的电子传递系统。

维生素 B_2 在氨基酸、脂肪酸和碳水化合物的代谢中均起重要作用，可归纳如下几方面。

①参与体内生物氧化与能量生成。维生素 B_2 在体内以黄素腺嘌呤二核苷酸（FAD）、黄素单核苷酸（FMN）与特定蛋白质结合，形成黄素蛋白，通过三羧酸循环中的一些酶及呼吸链等参与体内氧化还原反应与能量生成。

②FAD 和 FMN 分别作为辅酶参与色氨酸转变为烟酸和维生素 B_2 转变为磷酸吡哆醛的过程。

③FAD 作为谷胱甘肽还原酶的辅酶，参与体内抗氧化防御系统，维持还原性谷胱甘肽的浓度。

④与细胞色素 P450 结合，参与药物代谢，提高机体对环境应激适应能力。

（3）缺乏症　人体如果 3~4 个月不供应维生素 B_2，就可观察到单纯维生素 B_2 缺乏，呈现特殊的上皮损害、脂溢性皮炎、轻度的弥漫性上皮角化并伴有脂溢性脱发和神经紊乱。同时机体中有些黄素酶的活性异常降低，其中最明显的是红细胞内谷胱甘肽还原酶，此酶为体内维生素 B_2 营养状况的标志。在维生素 B_2 缺乏时，黄素蛋白的生物合成将丧失。维生素 B_2 缺乏导致能量氨基酸和脂类代谢受损。此外，严重维生素 B_2 缺乏可引起免疫功能低下和胎儿畸形。

（4）营养状况评价　人体维生素 B_2 的营养状况评价，除了通过膳食调查得到维生素 B_2 摄入量，以及体格检查发现维生素 B_2 缺乏外，常用测定空腹尿液或 24h 任意一次尿样中维生素 B_2 含量，或用尿负荷试验的方法，红细胞中维生素 B_2 类物质含量和红细胞谷胱甘肽还原酶活力系数等指标予以评价。

（5）需要量与膳食参考摄入量　维生素 B_2 与体内能量代谢密切相关，膳食模式对维生素 B_2 的需要量有一定影响，低脂肪、高碳水化合物膳食使机体对维生素 B_2 需要量减少，高蛋白、低碳水化合物膳食或高蛋白、高脂肪、低碳水化合物膳食可使机体对维生素 B_2 需要增加。

目前对所有年龄段的人维生素 B_2 推荐量为 0.6mg/4184kJ。《中国居民膳食营养素参考摄入量（2013 版）》中维生素 B_2 推荐摄入量（RNI），成人（18 岁~）男性为 1.4mg/d，女性为 1.2mg/d。

（6）食物来源　维生素 B_2 广泛存在于奶类、蛋类、各种肉类、动物内脏、谷类、蔬菜和水果等动物性和植物性食物中，主要以 FMN、FAD 的形式与食物中蛋白质结合。粮谷类的维生素 B_2 主要分布在谷皮和胚芽中，碾磨加工可丢失一部分维生素 B_2。如精白米维生素 B_2 的存留率只有 11%，小麦标准粉维生素 B_2 的存留率只有 35%。因此，谷类加工不宜过于精细。绿叶蔬菜中维生素 B_2 含量较其他蔬菜高。

3. 维生素 B_6

维生素 B_6 是一组含氮化合物，都是 2-甲基-3-羟基-5-羟甲基吡啶的衍生物，主要以天然形式存在，包括吡哆醛（PL）、吡哆醇（PN）和吡哆胺（PM），这 3 种形式性质相似，均具有维生素 B_6 的活性，每种成分的生物学活性取决其代谢成辅酶形式磷酸吡哆醛的程度。

（1）理化性质　维生素 B_6 的各种磷酸盐和碱的形式均易溶于水，在空气中稳定，在酸性介质中 PL、PN、PM 对热都比较稳定，但在碱性介质中对热不稳定，易被碱破坏。在溶液中，各种形式的维生素 B_6 对光均较敏感，但是降解程度不同，主要与 pH 有关，中性环境中易被光破坏。维生素 B_6 的代谢最终产物 4-吡哆酸主要以一种内酯形式存在。

（2）生理功能

①维生素 B_6 以其活性形式 5'-磷酸吡哆醛（PLP）作为许多酶的辅酶：维生素 B_6 除参与神经递质、糖原、神经鞘磷脂、血红素、类固醇和核酸的代谢外，参与所有氨基酸代谢。PLP 为氨基酸代谢中需要的 100 多种酶的辅酶。维生素 B_6 对许多氨基酸的转氨酶、脱羧酶、脱水酶、消旋酶和异构酶是必需的。

②免疫功能：通过对年轻人和老年人的研究，维生素 B_6 的营养状况对免疫反应有不同的影响。给老年人补充足够的维生素 B_6，有利于淋巴细胞的增殖。

③维持神经系统功能：许多需要 PLP 参与的酶促反应均使神经递质水平升高。

④降低同型半胱氨酸的作用：轻度高同型半胱氨酸血症，近年来已被认为是血管疾病的一种可能危险因素，有关 B 族维生素的干预可降低血浆同型半胱氨酸含量。

（3）缺乏症　维生素 B_6 缺乏的典型临床症状是一种脂溢性皮炎、小细胞性贫血、癫痫样惊厥以及忧郁和精神错乱。小细胞性贫血反映了血红蛋白的合成能力降低。维生素 B_6 摄入不足还会损害血小板功能和凝血机制。

（4）营养状况评价

①血浆 PLP：血浆 PLP 是肝脏中维生素 B_6 的主要存在形式，反映组织中贮存量，但是血浆 PLP 对该种维生素摄入量的反应相当缓慢，需要 10d 才能达到一个新的平衡状态。目前，评价维生素 B_6 营养状态是以 >20nmol/L 血浆 PLP 值为标准。

②红细胞天门冬氨酸转氨酶（AST）和丙氨酸转氨酶（ALT）活性系数（AC）：建议 AST 的 AC 值 <1.6 和 ALT 的 AC 值 <1.25 为适宜的维生素 B_6 营养状况指标。

③尿中色氨酸降解产物：给予 2g 色氨酸口服剂量后 24h 尿排出黄尿酸少于 65μmol 反映维生素 B_6 正常营养状态。

（5）需要量与膳食参考摄入量　一般说来，维生素 B_6 的需要量随蛋白质摄入量的增加而增加，当维生素 B_6 与蛋白质摄入量保持适宜的比值（0.016mg 维生素 B_6/g 蛋白质），就能够维持维生素 B_6 适宜的营养状态。《中国居民膳食营养素参考摄入量（2013 版）》中维生素 B_6RNI 为 1.4mg/d，UL 为成人 60mg/d。

（6）食物来源　维生素 B_6 的食物来源很广泛，动植物性食物中均含有，通常肉类、全谷类产品（特别是小麦）、蔬菜和坚果类中最高。大多数维生素 B₆ 的生物利用率相对较低。因为植物性食物中，例如马铃薯、菠菜、蚕豆以及其他豆类，这种维生素的形式通常比动物组织中更复杂，所以动物性来源的食物中维生素 B₆ 的生物利用率优于植物性来源的食物；且动物组织中维生素 B₆ 的主要存在形式是 PIJP 和 PMP，较易吸收。植物来源的食物主要是 PN 形式，有时以葡萄糖糖苷（PN – G）的形式存在。

4. 烟酸

烟酸又名维生素 PP、抗癞皮病因子，烟酸和烟酰胺都是吡啶的衍生物。

（1）理化性质 烟酸为无色针状晶体，味苦；烟酰胺晶体呈白色粉状，二者均溶于水及酒精，不溶于乙醚。烟酰胺的溶解度大于烟酸，烟酸和烟酰胺性质比较稳定，酸、碱、氧、光或加热条件下不易破坏；在高压下，120℃，20min 也不被破坏。一般加工烹调损失很小，但会随水流失。

烟酸主要以辅酶形式广泛存在于体内各组织中，以肝内浓度最高，其次是心脏和肾脏，血中相对较少。血中的烟酸约 90% 以辅酶的形式存在于红细胞中，血浆中浓度为 2600 ~ 8300μg/L，平均 4380μg/L。

（2）生理功能

①构成烟酰胺腺嘌呤二核苷酸（辅酶Ⅰ，NAD⁺ 或 CoI）及烟酰胺腺嘌呤二核苷酸磷酸（辅酶 11，NADP⁺ 或 Co Ⅱ）：烟酰胺在体内与腺嘌呤、核糖和磷酸结合构成烟酰胺腺嘌呤二核苷酸和烟酰胺腺嘌呤二核苷酸磷酸，在生物氧化还原反应中起电子载体或递氢体作用。NAD⁺ 和 NADP⁺ 的这种作用，主要有赖于其分子结构中的烟酰胺部分。烟酰胺的吡啶环具有可逆地加氢加电子和脱氢脱电子的特性，因此在酶促反应过程中能够传递氢和传递电子。

②作为葡萄糖耐量因子的组成成分：葡萄糖耐量因子（glucose tolerance factor，GTF）是由三价铬、烟酸、谷胱甘肽组成的一种复合体，可能是胰岛素的辅助因子，有增加葡萄糖的利用及促使葡萄糖转化为脂肪的作用。

③保护心血管：据报道，服用烟酸能降低血胆固醇、甘油三酯及 β – 脂蛋白浓度及扩张血管。大剂量烟酸对复发性非致命的心肌梗死有一定程度的保护作有，但是烟酰胺无此作用，其原因不清。

（3）缺乏症 烟酸缺乏可引起癞皮病。此病起病缓慢，常有前驱症状，如体重减轻、疲劳乏力、记忆力差、失眠等。如不及时治疗，则可出现皮炎（dermatitis）、腹泻（diarrhea）和痴呆（dementia），故又称为癞皮病"3D"症状。

（4）营养状况评价 人体烟酸的营养状况可通过营养调查、尿中烟酸代谢产物的排出量、血浆代谢产物水平及 NADH、NADPH 的含量等方法进行评价。

①营养调查：通过营养调查，可了解烟酸的摄入量并发现有无烟酸缺乏的临床表现。

②尿中烟酸代谢产物排出量：尿负荷试验一次口服烟酸 50mg 后，收集 4h 尿，测定 N-甲基烟酰胺排出量。排出量 <2mg 为缺乏，2.0~2.9mg 为不足，3.0~3.9mg 为正常。测定任意一次尿 N-甲基烟酰胺排出量及肌酐含量，计算每克肌酐烟酸排出量（mg/g）。成人评价标准：<0.5 为缺乏，0.5~1.59 为不足，1.6~4.2 为正常。

③NADH/NADPH 比值：测定红细胞内 NADH 和 NADPH 的含量并计算其比值，其比值小于 1.0 时，表示有烟酸缺乏的危险。

（5）需要量与膳食参考摄入量　人体烟酸的需要量与能量的消耗量有密切关系。能量消耗增加时，烟酸需要量也增多，因此烟酸的需要量常以每消耗 4184kJ（1000kcal）能量需要烟酸的毫克数表示。由于色氨酸在体内可转化为烟酸，蛋白质摄入增加时，烟酸摄入可相应减少，故烟酸的需要量或推荐摄入量用烟酸当量（niacin equivalence，NE）表示。据测定，平均 60mg 色氨酸可转变为 1mg 烟酸，因此烟酸当量为：烟酸当量（mgNE）= 烟酸（mg）+ 1/60 色氨酸（mg）。

《中国居民膳食营养素参考摄入量（2013 版）》中烟酸的推荐量 RNI，18 岁以上男、女性分别为 15 与 12mgNE，UL 为 35mgNE。

（6）食物来源　烟酸及烟酰胺广泛存在于食物中，植物性食物中存在的主要是烟酸，动物性食物中以烟酰胺为主。烟酸和烟酰胺在肝、肾、瘦畜肉、鱼以及坚果类中含量丰富；乳、蛋中的含量虽然不高，但色氨酸较多，可转化为烟酸。谷类中的烟酸 80%~90% 存在于它们的种子皮中，故加工影响较大。

玉米含烟酸并不低，甚至高于小麦粉，但以玉米为主食的人群容易发生癞皮病。其原因是：①玉米中的烟酸为结合型，不能被人体吸收利用；②色氨酸含量低。如果用碱处理玉米，可将结合型的烟酸水解成为游离型的烟酸，易被机体利用。有些地区的居民，长期大量食用玉米，用碳酸氢钠（小苏打）处理玉米以预防癞皮病，收到了良好的预防效果。

5. 叶酸

叶酸（folic acid）即蝶酰谷氨酸（pteroylglutamic acid，PGA 或 pteGlu），由一个蝶啶，通过亚甲基桥与对氨基苯甲酸相连结成为蝶酸（蝶呤酰），再与谷氨酸结合而成。其英文名称除 folic acid 以外，其他名称有 folate、folates 和 folacin，一般可以互用。

（1）理化性质　叶酸包括一组与蝶酰谷氨酸功能和化学结构相似的一类化合物。叶酸为淡黄色结晶粉末，微溶于水，其钠盐易于溶解，不溶于乙醇、乙醚等有机溶剂。叶酸对热、光线、酸性溶液均不稳定，在酸性溶液中温度超过 100℃ 即分解，在碱性和中性溶液中对热稳定。食物中的叶酸烹调加工后损失率可达 50%~90%。

（2）生理功能　叶酸在肠壁、肝脏及骨髓等组织中，经叶酸还原酶作用，还原成具有生理活性的四氢叶酸。四氢叶酸的主要生理作用在于它是体内生化反应中一碳单位转移酶系的辅酶，起着一碳单位传递体的作用。所谓一碳单位，是指在代谢过程中某些化合物分解代谢生成的含一个碳原子的基团，如甲基（—CH$_3$）、亚甲基（＝CH$_2$）、次甲基或称甲烯型（≡CH）、甲酰基（—CHO）、亚胺甲基（—CH＝NH）等。四氢叶酸携带这些一碳单位，与血浆蛋白相结合，主要转运到肝脏贮存。

组氨酸、丝氨酸、甘氨酸、甲硫氨酸等均可供给一碳单位，这些一碳单位从氨基酸释出后，以四氢叶酸作为载体，参与其他化合物的生成和代谢，体内叶酸缺乏则一碳单位传递受阻，核酸合成及氨基酸代谢均受影响，而核酸及蛋白质合成正是细胞增殖、组织生长和机体发育的物质基础，因此，叶酸对于细胞分裂和组织生长具有极其重要的作用。

由于甲硫氨酸可提供趋肠物质胆碱与甜菜碱，故叶酸在脂代谢过程亦有一定作用。

（3）缺乏症

①巨幼红细胞贫血：叶酸缺乏时首先影响细胞增殖速度较快的组织。叶酸缺乏同时引起血红蛋白合成减少，形成巨幼红细胞贫血。缺乏的表现为头晕、乏力、精神萎靡、面色苍白，并可出现舌炎、食欲下降以及腹泻等消化系统症状。血象检查：血中粒细胞减少，中性粒细胞体积增大，核肿胀、分叶增多，可达5个分叶以上。周围血中出现巨幼细胞。

半数以上的叶酸缺乏者由于未达到贫血阶段，常易漏诊。叶酸缺乏可在贫血几个月前就出现。

②对孕妇胎儿的影响：叶酸缺乏可使孕妇先兆子痫、胎盘早剥的发生率增高；胎盘发育不良导致自发性流产；叶酸缺乏尤其是患有巨幼红细胞贫血的孕妇，易出现胎儿宫内发育迟缓、早产及新生儿低出生体重。

孕早期叶酸缺乏可引起胎儿神经管畸形（neural tube defect，NTD）。NTD 是指由于胚胎在母体内发育至第 3～4 周时，神经管未能闭合所造成的先天缺陷，主要包括脊柱裂和无脑儿等中枢神经系统发育异常。

③高同型半胱氨酸血症：甲硫氨酸在 ATP 的作用下，转变成 S - 腺苷甲硫氨酸（活性甲硫氨酸），S - 腺苷甲硫氨酸供出一个甲基后，形成同型半胱氨酸（homocysteine，Hcy）。叶酸缺乏使叶酸与甲硫氨酸代谢途径发生障碍，突出的表现是出现高同型半胱氨酸血症。血液高浓度同型半胱氨酸对血管内皮细胞有损害。同型半胱氨酸尚可促进氧自由基的形成，加速低密度脂蛋白的氧化，并可激活血小板的黏附和聚集，可能是动脉粥样硬化产生的危险因素。患有高同型半胱氨酸血症的母亲生育神经管畸形儿的可能性较大，并可影响胚胎早期心血管发育。

（4）过量危害与毒性 叶酸是水溶性维生素，一般超出成人最低需要量（$50\mu g/d$）20 倍也不会引起中毒，凡超出血清与组织中和多肽结合的量均从尿中排出。服用大剂量叶酸可能产生的毒性作用有：干扰抗惊厥药物的作用，诱发病人惊厥发作；影响锌的吸收，而导致锌缺乏，使胎儿发育迟缓，低出生体重儿增加；掩盖维生素 B_{12} 缺乏的早期表现，而导致神经系统受损害。由于巨幼红细胞贫血患者大多数合并维生素 B_{12} 缺乏，过量叶酸的摄入干扰维生素 B_{12} 缺乏的早期诊断，有可能导致严重的不可逆转的神经损害。

（5）营养状况评价

①血清叶酸含量：反映近期膳食叶酸摄入情况。血清叶酸 <6.8nmol（3ng/mL）表明缺乏。正常值为 $11.3 \sim 36.3$nmol/L（$5 \sim 16$ng/mL）。

②红细胞叶酸含量：反映体内组织叶酸的贮存状况。红细胞叶酸 <318nmol/L（140ng/mL）表明缺乏。

③血浆同型半胱氨酸含量：当受试者维生素 B_6 及维生素 B_{12} 营养状况适宜时，血浆同型半胱氨酸可作为反映叶酸状况的敏感和特异指标。叶酸缺乏者血中叶酸水平降低，而血浆同型半胱氨酸含量增高，一般以同型半胱氨酸含量 <16μmol/L 为正常。

（6）需要量与膳食参考摄入量 《中国居民膳食营养素参考摄入量（2013版）》中叶酸成人 RNI 为 $400\mu g$ DFE/d。成人、孕妇及乳母的 UL 值为 $1000\mu g$ DFE/d，儿童及青少年根据体重适当降低。

（7）食物来源 叶酸广泛存在于各种动、植物食品中。富含叶酸的食物为猪肝（$236\mu g/100g$）、猪肾（$50\mu g/100g$）、鸡蛋（$75\mu g/100g$）、豌豆（$83\mu g/100g$）、菠菜（$347\mu g/100g$）。

由于食物叶酸与合成的叶酸补充剂生物利用度不同，美国 FNB 提出叶酸的摄入量应以膳食叶酸当量（dietary folate equivalent，DFE）表示。由于食物叶酸的生物利用度仅为 50%，而叶酸补充剂与膳食混合时生物利用度为 85%，比单纯来源于食物的叶酸利用度高 1.7 倍（85/50），因此 DFE 的计算公式为：

$$DFE（\mu g）= 膳食叶酸 \mu g + (1.7 \times 叶酸补充剂 \mu g)$$

例：来源于水果、蔬菜、肉类、豆类及奶制品食物的叶酸共 $250\mu g$；来源于叶酸补充剂和强化食品的叶酸共 $200\mu g$，则总叶酸摄入量为 $250 + 1.7 \times 200 = 590\mu g$DFE。

6. 维生素 B_{12}

维生素 B_{12} 又称氰钴胺素，是一组含钴的类咕啉化合物。氰钴胺素的化学全名为 $\alpha - 5$，6 - 二甲基苯并咪唑 - 氰钴酰胺，如分子式中的氰基（CN）由其他基团代替，成为不同类型的钴胺素。

（1）理化性质 维生素 B_{12} 为红色结晶，可溶于水，在 pH $4.5 \sim 5.0$ 的弱酸条件下最稳定，在强酸（pH＜2）或碱性溶液中则分解，遇热可有一定程度的破坏，但快速高温消毒损失较小，遇强光或紫外线易被破坏。

（2）生理功能　维生素 B_{12} 在体内以 2 种辅酶形式即甲基 B_{12} 和辅酶 B_{12}（腺苷基钴胺素）发挥生理作用，参与体内生化反应：维生素 B_{12} 作为甲硫氨酸合成酶的辅酶参与同型半胱氨酸甲基化转变为甲硫氨酸，甲基 B_{12} 作为甲硫氨酸合成酶的辅酶，从 5–甲基四氢叶酸获得甲基后转而供给同型半胱氨酸（Hcy），并在甲硫氨酸合成酶的作用下合成甲硫氨酸；维生素 B_{12} 作为甲基丙二酰辅酶 A 异构酶的辅酶参与甲基丙二酸–琥珀酸的异构化反应。

（3）缺乏症　膳食维生素 B_{12} 缺乏较少见，多数缺乏症是由于吸收不良引起。膳食缺乏见于素食者，由于不吃肉食而可发生维生素 B_{12} 缺乏。老年人和胃切除患者胃酸过少可引起维生素 B_{12} 的吸收不良。

维生素 B_{12} 缺乏的表现为：巨幼红细胞贫血；高同型半胱氨酸血症。

（4）营养状况评价

①血清全转钴胺素Ⅱ：是反映维生素 B_{12} 负平衡的早期指标。TcⅡ是一种把维生素 B_{12} 释放到所有 DNA 合细胞的循环蛋白质，约含血清维生素 B_{12} 的 20%，在血清中半衰期仅 6min，因此在维生素 B_{12} 的肠道吸收停止后 1 周内即可降到正常水平以下。一般以血清全转钴胺素Ⅱ 29.6pmol/L（40pg/mL）定为维生素 B_{12} 负平衡。

②血清全结合咕啉（维生素 B_{12} 结合咕啉）：结合咕啉是循环中维生素 B_{12} 的储存蛋白质，约含血清维生素 B_{12} 的 80%。血清全结合咕啉与肝脏维生素 B_{12} 的储存相平衡，110pmol/L（150pg/mL）表示肝脏维生素 B_{12} 存缺乏，反映维生素 B_{12} 缺乏进入第二期。

③脱氧尿嘧啶抑制试验：用于维生素 B_{12} 缺乏第三期的生化改变评价。当骨髓细胞或淋巴细胞的 DNA 合成降时该试验出现异常。

④血清维生素 B_{12} 浓度：小于 1.1pmol/L 为维生素 B_{12} 缺乏。

⑤血清同型半胱氨酸及甲基丙二酸：当维生素 B_{12} 缺乏时二者含量增高。

（5）需要量与膳食参考摄入量　维持成人正常功能的可吸收的维生素 B_{12} 最低需要量为 0.1μg/d。FAO/WHO 推荐正常成人摄入维生素 B_{12} 为 1μg/d。我国目前提出维生素 B_{12} 的 AI 值，其中成年人为 2.4μg/d。

（6）食物来源　膳食中的维生素 B_{12} 来源于动物性食品，主要食物来源为肉类、动物内脏、鱼、禽、贝壳类及蛋类，乳及乳制品中含量较少，植物性食品基本不含维生素 B_{12}。

7. 维生素 C

维生素 C 又称抗坏血酸，是一种含有 6 个碳原子的酸性多羟基化合物，维生素 C 虽然不含有羧基，仍具有有机酸的性质。天然存在维生素 C 有 L 与 D 两种异构体，后者无生物活性。

（1）理化性质　维生素 C 有 3 型，氧化时形成仍具有生物活性的脱氢型维生素 C。脱氢型维生素 C 进一步氧化或水解，为二酮古洛糖酸，丧失了维生素 C 的活性。

维生素 C 呈无色无臭的片状结晶体，易溶于水。在酸性环境中稳定，遇空气中氧、热、光、碱性物质，特别是有氧化酶及痕量铜、铁等金属离子存在时，可促进其氧化破坏。氧化酶一般在蔬菜中含量较多，特别是黄瓜和白菜类，但在柑橘类含量较少。蔬菜在储存过程中，维生素 C 都有不同程度损失。但在某些植物中，特别是枣、刺梨等水果中含有生物类黄酮，能保护食物中维生素 C 的稳定性。

（2）生理功能　维生素 C 是一种较强的还原剂，可使细胞色素 c、细胞色素氧化酶及分子氧还原，与一些金属离子螯合。虽然它不是辅酶，但可以增加某些金属酶的活性，这些金属离子位于酶的活性中心，维生素 C 可维持其还原状态，从而借以发挥生理功能。

①参与羟化反应：羟化反应是体内许多重要物质合成或分解的必要步骤，如胶原和神经递质的合成，各种有机药物或毒物的转化等，都需要通过羟化作用才能完成。在羟化过程中，维生素 C 必须参与，故维生素 C 可以促进胶原合成，促进神经递质合成，促进类固醇羟化，促进有机药物或毒物羟化解毒。

②还原作用：维生素 C 既可以氧化型，又可以还原型存在于体内，所以既可作为供氢体，又可作为受氢体，在体内氧化还原反应过程中发挥重要作用。具有促进抗体形成、促进铁的吸收、促进四氢叶酸形成、维持巯基酶的活性、清除自由基等作用。

（3）缺乏症　膳食摄入减少或机体需要增加又得不到及时补充时，可使体内维生素 C 贮存减少，出现缺乏症状。维生素 C 缺乏时，主要引起维生素 C 缺乏病。维生素 C 缺乏病起病缓慢，自饮食缺乏维生素 C 至发展成维生素 C 缺乏病，一般历时 4~7 个月。患者多有体重减轻、四肢无力、衰弱、肌肉关节等疼痛、牙龈红肿、牙龈炎、间或有感染发炎，婴儿常有激动、软弱、倦怠、食欲减退、四肢疼痛、肋软骨接头处扩大，四肢长骨端肿胀以及有出血倾向等。全身任何部位可出现大小不等和程度不同的出血、血肿或淤斑。

维生素 C 缺乏引起胶原合成障碍，故可致骨有机质形成不良而导致骨质疏松。

（4）营养状况评价　维生素 C 的营养状况，可根据膳食摄入水平、临床缺乏症状、血和尿中的含量等进行评价。

①血中维生素 C 含量：可测定血浆和白细胞中维生素 C 含量。白细胞中维生素 C 含量能反映组织中的维生素 C 的储存情况，不反映近期内维生素 C 的摄取量，一般认为 $< 2 \mu g / 10^8$ 个白细胞为不足。

②尿维生素 C 含量：可测定全日尿维生素 C 含量和进行 4h 负荷试验。4h 负

荷试验方法为：口服 500mg 维生素 C，测定 4h 尿中总维生素 C 含量，<5mg 为不足，5~13mg 为正常，>13mg 为充裕。

（5）需要量与膳食参考摄入量　维生素 C 需要量的研究结果显示，预防成人明显症状维生素 C 缺乏病的最低必需量是 10mg/d，但这个摄入水平使体内维生素 C 储存很少。《中国居民膳食营养素参考摄入量（2013 版）》中维生素 C 的 RNI 成人为 100mg/d。

（6）食物来源　人体内不能合成维生素 C，因此人体所需要的维生素 C 要靠食物提供。维生素 C 的主要食物来源是新鲜蔬菜与水果。蔬菜中，辣椒、茼蒿、苦瓜、豆角、菠菜、马铃薯、韭菜等中含量丰富；水果中，酸枣、鲜枣、草莓、柑橘、柠檬等中含量最多；在动物的内脏中也含有少量的维生素 C。

8. 胆碱

胆碱（choline）是一种强有机碱，是卵磷脂的组成成分，也存在于神经鞘磷脂之中，是机体可变甲基的一个来源而作用于合成甲基的产物，同时又是乙酰胆碱的前体。人体也能合成胆碱，所以不易造成缺乏病。

胆碱耐热，在加工和烹调过程中的损失很少，干燥环境下，即使长时间储存食物中胆碱含量也几乎没有变化。胆碱是卵磷脂和鞘磷脂的重要组成部分，卵磷脂即是磷脂酰胆碱（phosphatidyl choline），广泛存在于动植物体内。

在体内，胆碱的部分生理功能通过磷脂的形式实现，而胆碱作为胞苷二磷酸胆碱辅酶的组成部分，在合成神经鞘磷脂与磷脂胆碱中起主要作用。胆碱的作用主要有：①促进脑发育和提高记忆能力；②保证信息传递；③调控细胞凋亡；④构成生物膜的重要组成成分；⑤促进脂肪代谢，临床上应用胆碱治疗肝硬化、肝炎和其他肝疾病，效果良好；⑥促进体内转甲基代谢；⑦降低血清胆固醇。

由于机体内能合成相当数量的胆碱，故在人体没观察到胆碱的特异缺乏症状。《中国居民膳食营养素参考摄入量（2013 版）》中，男、女胆碱 AI 值分别为 500mg/d、400mg/d，UL 值为 2000mg/d。

胆碱广泛存在于各种食物中，特别是肝脏、花生、莴苣、花菜中含量较高。

9. 生物素

生物素又名维生素 H、辅酶 R 等。生物素由一个脲基环和一个带有戊酸侧链的噻吩环组成。现已知有 8 种异构体，天然存在的仅仅 α-生物素，且具有生物活性。

生物素的主要功能是在脱羧-羧化反应和脱氨反应中起辅酶作用，可以把 CO_2 由一种化合物转移到另一种化合物上，从而使一种化合物转变为另一种化合物。药理剂量的生物素还可降低 I 型糖尿病人的血糖水平。

生物素缺乏，主要见于长期生食鸡蛋者。缺乏表现主要以皮肤症状为主，可见毛发变细、失去光泽、皮肤干燥、鳞片状皮炎、红色皮疹，严重者的皮疹可延伸到眼睛、鼻子和嘴周围。此外，伴有食欲减退、恶心、呕吐、舌乳头萎缩、黏膜变灰、麻木、精神沮丧、疲乏、肌痛、高胆固醇血症及脑电图异常等。这些症状多发生在生物素缺乏 10 周后。在 6 个月以下婴儿，可出现脂溢性皮炎。

《中国居民膳食营养素参考摄入量（2013 版）》中，成人生物素 AI 为 $40\mu g/d$。

生物素广泛存在与天然食物中。干酪（$82\mu g$）、肝（牛肝 $100\mu g$）、大豆粉（$70\mu g/100g$）中含量最为丰富，其次为蛋类（$22.5\mu g/100g$），在精制谷类、多数水果中含量较少。

各种维生素的别名和主要食物来源见表 1 - 7。

表 1 - 7　　　　　　　　　　维生素的别名、主要食物来源及需要量

种类	其他名称	主要食物来源	每日需要量（18～）RNI/AI
维生素 A	视黄醇，抗干眼病维生素	深绿色或黄绿色蔬菜和水果，鱼油、肝脏及其他肉类	$700\sim800\mu gRE$
维生素 D	钙化醇，抗佝偻病维生素	海鱼肝脏、畜禽肝脏、瘦肉、蛋黄等	$10\mu g$
维生素 E	生育酚，抗不育维生素	各种油料种子及植物油，谷类、坚果类和绿叶蔬菜	$14mg\ \alpha-TE$
维生素 K	凝血维生素	绿叶蔬菜、奶及肉类，牛肝、鱼肝油、蛋黄、乳类等	一般不缺
维生素 B_1	硫胺素，抗脚气病维生素	动物内脏、肉类、豆类、花生及没有加工的粮谷类	$1.2\sim1.4mg$
维生素 B_2	核黄素	动物肝脏、肾、心脏、乳及蛋类，大豆和绿叶蔬菜	$1.2\sim1.4mg$
维生素 B_3	维生素 PP，抗癞皮病维生素，烟酸	酵母、肉类、全谷及豆类，乳及其制品，各种绿叶蔬菜、鱼、咖啡、茶等	$12\sim14mgNE$
维生素 B_5	泛酸，辅酶 A（CoA）	肉类、蘑菇、鸡蛋、花茎甘蓝和某些酵母、全谷类，泛酸最丰富的天然来源是蜂王浆和金枪鱼、鳕鱼的鱼子酱	$5.0mg$
维生素 B_6	吡哆素，含吡哆醇、吡哆醛、吡哆胺	肉类、全谷类、蔬菜、坚果类，其中鸡肉、鱼肉中含量最高，其次为肝脏和豆类	$1.4mg$

续表

种类	其他名称	主要食物来源	每日需要量（18～）RNI/AI
维生素 B_7	维生素 H，生物素，辅酶 R	干酪、肝、肾、大豆、糙米、小麦、草莓、柚子、葡萄、啤酒、肝、蛋、瘦肉、乳品等	40μg
维生素 B_{12}	钴胺素，抗恶性贫血维生素	广泛存在于动物性食品：动物内脏、肉类、鱼、禽、贝壳类及蛋类	2.4μg
维生素 C	抗坏血酸	新鲜的蔬菜和水果，如辣椒、菠菜、柑橘、山楂、红枣、猕猴桃等	100mg
维生素 M	蝶酰谷氨酸，叶酸，四氢叶酸	肝、肾、鸡蛋、豆类、酵母、绿叶蔬菜、水果及坚果类	400μgDFE

三、矿物质的合理摄入

人体内含有的 60 多种元素中，对维持机体正常生理功能所必需的元素，称为必需元素，计有 20 多种。体内含量较多的有氢、碳、氧、氮、磷、硫、氯、钠、镁、钾、钙等，约占体重的 99.95%。这些生命必需元素中，除碳、氢、氧、氮主要以有机物质形式存在外，其余各元素均为无机的矿物质。矿物质中，人体含量大于体重的 0.01% 或每日需要量大于 100mg 的各种元素，称为常量元素，有钙、磷、钾、钠、硫、氯、镁 7 种；人体含量小于体重的 0.01% 或每日需要量少于 100mg 的各种元素，称为微量元素，有铁、锌、硒、钼、铬、钴、碘、铜 8 种。

矿物质的生理作用主要有以下几个方面。

①无机盐在体内的分布极不均匀。例如钙和磷绝大部分在骨和牙等硬组织中，铁集中在红细胞，碘集中在甲状腺，钡集中在脂肪组织，钴集中在造血器官，锌集中在肌肉组织。

②无机盐对组织和细胞的结构很重要，硬组织如骨骼和牙齿，大部分是由钙、磷和镁组成，而软组织含钾较多。体液中的无机盐离子调节细胞膜的通透性，控制水分，维持正常渗透压和酸碱平衡，帮助运输普通元素到全身，参与神经活动和肌肉收缩等。有些为无机或有机化合物以构成酶的辅基、激素、维生素、蛋白质和核酸的成分，或作为多种酶系统的激活剂，参与许多重要的生理功能。例如：保持心脏和大脑的活动，帮助抗体形成，对人体发挥有益的作用。

③由于新陈代谢，每天都有一定数量的无机盐通过各种途径排出体外，因而必须通过膳食予以补充。无机盐的代谢可以通过分析血液、头发、尿液或组织中的浓度来判断。在人体内无机盐的作用相互关联。在合适的浓度范围有益于人和动植物的健康，缺乏或过多都能致病，而疾病又影响其代谢，往往增加其消耗

量。在我国钙、铁和碘的缺乏较常见。硒、氟等随地球化学环境的不同，既有缺乏病如克山病和大骨节病、龋齿等，又有过多症如氟骨症和硒中毒。

④无机盐可以维持细胞内的酸碱平衡，调节渗透压，维持细胞的形态和功能。如：血液中的钙离子和钾离子。

⑤无机盐是维持生物体的生命活动的元素。如：镁离子是 ATP 酶的激活剂，氯离子是唾液酶的激活剂。

（一）常量元素

1. 钙

钙是构成人体的重要组分，正常人体内含有 1000～1200g 的钙。其中 99.3% 集中于骨、牙齿组织，只有 0.1% 的钙存在于细胞外液，全身软组织含钙量总共占 0.6%～0.9%（大部分被隔绝在细胞内的钙储存小囊内）。

在骨骼和牙齿中的钙以矿物质形式存在；而在软组织和体液中的钙则以游离或结合形式存在，这部分钙统称为混溶钙池。机体内的钙，一方面构成骨骼和牙齿，另一方面则参与各种生理功能和代谢过程。

（1）生理功能与缺乏

①构成机体的骨骼和牙齿：钙是构成骨骼的重要组分，骨骼中的钙占瘦体重的 25% 和总灰分的 40%，对保证骨骼的正常生长发育和维持骨健康起着至关重要的作用。

骨骼通过成骨作用（即新骨不断生成）和溶骨作用（即旧骨不断吸收），使其各种组分与血液间保持动态平衡，这一过程称为骨的重建（remodeling）。

骨钙的更新速率因年龄而变化。妊娠早期，胎儿仅有少量钙沉积，以后钙浓度很快升高至胎儿体重的 0.5%。妊娠后期，胎儿从母体约取得 20g 的钙，足月新生儿钙相当于其体重的 1%。1 岁以前婴儿每年转换 100%，以后逐渐降低，每年可转换 50%，即每 2 年骨钙可更新一次。儿童阶段每年转换 10%，由于儿童时期生长发育旺盛，对钙需要量大，如长期摄钙不足，并常伴随蛋白质和维生素 D 缺乏，可引起生长迟缓，新骨结构异常，骨钙化不良，骨骼变形，发生佝偻病（rickets）。

人在 20 岁以前，主要为骨的生长阶段，其后的 10 余年骨质继续增加，在 35～40 岁时，单位体积内的骨质达到顶峰，称为峰值骨度，此后骨质逐渐丢失。妇女绝经以后，骨质丢失速度加快，骨度（质）降低到一定程度时，就不能保持骨骼结构的完整，甚至压缩变形，以致在很小外力下即可发生骨折，即为骨质疏松症。

牙本质是牙的主体，化学组成类似骨，但组织结构和骨差别很大，牙本质没有细胞、血管和神经，因此牙齿中的矿物质则无此更新转换过程。

②维持多种正常生理功能：分布在体液和其他组织中的钙，虽然还不到体内总钙量的 1%，但在机体内多方面的生理活动和生物化学过程中起着重要的调节

作用。细胞外液的钙约 1g，占总钙的 0.1%；细胞内的钙约 7g，占总钙的 0.6%。血钙较稳定，正常浓度为 2.25～2.75mmol（90～110mg）/L，占总钙的 0.03%。血液中的钙可分为扩散性和非扩散性钙 2 部分。非扩散性钙是指与血浆蛋白（主要是清蛋白）结合的钙，它们不易透过毛细血管壁，也不具有生理活性。在扩散性钙中，一部分是与有机酸或无机酸结合的复合钙，另一部分则是游离状态的钙离子。只有离子钙才具有生理作用。

离子钙的生理功能涉及诸多方面：Ca^{2+} 参与调节神经、肌肉兴奋性，并介导和调节肌肉以及细胞内微丝、微管等的收缩；Ca^{2+} 影响毛细血管通透性，并参与调节生物膜的完整性和质膜的通透性及其转换过程；Ca^{2+} 参与调节多种激素和神经递质的释放，Ca^{2+} 的重要作用之一是作为细胞内第二信使，介导激素的调节作用，Ca^{2+} 能直接参与脂肪酶、ATP 酶等的活性调节；还能激活多种酶（腺苷酸环化酶、鸟苷酸环化酶及钙调蛋白等）调节代谢过程及一系列细胞内生命活动；Ca^{2+} 与细胞的吞噬、分泌、分裂等活动密切相关；Ca^{2+} 是血液凝固过程所必需的凝血因子，可使可溶性纤维蛋白原转变成纤维蛋白。

就我国现有膳食结构的营养调查表明，居民钙摄入量普遍偏低，仅达推荐摄入量 50% 左右，因此钙缺乏症是较常见的营养性疾病。钙缺乏主要表现为骨骼的病变，即儿童时期的佝偻病（rickets）和成年人的骨质疏松症（osteoporosis）。

（2）过量危害与毒性

①肾结石：钙摄入量增多，与肾结石患病率增加有直接关系。肾结石病多见于西方社会居民，美国人约 12% 的人患有肾结石，可能与钙摄入过多有关。

②奶碱综合征：奶碱综合征的典型症候群包括高血钙症（hypercalcemia）、碱中毒（alkalosis）和肾功能障碍（renal dysfunction），但症状表现有很大差异，其严重程度取决定于钙和碱摄入量的多少和持续时间。急性发作者呈现为高血钙和碱中毒的毒血症，在钙和碱摄入后发展很快（2～30d 之内），碳酸钙持续摄入量为 20～60g/d，临床特征是易兴奋、头疼、眩晕、恶心和呕吐，虚弱、肌痛和冷漠，如再继续摄入钙和碱，则神经系统症状加重（记忆丧失、嗜睡和昏迷）。

③钙和其他矿物质的相互干扰作用：高钙摄人能影响这些必需矿物质（如铁、锌、镁、磷等）的生物利用率。

（3）营养状况评价

①生化指标：总的认为钙的生化指标不是反映机体营养状况的合适指标。因为血钙浓度受严格调控而相对稳定，一般血钙浓度变化往往小于测定误差。

②钙平衡测定：测定钙平衡的方法是目前实际用于评价人体钙营养状况，并据此制订人体钙需要量的方法。钙的摄入量与排出量（粪钙＋尿钙＋汗液钙）的差值为 0 时，则呈现平衡状态，为负值则为负平衡，为正值则为正平衡。

③骨质的测量：测量骨质可直接反映机体的钙营养状况。骨质测量一般采用两种指标：骨矿物质含量（BMC）指在一特定骨骼部位中矿物质的含量，例如

股骨颈、腰椎或全身；骨密度（BMD）是 BMC 除以扫描部位的骨面积，单位为 g/cm^2。

④流行病学方法：是采用流行病学方法，在人群中调查不同水平的钙摄入量，与骨质疏松和骨折发生率的关系。

（4）需要量与膳食参考摄入量　《中国居民膳食营养素参考摄入量（2013版)》的制订，基本是参照国内外钙平衡试验及营养调查报告，将中国居民成年男子钙的 RNI 为 800mg/d，成年人及 1 岁以上儿童钙的 UL 为 2000mg/d。

（5）食物来源　奶和奶制品应是钙的重要来源，因为奶中含钙量丰富，吸收率也高。另外，豆类、坚果类，可连骨吃的小鱼小虾及一些绿色蔬菜类也是钙的较好来源。硬水中含有相当量的钙，也不失为一种钙的来源。常见食物中的钙含量见表 1-8。

表 1-8　　　　　　　　　　常见食物中钙含量　　　　　　　单位：mg/100g

食物名称	含量	食物名称	含量	食物名称	含量
牛奶	104	豌豆（干）	67	蚌肉	190
干酪	799	花生仁	284	大豆	191
蛋黄	112	荠菜	294	豆腐	164
大米	13	苜蓿	713	黑豆	224
标准粉	31	油菜	108	青豆	200
猪肉（瘦）	6	海带（干）	348	雪里蕻	230
牛肉（瘦）	9	紫菜	264	苋菜	178
羊肉（瘦）	9	木耳	247	大白菜	45
鸡肉	9	虾皮	991	枣	80

2. 磷

正常人体内含磷 600～700g，每千克无脂肪组织约含磷 12g。体内磷的 85.7% 集中于骨和牙，其余散在分布于全身各组织及体液中，其中一半存在于肌肉组织中。

磷是构成骨骼和牙齿的重要成分，是组成生命的重要物质，并且参与机体的代谢过程和酸碱平衡的调节。

人体内一般不会由于膳食原因引起营养性磷缺乏，只有在一些特殊情况下才会出现。如早产儿若仅喂以母乳，因人乳含磷量较低，不能满足早产儿骨磷沉积的需要，可发生磷缺乏出现佝偻病样骨骼异常。磷虽然在构成机体成分和维持生命活动方面具有重要作用，但因其食物来源丰富，罕见营养性缺磷的问题发生，故而对磷营养状况的研究很少，科学依据有限。《中国居民膳食营养素参考摄入量（2013 版)》中，成人磷 RNI 为 720mg/d。

磷在食物中分布很广，无论动物性食物还是植物性食物，在其细胞中都含有丰富的磷，动物的乳汁中也含有磷，磷是与蛋白质并存的，瘦肉、蛋、奶、动物的肝、肾含量都很高，海带、紫菜、芝麻酱、花生、干豆类、坚果粗粮含磷也较丰富。但粮谷中的磷为植酸磷，不经过加工处理，吸收利用率低。

3. 镁

正常成人身体总镁含量约25g，其中60%～65%存在于骨、齿，27%分布于软组织。镁主要分布于细胞内，细胞外液的镁不超过1%。

（1）生理功能与缺乏

①激活多种酶的活性：镁作为多种酶的激活剂，参与300余种酶促反应。镁能和细胞内许多重要成分如三磷酸腺苷等形成复合物而激活酶系，或直接作为酶的激活剂激活酶系。

②维护骨骼生长和神经肌肉的兴奋性：镁是骨细胞结构和功能所必需的元素，对促进骨骼生长和维持骨骼的正常功能具有重要作用。镁与钙使神经肌肉兴奋和抑制作用相同，不论血中镁或钙过低，神经肌肉兴奋性均增高；反之则有镇静作用。但镁和钙又有拮抗作用。

③维护胃肠道和激素的功能：低度硫酸镁溶液经十二指肠时，可使 Oddi 括约肌松弛，短期胆汁流出，促使胆囊排空，具有利胆作用。碱性镁盐可中和胃酸。镁离子在肠道中吸收缓慢，促使水分滞留，具有导泻作用。

引起镁缺乏的原因很多，主要有：镁摄入不足、吸收障碍、丢失过多以及多种临床疾病等。镁缺乏可致血清钙下降，神经肌肉兴奋性亢进；对血管功能可能有潜在的影响。

（2）过量危害与毒性　在正常情况下，肠、肾及甲状旁腺等能调解镁代谢，一般不易发生镁中毒；用镁盐抗酸、导泻、利胆、抗惊厥或治疗高血压脑病，亦不至于发生镁中毒。只有在肾功能不全者、糖尿病酮症者的早期、肾上腺皮质功能不全、黏液水肿、骨髓瘤、草酸中毒、肺部疾患及关节炎等发生血镁升高时方可见镁中毒。最初发现镁摄入过量的临床表现是腹泻，腹泻是评价镁毒性的敏感指标。

（3）营养状况评价　尽管血清镁不能反映细胞内镁的水平，但由于测试方便，故仍常用于评价镁营养状况。临床上血清镁低于 0.7mmol/L 时可诊断为低镁血症。

（4）需要量与膳食参考摄入量　镁需要量的研究多采用平衡试验。我国对镁需要量的研究资料不多，《中国居民膳食营养素参考摄入量（2013 版）》中成人镁 RNI 为 330mg/d。

（5）食物来源　镁虽然普遍存在于食物中，但食物中的镁含量差别甚大。由于叶绿素是镁卟啉的螯合物，所以绿叶蔬菜富含镁。食物中诸如糙粮、坚果也含有丰富的镁，而肉类、淀粉类食物及牛奶中的镁含量属中等。

除了食物之外，从饮水中也可以获得少量镁。但饮水中镁的含量差异很大，如硬水中含有较高的镁盐，软水中含量相对较低。因此水中镁的摄入量难以估计。常见含镁丰富的食物如表 1-9 所示。

表 1-9　　　　　　　　　常见含镁较丰富的食物　　　　　　　单位：mg/100g

食物名称	含量	食物名称	含量
大黄米	161	苋菜	119
大麦	158	口蘑（白蘑）	167
黑米	147	木耳（干）	152
荞麦	258	香菇（干）	147
麸皮	382	发菜（干）	129
黄豆	199	苔菜（干）	1257

4. 钾

钾为人体的重要阳离子之一。正常成人体内钾总量约为 50mmol/kg，成年男性略高于女性。体内钾主要存于细胞内，约占总量的 98%，其他存在于细胞外。

（1）生理功能与缺乏　钾具有参与碳水化合物、蛋白质的代谢，维持细胞内正常渗透压，维持神经肌肉的应激性和正常功能，维持心肌的正常功能，维持细胞内外正常的酸碱平衡、降低血压等生理功能。

人体内钾总量减少可引起钾缺乏症，可在神经肌肉、消化、心血管、泌尿、中枢神经等系统发生功能性或病理性改变，主要表现为肌肉无力或瘫痪、心律失常、横纹肌肉裂解症及肾功能障碍等。钾损失过多的原因比较多，如频繁的呕吐、腹泻、胃肠引流、长期用缓泻剂或轻泻剂等可使钾经消化道损失，各种以肾小管功能障碍为主的肾脏疾病可使钾从尿中大量丢失，高温作业或重体力劳动者因大量出汗而使钾大量丢失。

（2）过量危害与毒性　体内钾过多，血钾浓度高于 5.5mmol/L 时，可出现毒性反应，称高钾血症。钾过多可使细胞外 K^+ 上升，心肌自律性、传导性和兴奋性受抑制。主要表现在神经肌肉和心血管方面：神经肌肉表现为极度疲乏软弱，四肢无力，下肢沉重；心血管系统可见心率缓慢，心音减弱。

（3）营养状况评价　尽管血清钾不能准确反映体钾的水平，但目前仍是了解体钾贮备的一个重要指标。正常血清钾浓度为 3.5 ~ 5.3mmol/L（140 ~ 210mg/L），低于 3.5mmol/L，表明体钾缺乏。血清钾超过 5.5mmol/L 时，可出现高钾血症，可出现明显钾中毒症状，可见心肌内传导受抑制，心电图明显改变。

（4）需要量与膳食参考摄入量　钾需要量的研究不多。《中国居民膳食营养素参考摄入量（2013 版）》中，参考国内外有关资料，提出了中国成人膳食钾的适宜摄入量（AI）为 2000mg/d。

（5）食物来源　大部分食物都含有钾，但蔬菜和水果是钾最好的来源。每

100g 谷类中含钾 100～200mg，豆类中 600～800mg，蔬菜和水果中 200～500mg，肉类中含量为 150～300mg，鱼类中 200～300mg。每 100g 食物含量高于 800mg 以上的食物有紫菜、黄豆、冬菇、赤豆等。

5. 钠

钠是人体中一种重要无机元素，一般情况下，成人体内钠含量为 3200（女）～4170（男）mmol（分别相当于 77～100g），约占体重的 0.15%。体内钠 44%～50% 存在于细胞外液中，40%～47% 存在于骨骼中，仅 9%～10% 存在于细胞内液中。

（1）生理功能与缺乏　钠具有调节体内水分与渗透压、维持酸碱平衡、维持细胞内外液渗透压平衡、增强神经肌肉兴奋性的作用。

人体内钠在一般情况下不易缺乏，但在某些情况下，如禁食、少食，膳食钠限制过严而摄入量非常低时，或在高温、重体力劳动、过量出汗、胃肠疾病、反复呕吐、腹泻（泻剂应用）使钠过量排出。而丢失时，或某些疾病，如艾迪生病引起肾不能有效保留钠时，胃肠外营养缺钠或低钠时，利尿剂的使用而抑制肾小管重吸收钠时均可引起钠缺乏。

钠的缺乏在早期症状不明显，倦怠、淡漠、无神，甚至起立时昏倒。失钠达 0.5g/kg 体重以上时，可出现恶心、呕吐、血压下降、痛性肌肉痉挛，尿中无氯化物检出。当失钠达 0.75～1.2g/kg 体重时，可出现恶心、呕吐、视力模糊、心率加速、脉搏细弱、血压下降、肌肉痉挛、疼痛反射消失，甚至淡漠、木僵、昏迷、外周循环衰竭、休克，终因急性肾功能衰竭而死亡。

（2）过量危害与毒性　钠摄入量过多、尿中 Na^+/K^+ 比值增高，是高血压的重要因素。研究表明，Na^+/K^+ 比值与血压呈正相关，而尿钾与血压呈负相关。正常情况下，钠摄入过多并不蓄积，但某些情况下，如误将食盐当作食糖加入婴奶粉中喂哺，则可引起中毒甚至死亡。

（3）营养状况评价　钠的营养状况，可通过膳食调查方法和尿钠的测定予以评定。

（4）需要量与膳食参考摄入量　鉴于我国目前尚缺乏钠需要量的研究资料，也未见膳食因素引起的钠缺乏症的报道，尚难制订 EAR 和 RNI，钠的适宜摄入量（AI）成人为 1500mg/d（1g 食盐含 400mg 钠）。

（5）食物来源　钠普遍存在于各种食物中，一般动物性食物钠含量高于植物性食物，但人体钠来源主要为食盐（钠）以及加工、制备食物过程中加入的钠或含钠的复合物（如谷氨酸、小苏打等），以及酱油、盐渍或腌制肉或烟熏食品、酱咸菜类、发酵豆制品、咸味休闲食品等。

6. 氯

氯是人体必需常量元素之一，是维持体液和电解质平衡中所必需的，也是胃液的一种必需成分。自然界中常以氯化物形式存在，最普通形式是食盐。氯在人体含量平均为 1. 17g/kg，总量为 82～100g，占体重的 0. 15%，广泛分布于全身。主要以氯离子形式与钠、钾化合存在，其中 KCl 主要在细胞内液，而 NaCl 主要在细胞外液中。

（1）生理功能与缺乏　氯具有维持细胞外液的容量与渗透压、维持体内酸碱平衡、参与血液 CO_2 运输等作用，氯离子还参与胃液中胃酸形成，胃酸促进维生素 B_{12} 和铁的吸收；激活唾液淀粉酶分解淀粉，促进食物消化；刺激肝脏功能，促使肝中代谢废物排出；氯还有稳定神经细胞膜电位的作用等。

由于氯来源广泛，特别是食盐，摄入量往往大于正常需要水平。因此，由饮食引起的氯缺乏很少见。但不合理配方膳（含氯量 1～2mmol/L）的应用、患先天性腹泻（再吸收障碍）的婴儿，可致氯缺乏。人体摄入氯过多引起对机体的危害作用并不多见。

（2）需要量与膳食参考摄入量　在一般情况下，膳食中的氯总比钠多，但氯化物从食物中的摄入和从身体内的丢失大多与钠平行，因此，除婴儿外所有年龄的氯需要量基本上与钠相同。目前尚缺乏氯的需要量的研究资料，难于制订 EAR 和 RNI，结合钠的 AI 值，《中国居民膳食营养素参考摄入量（2013 版）》中成人氯 AI 为 2300mg/d。

（3）食物来源　膳食氯几乎完全来源于氯化钠，仅少量来自氯化钾。因此食盐及其加工食品酱油，盐渍、腌制食品，酱咸菜以及咸味食品等都富含氯化物。一般天然食品中氯的含量差异较大，天然水中也几乎都含有氯，估计日常从饮水中提供 40mg/d 左右，与从食盐来源的氯的量（约 6g）相比并不重要。

（二）微量元素

1. 铁

铁是人体必需微量元素之一，成人体内铁总量为 4～5g，有两种存在形式：一为"功能性铁"，是铁的主要存在形式，其中血红蛋白含铁量占总铁量的 60%～75%，3% 在肌红蛋白，1% 为含铁酶类（细胞色素、细胞色素氧化酶、过氧化物酶与过氧化氢酶等），这些铁发挥着铁的功能作用，参与氧的转运和利用；另一为"贮存铁"，是以铁蛋白（ferritin）和含铁血黄素（hemosiderin）形式存在于血液肝、脾与骨髓中，占体内总铁的 25%～30%。正常男性的贮存铁约为 1000mg，女性仅为 300～400mg。在人体器官组织中铁的含量，以肝、脾为最高，其次为肾、心、骨骼肌与脑。铁在体内的含量随年龄、性别、营养状况和健康状况而有很大的个体差异。

（1）生理功能　铁为血红蛋白与肌红蛋白、细胞色素 A 以及一些呼吸酶的成分，参与体内氧与二氧化碳的转运、交换和组织呼吸过程。铁与红细胞形成和成熟有关，铁在骨髓造血组织中，进入幼红细胞内，与卟啉结合形成正铁血红素，后者再与珠蛋白合成血红蛋白。缺铁时，新生的红细胞中血红蛋白量不足，甚至影响 DNA 的合成及幼红细胞的分裂增殖，还可使红细胞寿命缩短、自身溶血增加。

铁与免疫关系，大多数人认为许多有关杀菌的酶成分、淋巴细胞转化率、吞噬细胞移动抑制因子、中性粒细胞吞噬功能等，均与铁水平有关。当感染时，过量铁往往促进细菌的生长，对抵御感染不利。

铁还有催化促进 β – 胡萝卜素转化为维生素 A、参与嘌呤与胶原的合成、抗体的产生、脂类从血液中转运以及药物在肝脏的解毒等功能。

（2）铁缺乏及缺铁性贫血　当体内缺铁时，铁损耗可分 3 个阶段：第一阶段为铁减少期（ID），此时贮存铁耗竭，血清铁蛋白浓度下降；第二阶段为红细胞生成缺铁期（IDE），此时除血清铁蛋白下降外，血清铁也下降，同时铁结合力上升（运铁蛋白饱和度下降），游离原卟啉浓度（FEP）上升；第三阶段为缺铁性贫血期（IDA），血红蛋白和红细胞比容（hematocrite）下降。长时间的铁负平衡，致使体内铁贮备减少，以致耗尽。体内铁缺乏，引起含铁酶减少或铁依赖酶活性降低，使细胞呼吸障碍，从而影响组织器官功能，出现食欲低下，严重者可有渗出性肠病变及吸收不良综合征等。铁缺乏的儿童易烦躁，对周围不感兴趣，成人则冷漠呆板。当血红蛋白继续降低，人体则出现面色苍白，口唇黏膜和眼结膜苍白，有疲劳乏力、头晕、心悸、指甲脆薄、反甲等。儿童少年会出现身体发育受阻，体力下降，注意力与记忆力调节过程障碍，学习能力降低现象。

婴幼儿与孕妇贫血尚需特别注意，流行病学研究表明，早产、低出生体重儿及胎儿死亡与孕早期贫血有关。铁缺乏也可损害儿童的认知能力，且在补充铁后，也难以恢复。铁缺乏也可引起心理活动和智力发育的损害及行为改变。铁缺乏还可出现抵抗感染的能力降低。

（3）过量危害与毒性　通过各种途径进入体内的铁量的增加，可使铁在人体内贮存过多，因而可引致铁在体内潜在的有害作用，体内铁的储存过多与多种疾病如心脏和肝脏疾病、糖尿病、某些肿瘤有关。

（4）需要量与膳食参考摄入量　铁在体内代谢中，可被身体反复利用，一般除肠道分泌和皮肤、消化道、尿道上皮脱落损失少量外，排出铁的量很少。只要从食物中吸收加以补充，即可满足机体需要。

《中国居民膳食营养素参考摄入量（2013 版)》中，成人铁 RNI 男子为 12mg/d；女子为 20mg/d；可耐受最高摄入量（UL）男女均为 42mg/d。

（5）食物来源　铁广泛存在于各种食物中，但分布极不均衡，吸收率相差也极大，一般动物性食物的含量和吸收率均较高。因此膳食中的铁良好来源，主要为动物肝脏、动物全血、畜禽肉类、鱼类。蔬菜中含铁量不高，油菜、苋菜、菠菜、韭菜等所含的铁利用率不高。

2. 碘

（1）生理功能　碘在体内主要参与甲状腺激素的合成，其生理作用也是通过甲状腺激素的作用表现出来的。甲状腺激素在体内的作用是复杂的，目前尚不知其作用是否存在一个单独的机制。

①参与能量代谢：在蛋白质、脂类与碳水化合物的代谢中，碘促进氧化和氧化磷酸化过程；促进分解代谢、能量转换、增加氧耗量、加强产热作用，这些均在心、肝、肾及骨骼肌中进行，而对脑的作用不明显；碘参与维持与调节体温，保持正常的新陈代谢和生命活动。

②促进代谢和体格的生长发育：所有的哺乳类动物都必须有甲状腺素，即需要碘维持其细胞的分化与生长。发育期儿童的身高、体重、肌肉、骨骼的增长和性发育都必须有甲状腺激素的参与，此时期碘缺乏可致儿童生长发育受阻，侏儒症的一个最主要病因就是缺碘。

③促进神经系统发育：在脑发育阶段，神经元的迁移及分化，神经突起的分化和发育，尤其是树突、树突棘、触突、神经微管以及神经元联系的建立，髓鞘的形成和发育都需要甲状腺激素的参与。

④垂体激素作用：碘代谢与甲状腺激素合成、释放及功能作用受垂体前叶TSH 的调节，TSH 的分泌则受血浆甲状腺激素浓度的反馈影响。

（2）碘缺乏　机体因缺碘而导致的一系列障碍为碘缺乏病，其临床表现取决于缺碘程度、机体发育阶段（胎儿期、新生儿期、婴幼儿期、青春期或成人期）、机体对缺碘的反应性或代偿适应能力等。不同发育阶段碘缺乏病的表现如表 1 – 10 所列。

表 1 – 10　　　　　　　　　　　碘缺乏病的疾病谱带

发育时期	碘缺乏病的表现
胎儿期	（1）流产、死胎、先天畸形、围生期死亡率增高、婴幼儿期死亡率增高 （2）地方性克汀病 神经型：智力落后、聋哑、斜视、痉挛性瘫痪、不同程度的步态和姿态异常 黏肿型：黏液性水肿、侏儒、智力落后 （3）神经运动功能发育落后 （4）胎儿甲状腺功能减退
新生儿期	甲状腺功能减退、新生儿甲状腺肿
儿童期和青春期	甲状腺肿、青春期甲状腺功能减退、亚临床型克汀病、智力发育障碍、体格发育障碍、单纯聋哑
成人期	甲状腺肿及其并发症、甲状腺功能减退、智力障碍、碘致性甲状腺功能亢进

（3）过量危害与毒性　较长时间的高碘摄入也可导致高碘性甲状腺肿等的高碘性危害。据研究，高碘、低碘都可引起甲状腺肿，且低碘时碘越少甲状腺肿患病率越高，高碘时碘越多患病率也越高。

WHO/UNICEF/ICCIDD（国际控制碘缺乏病理事会）建议正常人每日碘摄入量在 1000μg/d 以下是安全的。根据我国高碘性甲状腺肿的发病情况，当人群（儿童）尿碘达800μg/L时，则可造成高碘性甲状腺肿流行。据缺碘地区应用加碘食盐后1~3年内，碘性甲亢的发病率上升，而后降至加碘前水平，可见补碘时碘摄入量不宜过高、不宜过快提高剂量。补碘后其尿碘水平应低于300μg/L。

（4）营养状况评价　人体碘的营养状况的评价指标常用的有TSH、T4、FT4、T3、FT3；尿碘、儿童甲状腺肿大率；其他如儿童生长发育指标、神经运动功能指标等。

①垂体-甲状腺轴系激素水平：T3及T4或FT4（游离四碘甲腺原氨酸）的下降、TSH升高是碘缺乏的指征，新生儿TSH筛查是评估婴幼儿碘营养状况的敏感指标。

②尿碘（群体）：肾脏是碘的主要排出途径，尿碘水平是代表前一日的摄碘量的最好指标。摄碘量越多，尿碘量也越高。儿童尿碘低于100μg/L，孕妇、乳母尿碘低于150μg/L提示该人群碘营养不良。

③儿童甲状腺肿大率：比率大于5%提示该人群碘营养不良。由于甲状腺肿大是以前碘缺乏所造成，在缺乏纠正之后，尿碘可达到正常水平，但甲状腺肿的消退则尚需数月甚至数年。

④其他指标：儿童生长发育指标如身高、体重、性发育、骨龄等的检测，可反映过去与现在的甲状腺功能是否低下的状况；智商、神经运动功能的检测，以及地方性克汀病发病的情况，以了解胚胎期和婴幼儿期碘缺乏所造成的脑发育落后或神经损伤。

作为群体碘营养状况的评估指标，目前多推荐选用尿碘、甲状腺肿大率和TSH等指标。

（5）需要量与膳食参考摄入量　人体对碘的需要量，取决于对甲状素的需要量。维持正常代谢和生命活动所需的甲状腺激素是相对稳定的，合成这些激素所需的碘量为50~75μg。

《中国居民膳食营养素参考摄入量（2013版）》中，成人碘推荐摄入量（RNI）为120μg/d；可耐受最高摄入量（UL）为600μg/d。

（6）食物来源　人类所需的碘，主要来自食物，为一日总摄入量的80%~90%，其次为饮水与食盐。食物碘含量的高低取决于各地区的生物地质化学状况。海洋生物含碘量很高，如海带、紫菜、鲜海鱼、蚶干、蛤干、干贝、淡菜、海参、海蜇、龙虾等，其中干海带含碘可达240mg/kg；而远离海洋的内陆山区或不易被海风吹到的地区，土壤和空气中含碘量较少，这些地区的食物含碘量不高。陆地食品含碘量以动物性食品高于植物性食品，蛋、奶含碘量相对稍高（40~90μg/kg），其次为肉类，淡水鱼的含碘量低于肉类。植物含碘量是最低的，特别是水果和蔬菜。为了防止IDD的发生，目前采用的有食盐加碘、碘油以及其他措施，对于防止IDD已被证明是可行、有效的。

3. 锌

锌（zinc）作为人体必需微量元素广泛分布在人体所有组织和器官中，成人体内锌含量2.0~2.5g，以肝、肾、肌肉、视网膜、前列腺为高。血液中75%~85%的锌分布于红细胞，3%~5%分布于白细胞，其余在血浆中。锌对生长发育、免疫功能、物质代谢和生殖功能等均有重要作用。

（1）生理功能与缺乏　锌的生理功能一般分为3个部分：催化、结构、调节功能。对此，近年来的研究，也给予了足够的支持。

①催化功能：有近百种酶依赖锌的催化，如ECⅢ醇脱氢酶，失去锌此酶活性也将随时丢失，补充锌可以恢复活性。

②结构功能：锌在酶中也有结构方面的作用。在细胞质膜中，锌主要结合在细胞膜含硫、氮的配基上，少数结合在含氧的配基上，形成牢固的复合物，从而维持细胞膜稳定，减少毒素吸收和组织损伤。

③调节功能：锌作为一个调节基因表达的因子，在体内有广泛作用。锌对蛋白质的合成和代谢的调节作用还表现在对机体免疫功能的调节。锌对激素的调节和影响有重要生物意义。锌参与前列腺素的主动分泌过程，同时在生理条件下前列腺素合成的抑制剂也依赖锌的调节功能。

人类锌缺乏体征是一种或多种锌的生物学功能降低的结果，严重的先天性锌吸收不良在人类证明为肠病性肢端性皮炎（acrodermatitis）。这种严重缺锌引起的皮肤损害和免疫功能损伤，目前并不常见。人类锌缺乏的常见体征是生长缓慢、皮肤伤口愈合不良、味觉障碍、胃肠道疾患、免疫功能减退等。

（2）过量危害与毒性　锌在正常摄入量与产生有害作用剂量之间，存在一个较宽的范围，加之人体有效的体内平衡机制，所以一般说来人体不易发生锌中毒。成人一次性摄入2g以上的锌会发生锌中毒，其主要特征之一是，锌对胃肠道的直接作用，导致上腹疼痛、腹泻、恶心、呕吐。

（3）营养状况评价　血清或血浆锌浓度已经被广泛认为不能较好地评价锌营养状况，因为它是较稳定的，不能随锌摄入量的变化而变化，除非是在膳食锌水平非常低的情况下，这种动态平衡才可能被打破。用血清锌、白细胞锌、红细胞锌、发锌和唾液锌等直检法，曾长期作为评价的指标，但最终未形成一致意见。另一评价方法是评价锌的功能性效果，如酶活性（金属硫蛋白活性或锌依赖酶）、味觉等的变化等。

（4）需要量与膳食参考摄入量　膳食锌需要量的估计，要考虑生理过程中组织对锌的需要、补偿丢失和食物固有的性质，如吸收和利用率等因素。估计成人锌的需要量常用因子法（factorial technique），即将生长、维持、代谢和内源性丢失加在一起所需要的量。中国营养学会参考近年来国际上锌需要量的研究成果，结合中国居民膳食结构特点，《中国居民膳食营养素参考摄入量（2013

版）》中对成年男子、女子的锌推荐摄入量（RNI）分别为 12.5mg/d、7.5mg/d，成年男子锌的可耐受最高摄入量（UL）为 40mg/d。

（5）食物来源　不论动物性还是植物性食物都含有锌，但食物中的锌含量差别很大，吸收利用率也不相同。一般来说贝壳类海产品、红色肉类、动物内脏类都是锌的极好来源；干果类、谷类胚芽和麦麸也富含锌。一般植物性食物含锌较低。干酪、虾、燕麦、花生酱、花生、玉米等为良好来源。含量较少者包括动物脂肪、植物油、水果、蔬菜、奶糖、白面包和普通饮料等。精细的粮食加工过程可导致大量的锌丢失，如小麦加工成精面粉大约 80% 锌被去掉；豆类制成罐头比新鲜大豆锌含量损失 60% 左右。

4. 硒

硒是人体必需微量元素的这一认识是 20 世纪后半叶营养学上最重要的发现之一。20 世纪 70 年代发现硒是谷胱甘肽过氧化物酶（glutathione peroxidase，GPX）的必需组分，揭示了硒的第一个生物活性形式。继而纯化鉴定出人的红细胞 GPX。1979 年我国发表克山病防治研究成果，即发现克山病地区人群均处于低硒状态，补硒能有效地预防克山病，揭示硒缺乏是克山病发病的基本因素，也证明硒是人体必需微量元素。

我国科学家在 20 世纪 80—90 年代对硒的安全摄入量范围进行了深入细致的调查研究，提出了迄今最适宜的人体硒推荐摄入量数据，已为国际营养学界广泛采用。

硒遍布于人体各组织器官和体液中，肾中硒浓度最高，肝脏次之，血液中相对低些。肌肉中的硒占人体总硒量的一半。肌肉、肾脏、肝脏和血液是硒的组织贮存库。硒在人体内总量的测定数据不多，据美国、新西兰、德国与我国的测定，成人体硒总量在 3～20mg。人体硒量的不同与地区膳食硒摄入量的差异有关。

（1）生理功能与缺乏

①构成含硒蛋白与含硒酶的成分：进入体内的硒绝大部分与蛋白质结合，称之为"含硒蛋白"（selenium-containing protein 或 selenium-binding protein）。目前认为，只有硒蛋白有生物学功能，且为机体硒营养状态所调节。它们起着抗氧化、调节甲状腺激素代谢、维持维生素 C 和其他分子还原作用等功能。

②抗氧化作用：医学研究发现许多疾病的发病过程都与活性氧自由基有关。如化学、辐射和吸烟等致癌过程，克山病心肌氧化损伤，动脉粥样硬化的脂质过氧化损伤，白内障形成，衰老过程，炎症发生等无不与活性氧自由基有关。

③对甲状腺激素的调节作用：主要通过 3 个脱碘酶（D1、D2、D3）发挥作用，对全身代谢及相关疾病产生影响。如碘缺乏病、克山病、衰老等。

④维持正常免疫功能：适宜硒水平对于保持细胞免疫和体液免疫是必需的。

⑤预防与硒缺乏相关的地方病：目前还没有人或动物"单纯硒缺乏"疾病报道，但有许多与硒缺乏相关的克山病和大骨节病的报告。

大骨节病是一种地方性、多发性、变形性骨关节病，它主要发生于青少年，严重影响骨发育和日后劳动生活能力。补硒可以缓解一些症状，对病人骨骺端改变有促进复、防止恶化的较好效果，但不能有效控制大骨节病发病率。因此，目前认为低硒是骨节病发生的环境因素之一，它与硒有密不可分的联系，只是有待科学的揭示。

⑥抗肿瘤作用：在我国江苏省启东县肝癌高发区开展了 6 年补硒（含亚硒酸钠 15mg/kg 食盐）干预试验，结果肝癌发病率显著下降。

⑦抗艾滋病作用：补硒可减缓艾滋病进程和死亡的机制大致有 3 方面：抗氧化作用，特别是抗争系统中的 GPX、TR 等抗氧化酶类的作用；控制 HIV 病毒出现和演变；调节细胞体液免疫以增加抵抗感染能力。

⑧维持正常生育功能：许多动物试验表明硒缺乏可导致动物不育，不孕和母鸡产卵减少，大鼠精子流动性和授精能力减弱，精子生成停滞等。在对有生育问题的受试者的临床研究中，已初步观察到精子 GPX 含量与生育的关系。

（2）过量危害与毒性　由于硒在地壳中分布的不均匀性，出现地域性的高硒或低硒，从而得到含硒量较高或较低的粮食和畜禽产品；又由于硒的吸收率相对高，导致硒的摄入量过高或过低，形成与硒相关的"地方病"。如湖北恩施市和陕西紫阳县等地的地方性硒中毒和从东北到西南的一条很宽的低硒地带内的克山病和大骨节病。在我国同时存在硒含量最高和最低的两个极端地区。

20 世纪 60 年代，我国湖北恩施地区和陕西紫阳县发生过吃高硒玉米而引起急性中毒病例，病人 3 ~ 4d 内头发全部脱落，中毒体征主要是头发脱落和指甲变形。

（3）营养状况评价

①硒含量：一是测定外环境硒含量（水、土、食物等），以估计人体硒营养状态；二是测定内环境硒含量（血、发、尿等），以评价人体硒营养状态。

②GPX 活性：因为 GPX 代表了硒在体内的活性形式，因此常测定全血 GPX 活性（通常红细胞中的 GPX 活性占全血 GPX 活性的 90% 以上）。与血硒相似，红细胞、血浆、血小板 GPX 活性分别代表远期、近期、最近期的硒状态变化。

对于评价硒营养状态来说，组织中的硒含量与 GPX 活性有较好的线性相关时，才能用 GPX 活性作为评价指标。以 GPX 活性作为评价指标时，仅适用于低于正常硒水平人群。

目前还没有适用于高硒营养状态的灵敏评价指标，头发脱落和指甲变形被用来作为硒中毒的临床指标。

（4）需要量与膳食参考摄入量　膳食硒需要量是以防止克山病发生为指标的最低硒摄入量。《中国居民膳食营养素参考摄入量（2013版）》中，18岁以上者硒RNI为60μg/d，可耐受最高摄入量（UL）为400μg/d。

（5）食物来源　食物中硒含量测定值变化很大，例如（以鲜质量计）：内脏和海产品0.4~1.5mg/kg；瘦肉0.1~0.4mg/kg；谷物<0.1~>0.8mg/kg；奶制品<0.1~0.3mg/kg；水果蔬菜<0.1mg/kg。

影响植物性食物中硒含量的主要因素是其栽种土壤中的硒含量和可被吸收利用的量。因此，即使是同一品种的谷物或蔬菜，由于产地不同而硒含量不同。例如低硒地区大米硒含量可少于0.02mg/kg，而高硒地区大米硒含量可高达20mg/kg，有万倍差距。

四、水的合理摄入

水是一切营养物质和代谢废物的溶剂，在人体内直接参加各种氧化还原反应，促进各种生理活动和生化反应。水是构成生物体的重要组成成分，是生物体内的润滑剂，同时水在生物体体温的调节中发挥重要的作用

水的摄入主要有3个途径：

（1）饮入的水　一般成人每日饮入1000~1500mL的水，因习惯不同而有明显差异。

（2）食物中所含水　每日摄入食物中所含的水约700mL。

（3）内生水　每日体内物质氧化后产生的水，约300mL。每1g脂肪、糖和蛋白氧化后分别产生1.0、0.6和0.5mL水，所以一个禁食患者，每日消耗仍会在体内产生300mL水，计算水量时应把它计算在内，尤其在处理急性肾功能衰竭少尿期，应估算为水的来源之一。

健康成人每日水的需要量随工作性质、劳动强度、饮水习惯及气温改变而有很大不同。在正常情况下，体液的总溶质浓度或渗透压维持在很窄的范围，主要依据口渴机制和抗利尿激素（ADH）来调节水的摄入、排泄。

正常成人每日排出与摄入水量如表1-11所示，按体重计算，成人每日每千克体重需水30~40mL。剧烈运动或高温作业，由于大量出汗，可丧失大量体液，因此，水的需要量增加。小儿代谢旺盛，需水量相对比成年人多，一般情况每日每千克体重需水量为80~90mL。2岁以下，每日每千克体重需水为100~150mL。正常成人在温和季节，一般工作情况下，每日需水量约为2500mL。通常摄入水量多于生理需要量，过多的水均由肾脏排出，从而保持了水的平衡。

表 1−11		正常成年人每天水的出入平衡量	
来源	摄入量/mL	排出途径	摄入量/mL
饮水或饮料	1200	肾脏（尿）	1500
食物	1000	皮肤（蒸发）	500
内生水	300	肺（呼吸）	350
—	—	肠道（粪便）	150
合计	2500	合计	2500

（中国营养学会．中国居民膳食指南，2022）

五、膳食纤维

膳食纤维（dietary fiber）是碳水化合物中的一类非淀粉多糖。将其从碳水化合物中分出来成为独立一节，是因为与人体健康密切相关。

1. 膳食纤维的概念

膳食纤维的定义至今尚无定论，目前较为一致的定义为"非淀粉多糖"，即膳食纤维的主要成分为非淀粉多糖，主要来源于植物的细胞壁，包括纤维素、半纤维素、果胶和非多糖成分的木质素等。

2. 膳食纤维与相关疾病

（1）便秘　有诸多因素可以导致便秘，膳食中的纤维与便秘有关已为人们所熟知，但用试验得到的确证却不多。然而确有人用试验证明吃水果和蔬菜或吃小麦有缓解便秘的作用，这些食物中的纤维摄入可以增加粪便的质量。

（2）肥胖病　膳食纤维因可增加胃内的填充物、延缓胃内容物的排空、使葡萄糖的吸收趋于平缓、减少胰岛素的分泌、增加饱腹感、降低消化率、增加由粪便排出能量等，故可用于肥胖病防治。

（3）糖尿病　许多研究证实膳食纤维补充剂或富含膳食纤维的食物可降低血糖。这些纤维多为可溶性纤维，在胃内形成很黏稠的物质，这些黏性物影响了葡萄糖的吸收和利用，致使餐后血糖不会突然上升。

（4）心血管疾病　已知多吃含有全部纤维的淀粉类碳水化合物有益于预防高脂血症及缺血性心脏病。现已明确某些膳食纤维能降低血清胆固醇，但对甘油三酯及高密度脂蛋白不起作用。

膳食纤维降低血胆固醇是由于一些纤维可能降低了膳食中胆固醇的吸收；果胶和燕麦麸能使胆酸库中的脱氧胆酸增加，而脱氧胆酸能使从食物来的胆固醇的吸收减少。

（5）癌症　膳食纤维与肠癌相关流行病学证实，蔬菜和水果的摄入量与肠癌的发病危险因素呈负相关，应当说与水果、蔬菜中富含膳食纤维有关。膳食纤维预防肠癌的可能机制：①增加了粪便量，缩短了粪便在大肠内存留的时间，稀释了致癌物；②黏着了胆酸或其他致癌物；③细菌使膳食纤维分解产生短链脂肪酸，降低了粪便的 pH，抑制了致癌物的产生；④改变了大肠中的菌相；⑤增加了肠腔内的抗氧化剂。

3. 膳食纤维的适宜摄入量

中国居民膳食纤维的适宜摄入量是根据《平衡膳食宝塔》推算出来的。即低能量 7531kJ（1800kcal）膳食为 25g/d；中等能量膳食 10042kJ（2400kcal）为 30g/d；高能量膳食 11715kJ（2800kcal）为 35g/d。此数值与大多数国家所推荐的值相近。

4. 膳食纤维的来源

食物中的膳食纤维来自植物性食物如水果、蔬菜、豆类、坚果和各种的谷类，由于蔬菜和水果中的水分含量较高，因此所含纤维的量就较少。膳食中膳食纤维的主要来源是谷物，全谷粒和麦麸等富含膳食纤维，而精加工的谷类食品则含量较少。

食物中含量最多的是不可溶膳食纤维，包括纤维素、木质素和一些半纤维素。谷物的麸皮、全谷粒和干豆类、干的蔬菜和坚果也是不可溶膳食纤维的好来源，可溶膳食纤维富含于燕麦、大麦、水果和一些豆类中。

任务四
中医食疗养生

一、食疗的概念

食疗即饮食疗法，其广义是指在中医学理论的指导下，利用食物的性能、功效，来影响机体各方面的功能，祛除致病邪气，促进健康和治疗疾病的一种方法。"食疗"一词是唐代医学家孙思邈首先提出的，他在《备急千金要方》中说道："安身之本必资于食，食能排邪而安脏腑，悦神爽心以资气血，若能用食平疴，释情遣疾者，可谓良工。常年饵老之奇法，极养生之术也。"

《黄帝内经》称："五谷为养，五果为助，五畜为益，五菜为充，气味合而服之，以补益精气。"五谷、五果、五畜、五菜分别代表粮食、水果、肉类、蔬菜，养、助、益、充是指它们在营养中的作用和地位。由此可见，食物可以为人体的生长发育和健康生存提供各种不同的营养成分。同时，由于药食同源，食物与药物同样具有寒热不同的偏性，用之得当，可以纠正疾病所致的阴阳盛衰的变化。孙思邈曾道："夫为医者，当须先洞晓病源，知其所犯，以食治之；食疗不愈，然后命药。"总之，食物经过机体的消化、吸收和代谢，可以影响整个机体的功能。不同的食物，其作用各不相同。食疗的内容包括食养和食治 2 个方面。

食养是指在中医学理论的指导下，通过合理的饮食营养，来培补元气、抵御病邪，以促进长寿，预防疾病。"食养"一词最早见于《黄帝内经》："谷肉果菜，食养尽之，无使过之，伤其正也。"指出以食养正，须防太过。张仲景在《金匮要略》中进一步阐明："所食之味，有与病相宜，有与身为害，若得益则益体，害则成疾，以此致疾，例皆难疗。"由此可见我国人民很早就注意到膳食与健康的关系。古人记载许多可轻身益气、益寿延年的食品，如核桃、桂圆、大枣、莲子、芡实、桑椹子、山药、蜂蜜、蜂王浆、甲鱼、银耳、黑木耳、香菇、蘑菇等，这些都是食养的最佳食品。食养大体上相当于营养学中的"营养卫生学"。

食治也就是狭义上的食疗，是指在中医学理论的指导下，利用食物不同的性能、功效，通过合理加工烹饪来治疗疾病。每一种食物都是一味潜在的药物，只要运用得当，即可补益虚损，祛除病邪，治疗疾病。食治大体上相当于营养学中的"营养治疗学"。

二、食疗学及其特征

中国食疗学不完全等同于现代营养卫生学和营养治疗学，是与传统医学一脉相承的，有其鲜明的民族特色。中医食疗学是建立在中医药理论基础上的、专门研究各种食物在医疗保健中的作用及应用规律的一门实用科学，其实施过程是以中医药理论作为指导进行的，是中医学理论体系的重要组成部分。

现代食疗学的任务在于对中国传统食疗的理论和经验加以整理提高，并利用现代科技手段和方法，结合现代营养学、植物化学、生物化学及烹饪技术，使之成为一种理想的医疗保健措施。食疗作为中医药文化宝库的一枝奇葩，具有以下特征。

（1）经验丰富，疗效显著　食疗的发展历史源远流长，在其漫长的发展历史中，积累了丰富的经验，许多方法行之有效，有些甚至优于一般的药物疗法，例如旱芹降血压、鱼类和动物肝脏治疗夜盲、西瓜祛暑解渴等。

（2）方法简便，重在取效　食疗作为中医防病治病的方法之一，更注重食物的治疗作用。食物本身无"苦口"之弊，故一般食疗重在取效，对烹饪无特殊要求。正是因为食疗重在取效，所以多数采用较为简单的烹饪方法，极易为人们接受和掌握，诸如粥类、茶类、酒类、汤类等，都是简单有效的食疗剂型。

（3）食为药用，取材广泛　食疗原料取材极为广泛，原则上讲，各种食物均可入药并具有不同的疗效。由于药食同源，很多食物本身即是药物；但是，不能作为食物的中药是不能作为食疗原料的。

三、食物的"四气"

中医把食物的寒、热、温、凉称为"四气"，又称"四性"，其中寒凉和温热是截然不同的 2 种性。寒与凉、温与热没有本质的区别，温次于热，凉次于寒，只有程度上的差异。

凡属寒性和凉性的食物，同具有寒性、凉性的药物一样，食后能起到清热、泻火或解毒的功效，遇有热证或在炎暑、温热疫毒盛行的季节即可选用。例如，粮豆类食物中的小米、大麦、薏苡仁、绿豆、赤小豆等，蔬果类食物中的苦瓜、菊花脑、冬瓜、苦菜、芹菜、黄瓜、番茄、柿子、西瓜、香蕉、荸荠、梨、菱角、枇杷等，水产类食物中的紫菜、海带、藕、螃蟹、田螺等，禽畜类食物中的鸭肉、鸭蛋、猪皮、兔肉等，调味品类食物中的淡豆豉、酱油、食盐等，都具有微寒、寒性或凉性，能起到清热的作用。

凡属热性或温性的食物，同具有温性、热性的药物一样，食后能起到温中、补虚、除寒的作用，遇到寒证、虚证可选用。例如，粮豆类食物中的糯米、高粱、刀豆等，蔬果类食物中的韭菜、薤白、香菜、大蒜、辣椒、南瓜、木瓜、桂圆、桃、杏、樱桃、石榴、荔枝、栗子、核桃、乌梅等，水产类食物中的淡菜、鳝鱼、鲢鱼、鳙鱼、虾、海参、鳟鱼等，禽畜类食物中的鸡肉、羊肉、狗肉、猫肉、驴肉、猪肝、猪肚、火腿、羊乳等，调味品类食物中的胡椒粉、辣椒酱、生姜、葱等，均可作为御寒的保健食品。

凡属性质平和、寒凉和温热性质不很明显的食物称为平性食物。例如，粮豆类食物中的粳米、玉米、黑豆、黄豆、蚕豆、甘薯、豌豆、豇豆等，蔬果类食物中的马铃薯、荠菜、白菜、芋头、胡萝卜、黑木耳、黄花菜、白果、橄榄、无花果、李子、葡萄等，水产类食物中的芡实、莲子、海蜇、青鱼、鲤鱼、黄鱼、泥鳅、鲫鱼、甲鱼等，禽畜类食物中的鸡蛋、鸽蛋、鹌鹑肉、鹌鹑蛋、猪心、猪肺、猪肾、牛肉、牛奶等，调味品类食物中的白糖、蜂蜜、蜂王浆等，都具有健脾开胃、补益强壮的作用。

从阴阳的角度分析，正常健康的机体应该是阴阳协调平衡的，所谓疾病，无非是阴阳平衡的失调，阴阳偏盛或者偏衰。食物的保健和治疗作用，就是利用食物的寒热温凉之性来纠正机体的阴阳失调，这就要求食物的性质必须与疾病的性质相反，如寒证患者宜选用温热性食物，同时忌食寒凉食物；热证患者宜选用寒冷性食物，同时忌食温热食物。而在日常养生保健中，可以用相反的食性来调节食物的性，例如蟹为寒凉之性，烹调时佐以葱、姜等调味品，可借其辛温之性以消除蟹的寒性。

四、食物的"五味"

中医把食物的酸、苦、甘、辛、咸 5 种不同的味道，称为"五味"。实际上还有涩味、淡味，"淡附于甘味"，"涩附于酸味"。食物味道的不同对机体的作用也就不同。

（1）酸味，能收涩、固涩　对于气虚、阳虚不摄而致的多汗症，以及泄泻不止、尿频、遗精、滑精等可选用。食物中的乌梅、杏、橘、柠檬、芒果、石榴、醋等都有收敛固涩的作用。例如，乌梅味酸，能涩肠止泻、止遗。

（2）苦味，能泄热祛燥　对于热病患者可选用。食物中的苦瓜、苦菜、香椿、百合、槐花、白果、佛手、淡豆豉等都有清热泻火的作用。例如，苦瓜味苦，用苦瓜炒菜，佐餐食用，可达到清热、解毒、明目的目的，对热病烦渴、中暑、目赤、疮疡肿毒等症极为有利。

（3）甘味，能补益、和中、缓急　对于虚证患者尤宜。食物中的白菜、茭白、马铃薯、丝瓜、苹果、核桃、桂圆、樱桃、甜瓜、菱角、牛奶、蜂蜜、冰糖等多以此滋补强身，治疗五脏气、血、阴、阳任何一方之虚证，同时也可用来缓和拘急疼痛等症状。例如，大枣、饴糖、蜂蜜能缓中补虚。

（4）辛味，能宣散，行气血　对于有感冒表证及有气血阻滞等情况的患者均可选用。食物中的生姜、洋葱、大蒜、辣椒、花椒、茴香等能行气活血。例如，用茴香做调料能调达肝气，舒解郁滞。

（5）咸味，能软坚散结，亦能润下　多用来治疗热结、痰核、瘰疬、二便不利等。食物中的大麦、紫菜、海带、海蜇、海参、海螺、蛙肉、猪血、猪蹄、盐等都有软坚散结的作用。例如，用海带煮汤或炒菜，佐餐食用，能软坚散结、利尿通便。

《黄帝内经》说："水谷皆入于胃，五脏六腑皆禀气于胃。五谷各走其所喜：谷味酸，先走肝；谷味苦，先走心；谷味甘，先走脾；谷味辛，先走肺；谷味咸，先走肾。"可见五味与治病的关系极为密切。五味各有所归之脏，善养生者，必不使五味有所偏胜，以保正气旺盛，身体健壮；相反，若长期偏嗜五味中的某一味或某几味，则会使脏腑功能失调而变生诸症。

五、食疗方的形态分类

中国的食疗发展史可谓源远流长，历代中医药著作、养生著作以及杂家著作均散在地记载各种类型的食疗方。唐代的《食医心鉴》共列15类食疗方的制作方法，包括粥、羹、菜肴、酒、浸酒、茶方、汤、乳方、索饼、丸、脍、汁、散等。宋代的《太平圣惠方》《圣济总录》除上述类型外，还有饭方、面方、毕罗方、馄饨方、蜜饮方、酥煎方、醍醐方等。金元时代，由于战争使欧亚文化得以交流，食疗方类型更为繁多，《云林堂饮食制度集》所记载的点心制作就有煮面、煮馄饨、黄雀馒头、冷淘面、糖馒头、手饼等十余种。明清时代，《本草纲目》对粥饭类食品的分类记载集前人之大成，仅饭的制作方法就有新饮饭、寒食饭、荷叶烧饭等，另外对粥、糕、粽、寒具、蒸饼等的分类制作均有详细记载。

综合历代分类方法和现代分类思想，按食疗方的制作方法可以分成以下各类。

（1）菜肴类　这是东方民族每日膳食不可或缺的种类。此类方法主要以肉类、蛋类、水产类、蔬菜等为原料，以煨、炖、炒、蒸、炸、烤等制作方法加工而成。

（2）粥食类　这类膳食是东方民族的主食类。常以大米、小米、玉米、大麦、小麦等富含淀粉的食物为原料，经熬煮等工艺制作成半流质食品。本类食品尤其适宜老年人、病后调理、产后特殊状态的"糜粥浆养"。

（3）糖点类　这类食品属非主要膳食的点心类、零食类。常以糖为原料，加入熬制后的固体或半固体状食物，或者选用某些食物，经糖、蜜等煎煮制作而成。

（4）饮料类　属佐餐类或日常饮用的液体类食物。是将食物经浸泡、绞榨、煎煮或蒸馏等方法加工制作而成，包括鲜汁，如鲜藕汁、荷叶汁；茶，如菊花茶、决明子茶；露汁，如菊花露；酒，如木瓜酒、米酒、高粱酒；浓缩精华，如鸡精等。

（5）其他　还有不能归入上述各类的另外一些品类，如藕粉、土豆泥、芝麻核桃糊等。

任务五
特殊食品与特殊医学用途配方食品

一、特殊食品

《中华人民共和国食品安全法》第七十四条规定"特殊食品"是指保健食品、特殊医学用途配方食品、婴幼儿配方食品等。与普通食品相比，特殊食品主要满足婴幼儿、老年人、患有特定疾病人群等特殊群体的特殊需要，并存在"特别的标准"。如，《食品安全法》对特殊食品明确实行功能目录管理，对保健食品的原料，婴幼儿配方乳粉产品配方等进行严格管理，同时在生产管理、标签说明书管理、广告管理方面制定"特别的要求"。

特殊食品通常有 4 个特别之处。

1. 特别的重视

《食品安全法》"特别重视"特殊食品监管，明确了特殊食品的法律定义，保健食品、特殊医学用途配方食品、婴幼儿配方食品等三大类食品明确为特殊食品。在许可方面，专门增设了特殊医学配方食品的注册和婴幼儿配方乳粉产品配方注册等两项新增的行政许可，同时将原来的保健食品注册审批的非行政许可转变为法律明确的行政许可。同时还明确了"按照药品的管理模式来加强对特殊食品的监管"的总原则。

2. 特别的要求

《食品安全法》明确实行功能目录管理，对保健食品的原料，婴幼儿配方乳粉产品配方等进行严格管理，同时在生产管理，标签说明书管理和广告管理方面也都进行了"特别的要求"。

3. 特别的规章

为了配合《食品安全法》对特殊食品的监管，国家专门制定了跟特殊食品有关的规章，分别是《保健食品注册与备案管理办法》《特殊医学用途配方食品注册管理办法》《婴幼儿配方乳品产品配方注册管理办法》《保健食品原料目录与保健功能目录管理办法》。

4. 特别的标准

《中华人民共和国食品安全法实施条例》明确规定不允许对保健食品等特殊食品制定食品安全地方标准，防止一些食品生产者对本应实行特殊严格管理措施的保健食品等特殊食品以地方特色食品的名义生产，降低安全标准，逃避法定义务，从而造成特殊食品安全风险隐患。

二、特殊医学用途配方食品

特殊医学用途配方食品（Food for Special Medical Purpose，FSMP）是特殊食品中重要的一类，是指为满足进食受限、消化吸收障碍、代谢紊乱或者特定疾病状态人群对营养素或者膳食的特殊需要，专门加工配制而成的配方食品，包括适用于 0 月龄至 12 月龄的特殊医学用途婴儿配方食品和适用于 1 岁以上人群的特殊医学用途配方食品。

特殊医学用途配方食品是食品，不是药品，但不是正常人吃的普通食品。该类食品必须在医生或临床营养师指导下使用，可以单独使用，也可以与普通食品或其他特殊膳食食品共同使用。

特殊医学用途配方食品属于特殊膳食用食品。当目标人群无法进食普通膳食或无法用日常膳食满足其营养需求时，特殊医学用途配方食品可以作为一种营养补充途径，对其治疗、康复及机体功能维持等方面起着重要的营养支持作用。此类食品不是药品，不能替代药物的治疗作用，产品也不得声称对疾病的预防和治疗功能。

特殊医学用途配方食品的标签、说明书应当真实准确、清晰持久、醒目易读，不得涉及疾病预防、治疗功能。应当使用规范的中文标注产品名称、产品类别、配料表、配方特点、感官、适宜人群、不适宜人群、食用方法和食用量、不良反应、净含量和规格、生产日期和保质期、贮藏条件、注意事项及警示说明等内容。标签和说明书应当按照食品安全国家标准的规定在醒目位置标示下列内容：请在医生或者临床营养师指导下使用；适用于非目标人群使用；本品禁止用于肠外营养支持和静脉注射。

我国特殊医学用途配方食品有3个食品安全国家标准：《特殊医学用途婴儿配方食品通则》（GB 25596—2010）、《特殊医学用途配方食品通则》（GB 29922—2013）和《特殊医学用途配方食品良好生产规范》（GB 29923—2013）。

我国特殊医学用途配方食品主要依据《食品安全法》、《特殊医学用途配方食品注册管理办法》及其相关配套文件按特殊食品进行严格管理。

根据不同临床需求和适用人群，《特殊医学用途配方食品通则》（GB 29922—2013）将特殊医学用途配方食品分为三类，即全营养配方食品、特定全营养配方食品和非全营养配方食品。

（1）全营养配方食品 全营养配方食品，可作为单一营养来源满足目标人群营养需求的特殊医学用途配方食品。适用于需对营养素进行全面补充且对特定营养素没有特别要求的人群。患者应在医生或临床营养师的指导下选择使用全营养配方食品。可以作为需要口服或者管饲病人的饮食替代或者营养补充。

（2）特定全营养配方食品 特定全营养配方食品，可作为单一营养来源能够满足目标人群在特定疾病或医学状况下营养需求的特殊医学用途配方食品。

特定全营养配方食品是在相应年龄段全营养配方食品的基础上，依据特定疾病的病理生理变化而对部分营养素进行适当调整的一类食品，单独食用时即可满足目标人群的营养需求。符合特定全营养配方食品技术要求的产品，可有针对性的适应不同疾病的特异性代谢状态，更好地起到营养支持作用。

适用于特定疾病或医学状况下需对营养素进行全面补充的人群，并可满足人群对部分营养素的特殊需求（即：在特定疾病状况下，全营养配方食品无法适应疾病的特异性代谢变化，不能满足目标人群的特定营养需求，需要对其中的某些营养素进行调整。）

对于伴随其他疾病或并发症的患者，均应由医生或临床营养师根据患者情况决定是否可以选用此类食品。

（3）非全营养配方食品 非全营养配方食品，可满足目标人群部分营养需求的特殊医学用途配方食品，适用于需要补充单一或部分营养素的人群，不适用于作为单一营养来源。

该类产品应在医生或临床营养师的指导下，按照患者个体的特殊医学状况，与其他特殊医学用途配方食品或普通食品配合使用。

三、特膳食品

特膳食品一般指特殊膳食用食品，为满足某些特殊人群的生理需要，或某些疾病患者的营养需要，按特殊配方而专门加工的食品。这类食品的成分或成分含量，应与可类比的普通食品有显著不同。

特殊膳食用食品需具备两个条件：（1）某一种或某一类食品最适宜特定

（特殊）人群食用，如婴儿、幼儿、糖尿病患者、严重缺乏某些营养素的人等。这类人群由于生理原因，需要的膳食结构与一般人群的膳食结构有明显区别。（2）为特殊人群制作的食品与可类比的普通食品的营养成分有显著不同，有些营养素含量很低或很高。如无母乳喂养的婴儿需要的婴儿配方乳粉，其营养成分和含量与成年人食用的乳粉有显著不同。上述两个条件同时具备，才能称为特殊膳食用食品。

特殊膳食用食品为特殊人群提供特殊营养，即提供特殊的生理和营养成分（无法从日常的普通膳食中摄取）。特膳食品作为现代科技的食补食疗，遵循"调营理卫、医食同源"，借鉴中医药学"君臣佐使"的配方原则，针对特殊人群提供其容易流失和难以获取的特殊且丰富的营养成分，同时调节机体功能，产品代谢负担最低，具有最高的安全性。

特殊膳食食品的原料均来自十几种甚至几十种天然物质的精华，运用先进的微生态和超微滤技术，针对特殊人群，系统的强化或弱化、添加或去除某些成分，为特殊人群提供配比最科学的易流失和难以获取的营养成分。

（1）特膳与普通食品的区别　食用特膳的目的在于对特殊人群强化针对营养、减少代谢负担、调节生理机能、减轻药副作用等。普通食品只提供人体所需基本营养物质，满足正常生理需要。

特膳具有特殊的营养指向性，为特殊人群提供丰富的难以从日常普通膳食中摄取的营养成分，而普通食品对特殊人群没有明确的针对性。因此，特膳需采用特殊的配方及工艺以保证其成分的针对性和功能的指向性。

（2）特膳食品与药品的区别　特膳为特殊人群提供特殊营养成分，最大程度降低代谢负担，但不同于药品，不能直接用于治疗疾病。

由于产品性质的不同和消费需求的多样化，特膳有多种形式。有即食、熟食食品，有半成品；有固体状，有流体状。

特膳主要有特殊生理条件（不同生理阶段、不同生理状况、各种疾病等）、特殊环境条件（高温、低温、潜水高气压、高海拔低气压、高辐射等）和特殊劳动条件（重体力劳动、夜间作业、焊接作业等）下的膳食。

针对不同人群的不同特膳功效各不相同。以糖尿病特膳为例，一方面，可以参与血糖调控，稳定血糖及逐步减少对药物的依赖。另一方面，补充针对营养、增强体质，减轻忌口危害。重点在于修复和滋养人体重要的器官，恢复人体内在功能，从而有效达到调整和预防糖尿病的效果。

因此，特膳食品具有最高程度以及最安全的生物利用价值，生物指标非常严格，从原料来源到加工工艺都按照国家最严格标准，完全没有毒副作用。与普通食品、保健品相比较而言，特膳食品安全性最高、代谢负担最低、生物指标最严格。

四、保健食品

保健食品是指声称并具有特定保健功能或者以补充维生素、矿物质为目的的食品（包括营养补充剂和声称具有特定保健功能的食品）。即适用于特定人群食用，具有调节机体功能，不以治疗疾病为目的，并且对人体不产生任何急性、亚急性或慢性危害的食品。保健食品需要注册或备案，标识是小蓝帽。2016 年国家食品药品监督管理局关于保健食品的申报功能为 27 项：（1）增强免疫力；（2）辅助降血脂；（3）辅助降血糖；（4）抗氧化；（5）辅助改善记忆；（6）缓解视疲劳；（7）促进排铅；（8）清咽；（9）辅助降血压；（10）改善睡眠；（11）促进泌乳；（12）缓解体力疲劳；（13）提高缺氧耐受力；（14）对辐射危害有辅助保护功能；（15）减肥；（16）改善生长发育；（17）增加骨密度；（18）改善营养性贫血；（19）对化学性肝损伤的辅助保护作用；（20）祛痤疮；（21）祛黄褐斑；（22）改善皮肤水份；（23）改善皮肤油份；（24）调节肠道菌群；（25）促进消化；（26）通便；（27）对胃黏膜损伤有辅助保护功能。

除以上 27 项外，营养素类也纳入保健食品的管理范畴，称为营养素补充剂（如维生素、矿物质为主要原料的产品），以补充人体营养素为目的。

2018 年 12 月 20 日，国家市场监管总局关于进一步加强保健食品生产经营企业电话营销行为管理的公告发布，明确规定，保健食品企业不得宣传保健食品具有疾病预防或治疗功能。

保健食品与药品的区别在于：药品是治疗疾病的物质；保健食品的本质仍是食品，虽有调节人体某种机能的作用，但它不是人类赖以治疗疾病的物质。

保健食品与特膳食品的区别主要体现在：保健食品对机体的某些生理功能可提供一些保健作用，一般不以提供营养为目的，尤其无法满足特定生理阶段的针对性营养补充，不宜作为普通食品长期使用。特膳食品对特殊人群具有全面的营养价值，可作为日常食品长期食用。

特殊营养食品与保健食品的共性是二者都添加或含有一定量的生理活性物质，适于特定人群食用。二者的区别是特殊营养食品不需要通过动物或人群实验证实；而保健食品须通过动物或人群实验证实，有明显、稳定的功效作用。

保健食品与普通食品药品的区别体现在：食品的批准字号是"卫食字"，虽食用安全，但没经功能试验，不允许宣传功能。药品批号是"药准字"，具有很好的治疗作用，但同时也有副作用。另外："药健字"在 2004 年前已被取消，市场上已不允许这种批号流通。

保健食品必须标注批准文号，正规外包装盒上标出天蓝色形如"蓝帽子"的保健食品专用标志，下方标注批准文号，如"国食健字【年号】××××号"，或"卫食健字【年号】××××号"。国产保健食品的批准文号是"卫（国）食健字"，进口保健食品是"卫（进）食健字"。

保健食品的左上角要有小蓝帽，外包装"主要展示版面"左上方应并排或上下排列标注保健食品蓝色草帽标志与保健食品批准文号。

保健食品包装必须注明：名称、净含量及固形物含量、配料、功效成分、保健作用、适宜人群、食用方法、日期标示（生产日期及保质期）、储藏方法、执行标准、保健食品生产企业名称及地址、卫生许可证号，12个因素缺一不可。

保健食品的主要功能是调理，调理是需一段时间与过程，在这个过程中，身体素质会慢慢提高，但很少在短期内有明显的变化。且保健食品可申报的只有27种功能。

综上所述，特殊食品侧重在食品管理的特殊上，比如需要注册或备案，而特膳食品则有一定的营养标签规范，特殊食品的来源是2015年的《食品安全法》，特膳食品概念则来自于2013年的国标。

复习思考题 ▶

一、名词解释

1. 消化与吸收　　　　2. 基础代谢率　　　　3. 血糖生成指数
4. 完全蛋白　　　　　5. 必需氨基酸　　　　6. 必需脂肪酸
7. 蛋白质互补作用　　8. 膳食纤维　　　　　9. 食物的"四性五味"

二、简答题

1. 简述人体消化系统的组成。

2. 为什么小肠是人体消化和吸收的主要场所？

3. 胆汁在消化过程中有何作用？

4. 试分析人体能量消耗的构成，并说明如何通过合理膳食保证人体能量的平衡。

5. 如何科学合理摄入脂类？

6. 改善胃肠道功能的食品主要有哪些？

三、单选题

1. 以下不属于功能性低聚糖的是（　　　）。

　　A. 水苏糖　　　　　　　　　B. 低聚果糖

　　C. 大豆低聚糖　　　　　　　D. 透明质酸

2. 以下不属于功能性多糖的是（　　　）。

　　A. 魔芋多糖　　　　　　　　B. 香菇多糖

　　C. 淀粉多糖　　　　　　　　D. 肝素

3. 按照中国成人活动水平分级，以下哪种属于轻体力活动（　　　）。

　　A. 学生日常活动　　　　　　B. 机动车驾驶

　　C. 酒店服务　　　　　　　　D. 舞蹈

4. 一般混合膳食时食物的热效应约增加基础代谢消耗能量的（　　　）。

A. 5% ~6%　　　　　　　　B. 4% ~5%

C. 10%　　　　　　　　　　D. 30% ~40%

5. 以下富含单不饱和脂肪酸的植物油是（　　　）。

    A. 橄榄油　　　　　　　　　B. 深海鱼油

    C. 大豆油　　　　　　　　　D. 花生油

6. 下列哪种维生素缺乏会引起皮肤干燥、视力减退（　　　）。

    A. 视黄醇　　　　　　　　　B. 核黄素

    C. 生育酚　　　　　　　　　D. 抗坏血酸

7. 以下哪种不是缺钙的典型症状（　　　）。

    A. 婴儿手足抽搐　　　　　　B. 骨质疏松症

    C. 佝偻病　　　　　　　　　D. 癞皮病

8. 下列哪种维生素缺乏会引起巨幼红细胞性贫血（　　　）。

    A. 维生素 A　　　　　　　　B. 维生素 K

    C. 叶酸　　　　　　　　　　D. 烟酸

四、多选题（至少选择 2 项）

1. 影响基础代谢率的因素主要有（　　　）。

    A. 体表面积　　　　　　B. 年龄　　　　　　C. 激素

    D. 季节与劳动强度　　　E. 性别

2. 含碘丰富的食物有（　　　）。

    A. 海带　　　　　　　　B. 紫菜　　　　　　C. 干贝

    D. 海苔　　　　　　　　E. 裙带菜

3. 胃酸的作用主要有（　　　）。

    A. 能激活胃蛋白酶原

    B. 可抑制和杀死随食物进入胃内的细菌

    C. 能促进胰液、胆汁和小肠液的分泌

    D. 分解食物中的结缔组织和肌纤维，使蛋白质易于被消化

    E. 与钙和铁结合，形成可溶性盐，促进它们的吸收

4. 食物吸收的主要部位是（　　　）。

    A. 小肠上段的十二指肠　　B. 胃　　　　　　　C. 口腔

    D. 空肠　　　　　　　　　E. 大肠

5. 人体缺乏锌容易导致（　　　）。

    A. 智力低下　　　　　　B. 佝偻病　　　　　C. 食欲下降

    D. 生育能力降低　　　　E. 异食癖

五、能力训练题

1. 某男生 19 岁，身高 170cm，体重 65kg，体表面积 1.65m^2，基础代谢率为 39.7kcal/m^2/h，生活观察法测得 24h 各项活动消耗量 1750kcal/m^2，问该男生每

天应补充多少热能满足机体需要？

2. 某一 9 月龄婴儿，人工喂养，近一段时间夜间睡眠不佳，常伴有哭闹不安，睡觉时多汗，枕部脱发，尚未出牙，目前体重属正常，试分析该婴儿可能存在哪些营养素的缺乏，应如何改善？

项目二

▼

食物的营养特点

【知识理论】

1. 熟悉粮谷类食物的种类，掌握不同谷类食物的营养特点。
2. 掌握果蔬类食物的营养特点，并熟悉其合理使用的方法。
3. 熟悉肉、奶、蛋食物的种类，掌握其营养特点及恰当的利用方法。
4. 掌握不同种类水产品的营养特点，熟悉调味品的品种及其营养特点。

【技能目标】

1. 根据不同人群的营养特点，合理选择能满足其需求的食物。
2. 合理进行食物搭配，能正确制定食物的加工方法。

案例导入 ▶━━━━━━━━━━━━━━━━━━━━

食物的颜色与营养密切相关吗

有一些人习惯用食物的颜色来说明食物的营养和健康价值，得出诸如"红色食物养心"、"黄色食物养脾"、"绿色食物养肝"、"白色食物养肺"、"黑色食品养肾"之类的结论。

其实食物的颜色与营养并没有必然联系。以白色食物而论，牛奶、面粉、大白菜和猪油都应该属于白色食物，但四者的营养特点截然不同（见表2-1）。

表2-1　　　　　　　　　　四种白色食物的营养特点

	蛋白质	脂肪	糖类	维生素	矿物质	膳食纤维
牛奶	高含量、优质蛋白	较多、饱和脂肪酸	乳糖	维生素A	丰富	无
面粉	中等含量、优质蛋白	极少、不饱和脂肪酸	大量淀粉	B族维生素	较少	较多

70

续表

	蛋白质	脂肪	糖类	维生素	矿物质	膳食纤维
大白菜	极少	无脂肪酸	少量淀粉	维生素C	较少	较多
猪油	无	极多、饱和脂肪酸	无	较少	较少	无

除白色食物外，其他颜色也存在同样的问题。"红色食物"中的番茄、红辣椒、胡萝卜、西瓜等固然因同属蔬菜水果而有一些共同点——β-胡萝卜素较为丰富，说它们"补心"，勉强还可以解释，但"红肉"、动物内脏也为红色，却因为含较多饱和脂肪和胆固醇而不利于心脏健康。恰好相反，对心血管的健康而言，"白肉"（即禽类、鱼虾等白色肉）更值得推荐。"黑色食物"如黑木耳、香菇、黑豆、黑芝麻、海带、紫菜、甲鱼、海参等，互相之间差别亦很大，营养特点截然不同。"绿色食物"中常见的绿色蔬菜营养特点比较一致，但绿豆却是另类。

实际上，动物性食物（肉、蛋、奶）的颜色主要取决于血红蛋白（或血红素）和肌红蛋白的含量，故其颜色比较单一，较少变化，大多数非"白"即"红"，偶尔有"黑"（乌鸡、甲鱼，其颜色来自"黑色素"）和"黄"（蛋黄，其颜色来自类胡萝卜素），几乎没有绿色。植物性食物（谷类、豆类、蔬菜、水果）的颜色主要来自叶绿素和数百种类胡萝卜素，其颜色富于变化，红、黄、白、黑、紫、绿、橘黄，五颜六色。而叶绿素和绝大部分类胡萝卜素（除β-胡萝卜素外）营养意义不大。此外，即使是同一品种的植物，其颜色也会有很大不同，如黄玉米和白玉米；红心萝卜、白心萝卜和绿心萝卜；绿茄子和紫茄子；黄瓤地瓜和白瓤地瓜……你总不能说红心萝卜"补心"、白心萝卜"补肺"、绿心萝卜"补肝"吧？有时，同一食物也有不同颜色，如鸡蛋（有白有黄）、茄子（皮紫瓤白）、五花肉（红白相间）、香蕉（外黄内白）……这些食物的作用如何根据颜色确定？

因此，食物的颜色与其营养特点和健康价值并无必然联系，即使某些食物（如绿色蔬菜）的营养特点与其颜色有某种联系，也只是个别现象，个别现象不是普遍规律，根据食物颜色来选择食物是靠不住的。健康人选择食物时，应根据《中国居民膳食指南（2016）》中关于食物分类的建议，才能获得全面而均衡的营养。正因为如此，我们有必要在项目中了解各类食品的营养特点。

人体所需的能量和营养物质主要是从食物中摄取的。自然界里存在着可供人们食用的食物多达数千种，根据食物来源不同可将食物分为植物性食物和动物性食物两大类。植物性食物包括谷类、豆类、蔬菜、水果等，动物性食物包括禽畜肉类、水产类、蛋类、奶类等。

各种食物由于所含营养素的种类和数量不同，其能满足人体营养需要的程度也不同，故其营养价值有高低之分；且同一种食物因品系、产地、季节和成熟程度等不同，其营养价值也会存在差异。

任务一
粮谷类食物的营养特点

粮谷类食物一般指谷类和豆类。作为植物性食物，其在我国膳食构成比占 50% 左右。谷类食物主要有稻谷、小麦、玉米、高粱、粟、大麦、荞麦等。豆类食物品种很多，根据其营养成分含量不同，大致可分为两类：一类是大豆（黄豆、黑豆、青豆）；另一类包括豌豆、蚕豆、绿豆、红豆、小豆、芸豆等。

一、谷类籽粒的结构及其营养素分布

谷类种子除形态大小不同外，其结构基本相似，都是由谷皮、糊粉层、胚乳和胚芽 4 部分组成。

（1）谷皮 为谷粒的外壳，主要由纤维素、半纤维素组成，还含有一定量的蛋白质、脂肪和较多的矿物质。

（2）糊粉层 位于谷皮和胚乳之间，由厚壁细胞组成，纤维素含量较多，蛋白质、脂肪、维生素和矿物质含量也较高，有较高的营养价值。但现在过细的加工方法使此部分过多流失到了糠麸中。

（3）胚乳 是谷类的主要部分，占谷粒质量的 83%～87%，含有大量淀粉和较多的蛋白质、少量的脂肪和矿物质。

（4）胚芽 位于谷粒的一端，富含蛋白质、脂肪，无机盐、B 族维生素和维生素 E。胚芽质地软而有韧性，不易粉碎，但在加工时因易与胚乳分离而丢失。谷类籽粒结构见图 2－1。

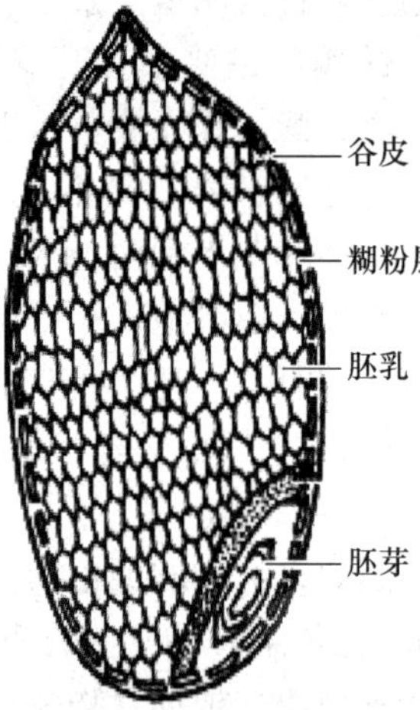

谷皮
糊粉层
胚乳
胚芽

图 2－1 谷类籽粒结构

二、谷类的主要营养成分

（一）蛋白质

谷类蛋白质主要由谷蛋白、清蛋白、醇溶蛋白和球蛋白组成，含量一般为 7%～12%。谷类蛋白质因必需氨基酸组成不平衡，赖氨酸含量很少，苏氨酸、色氨酸、苯丙氨酸、甲硫氨酸偏低，因此其营养价值低于动物性蛋白质。几种谷物蛋白质的生物效价和功效比值见表 2－2。

表 2-2　　　　　　　　　　　几种谷物蛋白质的生物效价和功效比值

蛋白源	生物效价	功效比值
大米	77	1.36~2.56
小麦	67	1.0
玉米	60	1.2
大豆	58	0.7~1.8
鸡蛋	100	4.0
棉籽	59	1.3~2.1

（二）脂肪

谷类脂肪含量较低，如大米、小麦约为 2%，玉米和小米可达 3%，主要集中在糊粉层和胚芽中。但谷类脂肪含不饱和脂肪酸，质量较好。从玉米、小麦胚芽中提取的胚芽油，80% 以上为不饱和脂肪酸，其中亚油酸含量占 60%，具有降低血清胆固醇、防止动脉粥样硬化的作用。

（三）碳水化合物

谷类碳水化合物主要为淀粉，集中在胚乳的淀粉细胞内，含量在 70% 以上，是我国膳食能量供给的主要来源。谷类淀粉中含有 2 种不同形式的淀粉：直链淀粉和支链淀粉，但以支链淀粉为主。直链淀粉易溶于水，较黏稠，易消化，支链淀粉则相反。直链淀粉使血糖升高的幅度较小，目前可通过基因工程改变谷类淀粉的结构，如转基因型的玉米，其直链淀粉含量高达 70%。

（四）矿物质

谷类矿物质含量为 1.5%~3%，主要分布在谷皮及糊粉层中。其中主要是磷、钙，多以植酸盐形式存在。铁含量较低，为 1.5~3mg/100g。此外还含有一些微量元素。

（五）维生素

谷类是膳食中 B 族维生素的重要来源，如维生素 B_1、维生素 B_2、烟酸、泛酸、吡哆醇等，主要分布在糊粉层和胚芽中。因此，谷类的加工精度越高，保留的胚芽和糊粉层越少，维生素损失就越多。

三、谷类的合理利用

（一）合理加工

合理加工有利于食用和消化吸收，但由于蛋白质、脂肪、矿物质和维生素主要存在于谷粒表层和谷胚中，因此加工精度越高，营养素损失就越多。影响最大的是维生素和矿物质。不同出粉率面粉营养素含量变化见表 2-3。

表 2－3   不同出粉率面粉营养素含量变化（每100g）

营养素	出粉率/%					
	50	72	75	80	85	95～100
蛋白质/g	10.0	11.0	11.2	11.4	11.6	12.0
铁/mg	0.90	1.0	1.10	1.80	2.20	2.70
钙/mg	15.0	18.0	22.0	27.0	50.0	—
维生素 B_1/mg	0.08	0.11	0.15	0.26	0.31	0.40
维生素 B_2/mg	0.03	0.035	0.04	0.05	0.07	0.12
烟酸/mg	0.70	0.72	0.77	1.20	1.6	6.0
泛酸/mg	0.40	0.60	0.75	0.90	1.10	1.5
维生素 C/mg	0.10	0.35	0.20	0.25	0.30	0.50

（二）合理烹调

不恰当的烹调方法可使一些营养素过多的流失。如大米多次淘洗或炒熟后蒸制、面点制品添加碱和碱性膨松剂、高温油炸或长时间蒸煮都会使 B 族维生素及矿物质有不同程度地流失。

（三）合理贮存

谷类在一定条件下可以贮存很长时间，且质量不会发生变化；但当环境条件发生变化，如水分含量高、环境湿度大、温度较高时，谷粒内酶的活性增大，呼吸作用加强，会使谷粒发热，促进霉菌生长，导致蛋白质、脂肪分解产物积聚，酸度升高，最后霉烂变质，失去食用价值。故谷类食品应保持在避光、通风、阴凉和干燥的环境中贮存。

四、常见谷类食物的营养价值

（一）稻米

稻米又称大米，由水稻碾制脱壳而制成。根据特点不同，稻米主要分为籼米、粳米、糯米 3 类。一般粒形均匀整齐、腹白少、新鲜度高为优质米的品相。

籼米通常用来制作米饭和粥类，还可以用干磨、湿磨、水磨等方法加工成米线、河粉等；用籼米磨制的米粉还可用于制作粉蒸牛肉、粉蒸排骨等菜肴。

粳米应用与籼米基本相同，但用纯粳米调制的粉团黏性大，因此一般不用于发酵。

糯米一般不做主食，但是制作各种风味食品、小吃、甜饭的主要原料，如八宝饭、元宵、粽子等。

籼米、粳米、糯米的比较见表 2－4。

表 2 - 4		籼米、粳米、糯米的比较		
种类	形状	硬度	黏性	胀性
籼米	米粒细长，色泽灰白，一般是半透明	质地疏松，硬度小，加工时容易破碎	黏性小，口感较差	胀性大，出饭率高
粳米	米粒短圆，透明度较好	质地硬而有韧性，加工不易破碎	米饭黏性大，柔软可口	胀性小，出饭率低
糯米（江米、酒米）	有粳糯和籼糯 2 种。粳糯粒形短圆，籼糯粒形细长，二者均呈不透明的乳白色		黏性大	胀性小，出饭率低

此外，还有特色米，如香米、黑米等。香米因质佳味香而得名，产量相对较低。黑米的米粒呈黑紫、紫红等颜色，味香粒长，具有很好的滋补作用，在烹饪中，通常用于制作甜食、粥品，如黑米饭、黑米粥等。

（二）小麦粉

按照麦粒性质的不同，小麦可分为硬麦和软麦。

硬麦的胚乳坚硬，呈半透明状；含蛋白质较多，筋力大，可以磨制高级面粉，适合制作面包、拉面等对面筋要求高的面点品种。

软麦又称粉质小麦，胚乳呈粉状；性质松软，淀粉含量多，筋力小，质量不如硬麦，磨制的面粉适合制作饼干和普通糕点等面点品种。

色白、面筋质含量高、水分含量低、新鲜度高的小麦粉质量较好。按照加工精度的不同，小麦粉可分成 3 种等级粉：

（1）特制粉　色白，质细，含麸量少。用特制粉调制的面团，筋力强，适于制作各种精细品种，如花色蒸饺、拉面、龙须面等。

（2）标准粉　含麸量高于特制粉，色稍带黄。其含面筋量低于特制粉，适于制作大众面食品种。

（3）普通粉　加工精度低，含麸量高于标准粉，色泽较黄。一般制作馒头、饼干、糕点等一般品种。

按照用途的不同，小麦粉又有各种专用粉，常用的有面包粉、糕点粉、面条粉等。

面粉在烹饪中可用以制作各种馒头、包子、饺子、面条、馄饨、饼等，因而面点制品成为我国最重要的日常食品之一；在某些创新菜式的制作中以面粉作为配料使用，如锅魁回锅肉、酸辣豆花、金黄韭菜肉丸等；某些油炸食品中用面粉调制面糊作为裹料加以应用。

（三）玉米

按颜色不同，玉米可分为白色玉米、黄色玉米、杂色玉米 3 种；按玉米籽粒的形状特征和胚乳性质，又可以分为硬粒型、马齿型、中国蜡质型、粉质型、甜质型等。

玉米可以制作主食或粥品、小吃，如窝头、玉米饼、玉米糁等；嫩玉米和美洲玉米新品种——珍珠笋可作为菜肴的主料和配料，如玉米羹、松仁玉米等；玉米还是制取淀粉、提炼油脂和酿酒的重要原料。

（四）大麦

大麦磨成粉后，可以制作饼、馍、糊糊等；去麸皮后压成片，可以用于制作饭、粥等。此外大麦还是酿造啤酒、制取麦芽糖的原料。

（五）燕麦

燕麦又称雀麦等，主要生长在我国西北、西南、东北、内蒙等地的牧区、半牧区。

燕麦经加工去掉麸皮后，可以用于做饭粥，还可以蒸熟或炒熟磨粉使用。燕麦中缺少麦醇溶蛋白，磨粉和面后不易成团，一般与面粉混合后，制作各种面食。此外，燕麦还可以加工成燕麦片。

由于燕麦片中含有大量可溶性纤维素，所以可明显降低和控制血中胆固醇的含量，但多食容易引起腹胀。

（六）荞麦

荞麦又称乌麦、甜荞、花荞等，现在主要分布在西北、东北、华北、西南的高山地带。

按照形态和品质不同，可将荞麦分为甜荞、苦荞、翅荞、米荞等品种，其中以甜荞的品质最好。

荞麦中蛋白质、维生素 B_1、维生素 B_2 的含量比较丰富，是一种应用价值较高的原料。荞麦去壳后，可制作饭粥食用，也可磨成粉，制作面条、饸饹、饼、饺子、馒头等；荞麦粉还可以与面粉混合制作各种面食，如朝鲜族的冷面。

（七）小米

小米主要作为主食原料，可以制成小米饭、小米粥；磨成粉后可以制作窝头、丝糕等；与面粉掺和后可制各式发酵食品。

五、豆类及其制品的主要营养成分

豆类的品种很多，根据豆类营养素种类和数量不同可将它们分为两大类：一类为以大豆为代表的高蛋白质、高脂肪豆类，按其种皮颜色可分为黄、青、黑、褐和双色大豆 5 种；另一种豆类则以糖类含量高为特征，如绿豆、赤豆、豌豆等。

豆制品是由大豆或其他豆类制作的半成品食物，如豆浆、豆腐、豆腐干、千张等。

（一）大豆类的营养特点

大豆类蛋白质含量一般为 35% 左右，蛋白质由球蛋白、清蛋白、谷蛋白及醇溶蛋白组成，其中球蛋白含量最高。大豆蛋白质属于完全蛋白质，其营养价值接近于动物性蛋白质，赖氨酸含量较高，但甲硫氨酸含量较少，所以，如果与谷类食物搭配食用，可以较好地发挥蛋白质的互补作用。

大豆类脂肪含量为15%~20%，可作为食用油的原料，经加工提炼的豆油是一种优质的植物油。脂肪以不饱和脂肪酸居多，其中油酸占34%左右，亚油酸占51.7%~57%，亚麻酸占2%~10%，磷脂一般占1.5%左右，是高血压、动脉粥样硬化等疾病患者的理想食物。

碳水化合物的含量为20%~30%，其组成比较复杂，多为纤维素和可溶性糖，几乎完全不含淀粉或含量极微，食后在体内较难消化，其中有些在大肠内成为细菌的营养素来源（有益细菌）。细菌在肠道内生长繁殖过程中能产生过多的气体而引起腹胀。

此外，大豆还含有丰富的维生素和矿物质，其中B族维生素和铁等的含量较高。干豆类几乎不含维生素C，但经发芽变成豆芽后，维生素C的含量明显提高。

（二）其他豆类的营养特点

其他豆类蛋白质含量中等，一般在20%~25%，也属于完全蛋白质，但营养价值不如大豆类蛋白质。脂肪含量较低，一般在1%左右，碳水化合物的含量较高，蚕豆、赤豆、绿豆、豌豆等一般在50%~60%。B族维生素、胡萝卜素、维生素E和矿物质的含量也很丰富。见表2-5。

表2-5　　　　　　　　　　其他豆类的营养成分（每100g）

名称	蛋白质/g	脂肪/g	膳食纤维/g	碳水化合物/g	胡萝卜素/μg	维生素B₁/μg	维生素B₂/mg	烟酸/mg	维生素E/mg	钙/mg	铁/mg	锌/mg	磷/mg	硒/μg
扁豆	25.3	0.4	6.5	61.9	30	0.26	0.45	2.6	1.86	137	19.2	1.90	218	32.0
绿豆	21.6	0.8	6.4	62.0	130	0.25	0.11	2.0	10.96	81	6.5	2.18	337	4.28
小豆	20.2	0.6	7.7	63.4	80	0.16	0.11	2.0	14.36	74	7.4	2.20	305	3.80
豌豆	20.3	1.1	10.4	65.8	250	0.49	0.14	2.4	8.47	97	4.9	2.35	259	1.69
芸豆	21.4	1.3	8.3	62.5	180	0.18	0.09	2.0	2.74	176	5.4	2.07	218	4.61

（三）豆制品的营养特点

豆制品在加工过程中一般要经过浸泡、研磨、加热、腌制等处理，使其中所含的抗胰蛋白酶破坏，大部分纤维素被去除，因此消化吸收率明显提高。豆制品的营养素种类在加工前后变化不大，但水分增多，营养素含量相对减少。

1. 豆腐

豆腐是我国人民发明并喜爱的一种豆制品，在东南亚、日本、朝鲜等国家和地区也广为流传，由于营养素过剩性疾病发病率的日益增加，豆腐以其独特的营养价值在目前也受到了欧、美等国人民的关注。豆腐根据其加工方法不同可分为南豆腐与北豆腐 2 种。南豆腐的原料为大豆，制成的成品含水量约为 90%，质地细嫩，蛋白质含量在 4.7%~7%，脂肪含量一般在 1% 左右，另外还含有一些碳水化合物。北豆腐的原料一般是提取脂肪后的大豆，北豆腐含水量不高，约为 85%，蛋白质含量增加，一般在 7%~10%，脂肪的含量明显低于南豆腐，不到 1%，质地比南豆腐硬。豆腐在加工过程中除去了大量的膳食纤维，各种营养素的利用率都有所增加。以蛋白质为例，整粒大豆蛋白质的消化率为 65% 左右，加工成豆腐后，蛋白质的消化率提高至 92%~96%；此外，钙、铁、锌等矿物质的消化率也有所提高。

2. 豆浆

豆浆也是我国人民常饮的一种豆制品，蛋白质含量为 2.5%~5%，主要与原料使用的量和加水量有关；脂肪含量不高，为 0.5%~2.5%；碳水化合物的含量在 1.5%~3.7%。豆浆的这种营养素种类与含量比较适合于老年人及高血脂患者饮用，因为豆浆中的脂肪含量低，可以避免牛奶中高含量的饱和脂肪酸对老年人及心血管系统疾病患者的不利影响。

3. 豆腐干

与豆腐相比，豆腐干中的水分含量明显降低，只有 65%~78%，因而各种营养素的含量都有所增加。千张又称百叶，水分含量更低，蛋白质含量可达到 20%~35%，其他各种营养素含量都有不同的增加。

4. 发酵豆制品

发酵豆制品包括豆豉、豆瓣酱、豆腐乳、臭豆腐等。大豆经过发酵工艺后，蛋白质部分分解，较易消化吸收，某些营养素的含量增加，特别是维生素 B_2。以湖南豆豉为例，每 100g 中维生素 B_2 的含量约为 0.61mg，明显高于其他豆制品。

5. 豆芽

大豆与绿豆都可以制作豆芽。豆芽除含有豆类的营养素外，其显著的特点是在发芽的过程中能产生维生素 C，虽然其含量受发芽情况的影响而有很大的不同，但在一些特殊气候与环境条件下，却是一种良好的维生素 C 的来源。

六、豆类及其制品的合理利用

不同的加工和烹调方法，对大豆蛋白质的消化吸收率有明显影响。如直接食用整粒熟大豆的消化率仅为 65.3%，而做成豆腐后其消化率可提高到 92%~96%；大豆中含有抗胰蛋白酶的因子，能抑制胰蛋白酶的消化作用，但经加热煮熟后，这种因子即被破坏，消化吸收率随之提高。所以大豆及其制品宜充分加热煮熟后食用。

豆类中膳食纤维含量较高，如做豆腐时产生的豆渣，不少地方都当做动物饲料，但据报道，食用含有纤维的豆类食品可以明显降低血清胆固醇，对冠心病、糖尿病及肠癌等也有一定的预防和治疗作用。提取的豆类纤维加到缺乏纤维的食品中，不仅改善食品的松软性，还有保健作用。有些餐饮行业在制作某些豆腐菜品时，为达到特定的口感，会将炸好的豆腐在碱水中浸泡，这样会使其营养价值降低。

拓展知识 ▶────────────────

生物效价和功效比值

所谓的生物效价通常是以其完成某种特定的生理作用的程度做指标来衡量，而且标准参比物作为100%进行比较而得，故生物效价是相对值，可大于或小于100%。

生物学效价也称生物学利用率（bioavailability）。Sibbald（1987）指出，生物学效价本身是一个抽象的概念，可以给出定义而无法直接测定。这一概念具有多重涵义，张子仪（1994）指出，生物学效价包括消化率、代谢率、同化、有效性和可利用率等。一种营养素的生物学效价是指该营养素被动物食入后，被小肠吸收并能参与代谢过程，贮存在动物体内的部分占食入总量的比值，可概括为相对利用率和绝对利用率。

蛋白质的功效比值（P. E. R）是指体重增加为基础的方法，是指试验期内，动物平均每摄入1g蛋白质所增加的体重数（g），即：

P. E. R ＝试验期内动物体重增加数（g）/试验期内摄入的蛋白质（g）

蛋白质的功效比值是表示蛋白质的净利用率。一般以断乳后的幼年动物（一般以大白鼠）试验，用正常的饲养方法，并使饲料中被检查的蛋白质占食物的9.09%，喂饲28天（当然蛋白质以外应有其他各种必需的营养素），根据其摄入的全部蛋白质的数量与体重的增长，算出每克蛋白质能使体重增加的克数。例如以常作为标准的酪蛋白做试验，其P. E. R 为2.8，亦即每克蛋白质可增加体重2.8g，如此类推则大豆蛋白为2.4，麦麸蛋白为0.4。

任务二

果蔬类食物的营养特点

蔬菜和水果是人类膳食中的重要食物来源，在我国居民膳食中的构成比分别为33.7%和8.4%。由于其种类繁多、风味各异且含有丰富的碳水化合物、维生素、矿物质和膳食纤维等营养物质，能刺激胃肠蠕动和消化液分泌，因此它们还能促进人们的食欲和帮助消化。蔬菜和水果在体内的最终代谢产物呈碱性，故称碱性食品，对维持体内的酸碱平衡起重要作用。

一、蔬菜的主要营养成分

蔬菜按其结构及可食部分不同，可分为叶菜类、根茎类、瓜茄类、鲜豆类和菌藻类，所含的营养成分因其种类不同，差异较大。

（一）叶菜类

叶菜类蔬菜主要包括白菜、菠菜、油菜、韭菜、苋菜等，多数是绿色菜，少部分是浅色菜，主要含有维生素 C、B 族维生素和胡萝卜素，并含有较多的叶酸及胆碱，无机盐含量也较丰富，尤其是铁和镁的含量较高。在这些蔬菜中尤以绿色叶菜的营养价值最高，如小白菜、油菜、雪里蕻、荠菜、韭菜等含有较多的维生素 C、胡萝卜素，并含有一定量的维生素 B_2。绿叶菜含有较多的钙、磷、钾、镁及微量元素铁、铜、锰等，且钙、磷、铁的吸收和利用较好，是人体钙和铁的一个重要来源。但也有一部分叶菜，如菠菜、苋菜、空心菜，因含有较多的草酸，能与钙结合形成不溶性草酸钙，不能被人体吸收，如果在食用时用水烫一下，可去掉涩味及草酸。国内一些营养调查报告表明，维生素缺乏症的发生，往往同食用绿叶蔬菜不足有关。叶菜类蔬菜蛋白质含量较低，一般为 1%～2%，脂肪含量不足 1%，碳水化合物含量为 2%～4%，膳食纤维约 1.5%。

（二）根茎类

根茎类蔬菜主要包括萝卜、胡萝卜、马铃薯、荸荠、藕、山药、芋艿、葱、蒜、竹笋等。根茎类蔬菜蛋白质含量为 1%～2%，脂肪含量不足 0.5%，碳水化合物含量相差较大，低者 5% 左右，高者可达 20% 以上，如马铃薯、甘薯、芋头等，富含淀粉，碳水化合物含量在 15%～25%。膳食纤维的含量较叶菜类低，约 1%。

（三）瓜茄类

瓜茄类蔬菜包括冬瓜、南瓜、丝瓜、黄瓜、茄子、番茄、辣椒等。瓜茄类蔬菜因水分含量高，营养素含量相对较低。蛋白质含量为 0.4%～1.3%，脂肪微量，碳水化合物为 0.5%～3%。膳食纤维含量在 1% 左右。维生素含量差异较大，如胡萝卜素含量以南瓜、番茄和辣椒中最高，维生素 C 含量以辣椒、苦瓜中较高。番茄中的维生素 C 含量虽然不很高，但受有机酸保护，损失很少，且食入量较多，是人体维生素 C 的良好来源。辣椒还含有丰富的硒、铁和锌，是一种营养价值较高的植物。

（四）鲜豆类

鲜豆类蔬菜包括毛豆、豇豆、四季豆、扁豆、豌豆等。与其他蔬菜相比，营养素含量相对较高。蛋白质含量为 2%～14%，平均 4% 左右，其中毛豆和上海出产的发芽豆可达 12% 以上；脂肪含量不高，除毛豆外，均在 0.5% 以下；碳水化合物为 4% 左右；膳食纤维为 1%～3%。胡萝卜素含量普遍较高，每 100g 中的含量大多在 200μg 左右，其中以甘肃出产的龙豆和广东出产的玉豆较高，达

500µg 以上。此外，还含有丰富的钾、钙、铁、锌、硒等。铁的含量以发芽豆、刀豆、蚕豆、毛豆较高，每 100g 中含量在 3mg 以上；锌的含量以蚕豆、豌豆和芸豆中较高，每 100g 中含量均超过 1mg；硒的含量以玉豆、龙豆、毛豆、豆角和蚕豆较高，每 100g 中的含量在 2µg 以上。维生素 B_2 含量与绿叶蔬菜相似。

（五）菌藻类

菌藻类食物包括食用菌和藻类食物。食用菌是指供人类食用的真菌，有 500 多个品种，常见的有蘑菇、香菇、银耳、木耳等。藻类是无胚、自养、以孢子进行繁殖的低等植物，供人类食用的有海带、紫菜、发菜等。菌藻类食物富含蛋白质、膳食纤维、碳水化合物、维生素和微量元素。蛋白质含量以发菜、香菇和蘑菇最为丰富，在 20% 以上。蛋白质氨基酸组成比较均衡，必需氨基酸含量占蛋白质总量的 60% 以上。脂肪含量低，约 1%。碳水化合物含量为 20%~35%，银耳和发菜中的含量较高，达 35% 左右。胡萝卜素含量差别较大，在紫菜和蘑菇中含量丰富，其他菌藻中较低。维生素 B_1 和维生素 B_2 含量也比较高。微量元素含量丰富，尤其是铁、锌和硒，其含量是其他食物的数倍。在海产植物中，如海带、紫菜等中还含有丰富的碘，每 100g 海带（干）中碘的含量可达 36mg。

二、蔬菜的合理利用

（一）合理选择

蔬菜含丰富的维生素，除维生素 C 外，一般叶部含量比根茎部高，嫩叶比枯叶高，深色的菜叶比浅色的高。因此在选择时，应注意选择新鲜、色泽深的蔬菜。

（二）合理加工与烹调

蔬菜所含的维生素和矿物质易溶于水，所以宜先洗后切，以减少蔬菜与水和空气的接触面积避免损失。清洗时加少许食盐，可去除菜叶上的虫及虫卵。洗好的蔬菜放置时间不宜过长，以避免维生素氧化破坏，尤其要避免将切碎的蔬菜长时间地浸泡在水中。烹调时要尽可能做到急火快炒，用油炸制时尽量挂糊炸制，避免维生素 C 过多流失。如果用青菜做汤，等水开后先放盐后放菜，然后用文火烧，这样可保留住菜里的维生素 C。

（三）菌藻类食物的合理利用

菌藻类食物除了提供丰富的营养素外，还具有明显的保健作用。研究发现，蘑菇、香菇和银耳中含有多糖物质，具有提高人体免疫功能和抗肿瘤作用。香菇中所含的香菇嘌呤，可抑制体内胆固醇形成和吸收，促进胆固醇分解和排泄，有降血脂作用。黑木耳能抗血小板聚集和降低血凝，减少血液凝块，防止血栓形成，有助于防治动脉粥样硬化。海带因含有大量的碘，临床上常用来治疗缺碘性甲状腺肿。海带中的褐藻酸钠盐，有预防白血病和骨癌的作用。此外，在食用菌藻类食物时，还应注意食品卫生，防止食物中毒。例如：银耳易被酵米面黄杆菌污染，食入被污染的银耳，可发生食物中毒；食用海带时，应注意用水洗泡，因海带中含砷较高，每千克可达 35 ~ 50mg，大大超过国家食品卫生标准（0.5mg/kg）。

三、水果的主要营养成分

水果是人们日常生活中的重要食物，虽然其种类和品种很多，但它们在化学组成和营养价值方面具有许多类似的特点。水果含有人体所需的各种营养素，是人体维生素和无机盐的重要来源。

水果的蛋白质含量低，一般在 0.5% ~ 1%。脂肪含量很少，一般都低于 0.3%，多数在 0.1% ~ 0.5%，但有少数水果脂肪含量较高，如榴莲、鳄梨，脂肪含量可高达 10% 以上。维生素含量丰富，特别是水溶性维生素，如维生素 C、胡萝卜素以及 B 族维生素。有些水果含维生素 K，但水果不含维生素 D。水果是膳食维生素 C、胡萝卜素的重要来源。各种矿物质的含量在 0.4% 左右，包括钾、镁、钙等，但钠含量低。水果中的钾是膳食钾的重要来源。水分含量高，可达 85% ~ 90%。水果中还含有丰富的膳食纤维，主要是纤维素、果胶，是膳食纤维的主要来源之一。

水果中常含有各种芳香物质，其成分多是挥发性精油。水果中含有各种有机酸，主要以苹果酸、柠檬酸和酒石酸为主，此外还有乳酸、琥珀酸等。有机酸一方面使食物具有一定的酸味，可刺激消化液的分泌，有助于食物的消化；另一方面，使食物保持一定的酸度，对维生素 C 的稳定性具有保护作用。

水果类可分为鲜果、干果、坚果和野果。水果与蔬菜一样，主要提供维生素和矿物质。水果也属于碱性食品。

（一）鲜果及干果类

鲜果种类很多，主要有苹果、橘子、桃、梨、杏、葡萄、香蕉和菠萝等。新鲜水果的水分含量较高。蛋白质、脂肪含量均不超过 1%，碳水化合物含量差异较大，低者为 6%，高者可达 28%。矿物质含量除个别水果外，相差不大。维生素 B_1 和维生素 B_2 含量也不高，胡萝卜素和维生素 C 含量因品种不同而异，其中含胡萝卜素最高的水果为柑、橘、杏和鲜枣；含维生素 C 丰富的水果为鲜枣、草莓、橙、柑、柿等。水果中的碳水化合物主要以双糖或单糖形式存在，所以食之甘甜。

干果是新鲜水果经过加工晒干制成，如葡萄干、杏干、蜜枣和柿饼等。由于加工的影响，维生素损失较多，尤其是维生素 C。但干果便于储运，并别具风味，有一定的食用价值。

（二）坚果

坚果是以种仁为食用部分，因外覆木质或革质硬壳，故称坚果。按照脂肪含量的不同，坚果可以分为油脂类坚果和淀粉类坚果，前者富含油脂，包括核桃、榛子、杏仁、松子、香榧、腰果、花生、葵花子、西瓜子、南瓜子等；后者淀粉含量高而脂肪很少，包括栗子、银杏、莲子、芡实等。大多数坚果可以不经烹调直接食用，但花生、瓜子等一般经炒熟后食用。坚果仁经常制成煎炸、焙烤食品，作为日常零食食用，也是制造糖果和糕点的原料，并用于各种烹调食品的加香。坚果是一类营养价值较高的食品，其共同特点是低水分含量和高能量，富含各种矿物质和 B 族维生素。从营养素含量而言，富含脂肪的坚果优于淀粉类坚果，然而因为坚果类所含能量较高，虽为营养佳品，亦不可过量食用，以免导致肥胖。

1. 蛋白质

富含油脂的坚果蛋白质含量多在 12%～22% 之间，其中有些蛋白质含量更高，如西瓜子和南瓜子蛋白质含量达 30% 以上。淀粉类干果中以栗子的蛋白质含量最低，为 4%～5%，芡实为 8% 左右，而银杏和莲子都在 12% 以上，与其他含油坚果相当。坚果类的蛋白质氨基酸组成各有特点，如澳洲坚果不含色氨酸，花生、榛子和杏仁缺乏含硫氨基酸，核桃缺乏蛋氨酸和赖氨酸。巴西坚果则富含蛋氨酸，葵花子含硫氨基酸丰富，但赖氨酸稍低，芝麻赖氨酸不足。栗子虽然蛋白质含量低，但蛋白质质量较高。总的来说，坚果类是植物性蛋白质的重要补充来源，但其生物效价较低，需要与其他食品营养互补后方能发挥最佳的营养作用。

2. 脂肪

脂肪是富含油脂坚果类食品中极其重要的成分。这些坚果的脂肪含量通常达 40% 以上，其中澳洲坚果更高达 70% 以上，故绝大多数坚果类食品所含能量很高，可达 2092～2929kJ/100g（500～700kcal/100g）。坚果类当中的脂肪多为不饱和脂肪酸，富含必需脂肪酸，是优质的植物性脂肪。葵花子、核桃和西瓜子的脂肪中特别富含亚油酸，不饱和程度很高。其中核桃和松子含有较多的 α - 亚麻酸，对改善膳食中的 $n-3$ 和 $n-6$ 脂肪酸比例有一定贡献。一些坚果脂肪中单不饱和脂肪酸的比例较大，例如：榛子、澳洲坚果、杏仁和美洲山核桃和开心果中所含的脂肪酸当中，57%～83% 为单不饱和脂肪酸；花生、松子和南瓜子所含脂肪酸中，40% 左右来自于单不饱和脂肪酸；巴西坚果、腰果和榛子中约有 1/4 的脂肪酸为单不饱和脂肪酸。

温带所产坚果的不饱和脂肪酸含量普遍高于热带所产坚果，通常达 80% 以上。然而腰果在热带坚果中不饱和脂肪酸含量最高，达 88%。澳洲坚果不仅脂肪含量最高，而且所含脂肪酸种类达 10 种以上，因而具有独特的风味。

3. 碳水化合物

富含油脂的坚果中可消化碳水化合物含量较少，多在 15% 以下，如花生为 5.2%，榛子为 4.9%。富含淀粉的坚果则是碳水化合物的好来源，如银杏含淀粉为 72.6%，干栗子 77.2%，莲子 64.2%，它们可在膳食中与粮食类主食一同烹调，制成莲子粥、芡实粥、栗子窝头等食品。坚果类的膳食纤维含量也较高，例如花生膳食纤维含量达 6.3%，榛子为 9.6%，中国杏仁更高达 19.2%。此外，坚果类还含有低聚糖和多糖类物质。栗子、莲子、芡实等虽然富含淀粉，膳食纤维含量在 1.2%~3.0%，但由于其淀粉结构与大米、面粉不同，其血糖生成指数也远较精制米面为低，如栗子粉的血糖生成指数为 65。

4. 维生素

坚果类是维生素 E 和 B 族维生素的良好来源，包括维生素 B_1、维生素 B_2、烟酸和叶酸。富含油脂的坚果含有大量的维生素 E，淀粉坚果含量低一些，然而它们同样含有较为丰富的水溶性维生素。杏仁中的维生素 B_2 含量特别突出，无论是美国大杏仁还是中国小杏仁，均是维生素 B_2 的极好来源（表 2-6）。

表 2-6　　　　　　几种坚果的维生素含量（100g 中含量）

坚果名称	维生素 E /mg	维生素 B_1 /mg	维生素 B_2 /mg	烟酸 /mg	维生素 B_6 /mg	叶酸 /μg
美国杏仁	24.0	0.21	0.78	3.36	0.11	58.5
榛子	23.9	0.50	0.11	1.14	0.61	71.9
美洲山核桃	3.10	0.85	0.13	0.89	0.19	38.9
松子	3.50	1.25	0.21	4.36	0.11	57.1
南瓜子仁	1.00	0.21	0.32	1.75	0.21	57.1
葵花子仁	50.3	2.28	0.25	4.50	0.78	227.8
栗子	1.20	0.24	0.17	1.34	0.50	69.9

很多坚果品种含少量胡萝卜素，例如榛子、核桃、花生、葵花子、松子的胡萝卜素含量为 0.03~0.07mg/100g，鲜板栗和开心果达 0.1mg/100g 以上。一些坚果中含有相当数量的维生素 C，如栗子和杏仁为 25mg/100g 左右，可以作为膳食中维生素 C 的补充来源。

5. 矿物质

坚果富含钾、镁、磷、钙、铁、锌、铜等营养成分，其中钾、镁、锌、铜等元素含量特别高。在未经炒制之前，其中钠含量普遍较低。一些坚果含有较丰富的钙，如美国杏仁和榛子都是钙的较好来源。一般富含淀粉的坚果矿物质含量略低，而富含油脂的坚果矿物质含量更为丰富。

（三）野果

野果在我国蕴藏十分丰富，这类资源亟待开发利用。野果含有丰富的维生素 C、有机酸和生物类黄酮，下面简单介绍几种重要野果。

1. 沙棘

沙棘又名醋柳，果实含脂肪 6.8%，种子含脂肪 12%，含有较多的维生素 C

（每100g含1000~2000mg）、胡萝卜素和维生素 E 等。

2. 金樱子

金樱子又名野蔷薇果，盛产于山区，每100g含维生素 C 1500~3700mg。

3. 猕猴桃

每100g猕猴桃含维生素 C 700~1300mg，最高可达2000mg，并含有生物类黄酮和其他未知的还原物质。

4. 刺梨

刺梨盛产于西南诸省，每100g含维生素 C 2585mg，比柑橘高 50~100 倍。含生物类黄酮丰富（6000~12000mg/100g）。

5. 番石榴

每100g番石榴含维生素 C 358mg，并含有胡萝卜素（0.05mg/100g）和维生素 B_1（0.44mg/100g）。

四、水果的合理利用

水果除含有丰富的维生素和矿物质外，还含有大量的非营养素的生物活性物质，可以防病治病，也可致病，食用时应予注意。如梨有清热降火、润肺去燥等功能，对于肺结核、急性或慢性气管炎和上呼吸道感染患者出现的咽干、喉疼、痰多而稠等有辅助疗效，但对产妇、胃寒及脾虚泄泻者不宜食用。又如红枣，可增加机体抵抗力，对体虚乏力、贫血者适用，但龋齿疼痛、下腹胀满、大便秘结者不宜食用。在杏仁中含有杏仁苷、柿子中含有柿胶酚，食用不当，可引起溶血性贫血、消化性贫血、消化不良、柿结石等疾病。鲜果类水分含量高，易于腐烂，宜冷藏。坚果水分含量低而较耐储藏，但含油坚果的脂肪含不饱和脂肪酸的比例较高，易受氧化而酸败变质，故而应当保存于干燥阴凉处，并尽量隔绝空气。

水果存放的时间越长，维生素 C 损失就越多。水果的加工品保存了水果的特有风味，主要的营养损失是维生素 C，胡萝卜素损失不大。除柑橘类和山楂等酸味水果外，富含维生素 C 的水果以生食为最佳。需要注意的是，水果与蔬菜提供的营养素并不相同，不能互相取代。

拓展知识 ▶

蔬菜水果食用安全

果蔬中引起食物中毒的致病菌主要有气单胞菌、弯曲菌、致病性大肠杆菌、单核细胞增生李斯特菌、沙门菌、志贺菌、金黄色葡萄球菌、小肠结肠炎耶尔森菌、致病性芽孢杆菌等，还会受到甲肝病毒、诺沃克病毒、脊椎灰质炎病毒、肠病毒、轮状病毒及寄生虫虫卵等污染。对生食果蔬应确保灭活病原生物。

蔬菜存放过程中，在硝酸盐还原菌作用下，由硝酸盐还原形成亚硝酸盐，具有间接的致癌作用。农业上过多使用氮肥易使蔬菜积累硝酸盐。世界卫生组织（WHO）和联合国粮农组织（FAO）1973 年规定，人体硝酸盐日允许摄入量为 3.6mg/kg 体重，亚硝酸盐的日允许摄入量为 0.13mg/kg 体重，以平均人的体重 60kg 计算，每日摄入硝酸盐不应超过 216mg，以每日食用蔬菜 0.5kg 计算，则蔬菜平均硝酸盐含量不应高于 432mg/kg。

对于新开发的果蔬野菜，应当谨慎食用。一些餐饮企业将没有进入国家药典或药食同源食品，但当地偶有食用或仅一部分人将之特殊处理后食用的山野植物大肆宣传推广，作为天然珍品，盲目追求新奇，存在不科学性。对新发现或新开发的品种，必须报卫生部门批准为新资源食品的，才是安全的。还有在进口国外新品种蔬菜后盲目推广类似产品的情况，如仙人掌、芦荟的许多品种中，有的可食，有的有毒有害能引起食物中毒。应拒绝未经过新资源食品审批的山野植物，防止食物中毒等不安全事件的发生。

任务三
肉、奶、蛋类等食品的营养特点

动物性食物是人体优质蛋白、脂类、脂溶性维生素、B 族维生素和矿物质的主要来源。动物性食物包括禽畜肉、蛋类、奶类和水产类，畜肉类包括猪、牛、羊、兔、驴、马、狗等。禽肉类主要有鸡、鸭、鹅等，也包括人工养殖的鸽、鹌鹑等。动物性食物在发达国家的饮食结构中占较大的比重，在我国的饮食结构中比重较低，但随着我国生活水平的提高，其比重正逐渐提高。

一、禽畜肉及其制品的营养成分

（一）水分

禽畜肉肌肉中的水分含量为 75% 左右，以结合水、不易流动的水和自由水的形式存在。结合水约占肌肉总水分的 5%，与蛋白质分子表面借助极性基团与水分子的静电引力紧密结合，形成水分子层；不易流动的水约占肌肉总水分的 80%，以不易流动水状态存在于肌原丝、肌原纤维及肌膜之间；自由水约占肌肉总水分的 15%，存在于细胞外间隙，能自由流动。

禽畜肉的含水量会因品种、部位等因素而变化，如育肥的畜禽肉肌肉含水量少，幼龄禽畜肉比老龄禽畜肉含水量多。同一畜肉体中，不同部位的含水量也会有变化，如猪里脊肉的含水量为 73.4%，而肩部的含水量只有 65%。

（二）蛋白质

畜禽肉中的蛋白质含量为 10%~20%，因动物种类、年龄、肥瘦程度以及部位而异。在畜肉中，猪肉的蛋白质含量平均在 13.2% 左右；牛肉高达 20%；羊肉介于猪肉和牛肉之间；兔肉、马肉、鹿肉和骆驼肉的蛋白质含量也达 20% 左右；狗肉约 17%。在禽肉中，鸡肉的蛋白质含量较高，约 20%；鸭肉约 16%；鹅肉约 18%；鹌鹑的蛋白质含量也高达 20%。

动物不同部位的肉，因肥瘦程度不同，其蛋白质含量差异较大。例如：猪通脊肉蛋白质含量约为 21%，后臀尖约为 15%，肋条肉约为 10%，奶脯仅为 8%；牛通脊肉的蛋白质含量为 22% 左右，后腿肉约为 20%，腑肋肉约为 18%，前腿肉约为 16%；羊前腿肉的蛋白质含量约为 20%，后腿肉约为 18%，通脊和胸腑肉约为 17%；鸡胸肉的蛋白质含量约为 20%，鸡翅约为 17%。一般来说，心、肝、肾等内脏器官的蛋白质含量较高，而脂肪含量较少。

不同内脏的蛋白质含量也存在差异。家畜不同的内脏中，肝脏含蛋白质较高，为 18%~20%，心、肾含蛋白质 14%~17%；禽类的内脏中，肫的蛋白质含量较高，为 18%~20%，肝和心含蛋白质 13%~17%。畜禽肉的蛋白质为完全蛋白质，含有人体必需的各种氨基酸，并且必需氨基酸的构成比例接近人体需要，因此易被人体充分利用，营养价值高，属于优质蛋白质。

畜禽的皮肤和筋腱主要由结缔组织构成，结缔组织的蛋白质含量为 35%~40%，而其中绝大部分为胶原蛋白和弹性蛋白。例如：猪皮含蛋白质 28%~30%，其中 85% 是胶原蛋白。由于胶原蛋白和弹性蛋白缺乏色氨酸和甲硫氨酸等人体必需氨基酸，为不完全蛋白质，因此以猪皮和筋腱为主要原料的食品（如膨化猪皮、猪皮冻、蹄筋等）的营养价值较低，需要和其他食品配合，补充必需氨基酸。

骨是一种坚硬的结缔组织，其中的蛋白质含量约为 20%，骨胶原占有很大比例，为不完全蛋白质。骨可被加工成骨糊添加到肉制品中，以充分利用其中的蛋白质。

畜禽血液中的蛋白质含量分别为：猪血约 12%、牛血约 13%、羊血约 7%、鸡血约 8%、鸭血约 8%。畜血血浆蛋白质含有 8 种人体必需氨基酸和组氨酸，营养价值高，其赖氨酸和色氨酸含量高于面粉，可以作为蛋白强化剂添加在各种食品和餐菜中；血细胞部分可应用于香肠的生产，其氨基酸组成与胶原蛋白相似。用胶原蛋白酶水解时，可得到与胶原蛋白水解物同样的肽类。

（三）脂肪

禽畜肉的脂肪含量因动物的品种、年龄、肥瘦程度、部位等不同有较大差异，低者为 2%，高者可达 89% 以上。在畜肉中，猪的脂肪含量最高，羊肉次之，牛肉最低。例如：猪瘦肉中的脂肪含量为 6.2%，羊瘦肉为 3.9%，而牛瘦肉仅为 2.3%。兔肉的脂肪含量也较低，为 2.2%。在禽肉中，火鸡和鹌鹑的脂肪含量较低，在 3% 以下；鸡和鸽子的脂肪含量类似，在 14%~17%；鸭和鹅的脂肪含量达 20% 左右。畜肉脂肪组成以饱和脂肪酸为主，主要由硬脂酸、棕榈酸和油酸组成，熔点较高。禽肉脂肪含有较多的亚油酸，熔点低，易于消化吸收。胆固醇含量在瘦肉中较低，每 100g 含 70mg 左右，肥肉比瘦肉高 90% 左右，内脏中更高，一般为瘦肉的 3 ~ 5 倍，脑中胆固醇含量最高，每 100g 可达 2000mg 以上。必需脂肪酸的含量与组成是衡量食物油脂营养价值的重要方面。动物脂肪所含有的必需脂肪酸明显低于植物油脂，因此其营养价值低于植物油脂。在动物脂肪中，禽类脂肪所含必需脂肪酸的量高于家畜脂肪；家畜脂肪中，猪脂肪的必需脂肪酸含量又高于牛、羊等反刍动物的脂肪。总的来说，禽类脂肪的营养价值高于畜类脂肪。

（四）碳水化合物

禽畜肉的碳水化合物含量为 1%~3%，平均为 1.5%，主要以糖原的形式存在于肌肉和肝脏中。动物在宰前过度疲劳，糖原含量下降，宰后放置时间过长，也可因酶的作用，使糖原含量降低，乳酸相应增高，pH 下降。

（五）矿物质

禽畜肉的矿物质含量一般为 0.8%~1.2%，瘦肉中的含量高于肥肉，内脏高于瘦肉。铁的含量为 5mg/100g 左右，以猪肝最丰富。禽畜肉中的铁主要以血红素形式存在，消化吸收率很高。在内脏中还含有丰富的锌和硒。牛肾和猪肾的硒含量是其他一般食品的数十倍。此外，禽畜肉还含有较多的磷、硫、钾、钠、铜等。钙的含量虽然不高，但吸收利用率很高。禽类的肝脏中富含多种矿物质，且平均水平高于禽肉。肝脏和血液中铁的含量十分丰富，高达 10 ~ 30mg/100g 以上，可称铁的最佳膳食来源。禽类的心脏和胗也是含矿物质非常丰富的食物。

（六）维生素

禽畜肉可提供多种维生素，主要以 B 族维生素和维生素 A 为主。内脏含量比肌肉中多，其中肝脏的含量最为丰富，特别富含维生素 A 和维生素 B_2，维生素 A 的含量以牛肝和羊肝为最高，维生素 B_2 含量则以猪肝中最丰富。在禽肉中还含有较多的维生素 E。

二、禽畜肉的合理利用

禽畜肉蛋白质营养价值较高，含有较多的赖氨酸，宜与谷类食物搭配食用，以发挥蛋白质的互补作用。为了充分发挥禽畜肉的营养作用，还应注意将禽畜肉分散到每餐膳食中，防止集中食用。畜肉的脂肪和胆固醇含量较高，脂肪主要由饱和脂肪酸组成，食用过多易引起肥胖和高脂血症等，因此膳食中比例不宜过多。但是禽肉的脂肪含不饱和脂肪酸较多，老年人及心血管疾病患者宜选用禽肉。内脏含有较多的脂溶性维生素、铁、锌、硒、钙，特别是肝脏，维生素 B_2 和维生素 A 的含量丰富，因此宜经常食用，但胆固醇含量较高。

三、乳类及其制品的营养成分

乳是哺乳动物乳腺分泌的一种白色稍带黄色、不透明、微有甜味的液体。乳中含有初生机体所需要的易消化物质，在泌乳期中，由于生理和其他因素的影响，乳的成分会发生一些变化，在乳制品生产上分为初乳、常乳和末乳。初乳是产犊后一周内的乳，末乳是母牛干奶前两周的所分泌的乳，期间的为常乳。营养价值较高的是初乳，其蛋白质含量高，脂肪和糖含量较低，铁含量是常乳的10～17倍，维生素 D 和维生素 A 分别是常乳的 3 倍和 10 倍，但酸度较高。

（一）乳类

1. 水分

水分是牛乳的主要组成部分，含量为87%～89%。水分作为溶剂，使乳汁得以构成均匀而稳定的流体。乳中水分可分为游离水、结合水和结晶水。其中游离水占绝大部分，作为分散介质，与乳的理化变化和生物学过程有关；结合水以结合乳中蛋白质、乳糖以及某些盐类的形式存在；结晶水作为分子组成成分，按一定数量比例与乳中物质结合，如在乳糖和乳粉及炼乳生产中，可以发现结晶的乳糖中含有一分子的结晶水。

2. 蛋白质

牛乳蛋白质含量平均为3%，主要为酪蛋白、乳清蛋白和少量的脂肪球膜蛋白，其中酪蛋白含量最多，约占总蛋白的82%。酪蛋白属于结合蛋白，与钙、磷等结合，形成酪蛋白胶粒，以胶体悬浮液存在于牛乳中。其结合方式是部分钙与酪蛋白结合成酪蛋白酸钙，再与胶体状态磷酸钙形成酪蛋白钙－磷酸钙复合胶粒，该结合蛋白对酸敏感。乳中乳清蛋白属于热敏性蛋白，受热凝固，对酪蛋白有保护作用。乳蛋白质消化吸收为87%～89%，生物学价值为85，与优质蛋白相同。

3. 脂肪

牛乳中的脂质含量为3%～5%，绝大部分为脂肪，有少量的磷脂，还有少量的游离脂肪酸和固醇类物质。乳脂肪不溶于水，以脂肪球分散于乳中，脂肪球的直径为 $0.1～10\mu m$，在每毫升牛乳中有 20 亿～40 亿个。脂肪球表层被脂肪球膜包围着，脂肪球膜由蛋白质、磷脂、高熔点甘油三酯、甾醇、维生素、金属离子、酶类及结合水等复杂的化合物组成。牛乳脂肪中的脂肪酸组成与一般脂肪有很大差别。乳脂肪的脂肪酸种类比一般脂肪多很多，在乳脂肪的脂肪酸组成中，水溶性、挥发性脂肪酸含量很高，这就使得乳脂肪风味良好且易于消化。牛乳中的不饱和脂肪酸主要是油酸，占牛乳中不饱和脂肪酸总量的70%左右。

乳脂肪容易受光、氧、热、铜、铁作用，发生氧化，产生脂肪氧化味；乳脂肪也容易在某些酶及微生物的作用下水解，导致酸度升高，产生刺激性气味；另外，乳脂肪还容易吸收环境中的牛粪味、饲料味等，进而发出类似这些物质的不良气味。

4. 碳水化合物

牛乳中的糖类物质绝大部分都是乳糖，还有很少量的葡萄糖、半乳糖、果糖和低聚糖等。乳糖是哺乳动物乳汁中特有的糖类，含量为 4.6%～4.7%。乳糖的甜度只有蔗糖的1/6，所以纯牛乳只有淡淡的甜味。乳糖的溶解度较小，但乳糖在乳中呈溶解状态存在。在炼乳生产中通过控制温度可以控制乳糖的溶解度，促进乳糖的结晶，进而控制炼乳成品的口感。一些人在幼年时可正常饮用牛乳，但随着年龄增长，体内缺乏乳糖酶，乳糖不能被分解和吸收，饮用牛乳后会出现呕吐、腹胀、腹泻等不适应症，称为乳糖不耐症。在乳品加工中添加乳糖酶使乳糖分解，或利用乳酸菌将乳糖转化成乳酸，可预防乳糖不耐症。

5. 矿物质

牛乳中含有丰富的矿物质，是动物性食品中唯一的碱性食品。100g 牛乳中含钙 104mg，且吸收率高，是钙的良好来源。牛乳中磷、钾、钠、镁等元素含量也较高，但铁含量低，用牛乳喂养婴儿时，应注意补铁。

6. 维生素

牛乳中含有几乎所有已知的维生素，包括脂溶性维生素 A、维生素 D、维生素 E、维生素 K 和水溶性维生素 B_1、维生素 B_2、维生素 B_6、维生素 B_{12}、维生素 C 等两大类。牛乳中的维生素，部分来自饲料中，如维生素 E；部分来自乳牛的自身合成，如 B 族维生素。

（二）乳制品

乳制品主要包括炼乳、乳粉、酸奶等。因加工工艺不同，乳制品营养成分有很大差异。如市场出售的消毒鲜乳除维生素 B_1 和维生素 C 有损失外，营养价值与新鲜牛乳差别不大。

1. 乳粉

乳粉是将乳除去水分后制成的粉末，其最大的变化是水分减少，常见的有全脂乳粉、脱脂乳粉、调制乳粉等，其中脱脂乳粉由于经过脱脂过程，会使脂溶性维生素损失；而调制乳粉为了达到和母乳的营养成分相似，会添加一些营养成分，如改变牛乳中酪蛋白的含量和酪蛋白与乳清蛋白的比例，补充乳糖，去掉一部分矿物质，以适当比例强化各种维生素和微量元素等。调制乳粉易于消化吸收，利用率高，不仅能促进婴儿的正常生长发育，还可提高其抗感染能力。

2. 酸乳

酸乳是发酵乳制品，是以新鲜乳、脱脂乳、全脂乳粉、脱脂乳粉或炼乳等为原料接种乳酸菌，经过不同工艺发酵而成，其中以酸牛乳最为普遍。乳经过乳酸菌发酵后，乳糖变成乳酸，蛋白质凝固和脂肪不同程度的水解，形成独特的风味。酸乳营养丰富，易于消化吸收，还可刺激胃酸分泌。乳酸菌中的乳酸杆菌和双歧杆菌为肠道益生菌，可抑制肠道腐败菌的生长繁殖，调节肠道菌相，防止腐败胺类产生，对维护人体健康有重要作用。酸乳适合于消化功能不良的婴幼儿、老年人，并能使成人原发性乳糖酶缺乏者的乳糖不耐受症状减轻。

3. 炼乳

炼乳是一种浓缩乳，种类较多，按其成分不同可分为甜炼乳、淡炼乳、全脂炼乳、脱脂炼乳等。若添加维生素 D 等营养物质，可制成各种强化炼乳。目前，市场上炼乳的主要品种有甜炼乳和淡炼乳。

甜炼乳因糖分过高在食用前需加大量水冲淡，造成蛋白质等营养成分相对较低，故不宜喂养婴儿。淡炼乳即无糖炼乳，又称蒸发乳。淡炼乳经过高温灭菌后维生素 B_1 损失，若予以增补，其营养价值与鲜乳几乎相同。高温处理后形成的软凝乳块经均质化处理可使脂肪球微细化，有利于消化吸收，所以淡炼乳适合于喂养婴儿。

四、乳类及其制品的合理利用

鲜乳水分含量高，营养素种类齐全，十分有利于微生物生长繁殖，因此须经严格消毒灭菌后方可食用。消毒方法常用煮沸法和巴氏消毒法。煮沸法是将乳直接煮沸，设备要求简单，可达消毒目的，但对乳的理化性质影响较大，营养成分有一定损失，多在家庭使用。大规模生产时采用巴氏消毒法。巴氏消毒常用 2 种方法，即低温长时消毒法和高温短时消毒法，前者将牛乳在 63℃ 加热 30min，后者在 90℃ 加热 1s。正确进行巴氏消毒对乳的组成和性质均无明显影响，但某些对热不稳定的维生素，如维生素 C 可损失 20%~25%。此外，乳应避光保存，以保护其中的维生素。研究发现，鲜牛乳经日光照射 1min 后，B 族维生素很快消失，维生素 C 也所剩无几。即使在微弱的阳光下，鲜乳经 6h 照射后，B 族维生素也仅剩一半，而在避光器皿中保存的牛乳不仅维生素没有消失，而且还能保持牛乳特有的鲜味。

五、蛋类的主要营养成分

蛋类主要指鸡、鸭、鹅、鹌鹑、鸽子等禽类的蛋，其中食用最普遍、销量最高的是鸡蛋。虽然蛋类形状、大小、色泽各异，但各种蛋的构造、成分和营养价值基本相似。蛋类在我国居民膳食构成中占 1.4%，主要提供优质蛋白质。

（一）蛋的结构

各种蛋类都是由蛋壳、蛋清和蛋黄 3 部分构成。以鸡蛋为例，每只鸡蛋平均重约 50g，蛋壳占全蛋质量的 11%，由 96% 的碳酸钙、2% 的碳酸镁、2% 的蛋白质组成，壳厚 300~340μm，蛋壳上布满直径为 15~65μm 的细孔。新鲜蛋蛋壳外有一层厚约 10μm 的胶质薄膜，壳内面紧贴一层厚约 70μm 的间质膜，在蛋的钝端间质膜与蛋壳分离形成一气室。蛋壳的颜色因鸡的品种而异，由白色到棕色，与蛋的营养价值无关。蛋清包括 2 部分，即外层的稀蛋清和包在蛋黄周围胶冻样的稠蛋清。蛋黄表面包围有蛋黄膜，由 2 条韧带将蛋黄固定在蛋的中央。

（二）蛋的营养价值

蛋类营养成分受到品种、饲料、季节等多方面因素的影响，但蛋中宏量营养素含量总体上基本稳定，各种蛋的营养成分有共同之处。

1. 蛋白质

蛋白质含量一般在10%以上，其中全鸡蛋蛋白质的含量为12%左右，蛋清中略低，蛋黄中较高。蛋白质氨基酸的组成与人体需要最接近，因此生物价也最高，达95，是其他食物蛋白质的1.4倍左右。蛋白质中赖氨酸和甲硫氨酸含量较高，和谷类及豆类食物混合食用，可弥补其赖氨酸或甲硫氨酸的不足。蛋类蛋白质中还富含半胱氨酸，加热过度会使半胱氨酸部分分解产生硫化氢，与蛋黄中的铁结合形成黑色的硫化铁，煮蛋中蛋黄表面的青黑色和鹌鹑蛋罐头的黑色物质来源于此。鲜鸡蛋蛋白的加热凝固温度为62～64℃，蛋黄为68～72℃。降低含水量、添加蔗糖均可使鸡蛋蛋白质凝固温度提高，pH下降；添加钠盐或钙盐则可降低鸡蛋蛋白质的凝固温度。生蛋清中因含有抗蛋白酶活性的卵巨球蛋白、卵类黏蛋白和卵抑制剂，使其消化吸收率仅为50%左右；而烹调后可使各种抗营养因素完全失活，消化率达96%。因此，鸡蛋烹调时应使其蛋清完全凝固。

2. 脂肪

蛋清中含脂肪极少，98%的脂肪存在于蛋黄中。蛋黄中的脂肪几乎全部以和蛋白质结合的良好乳化形式存在，因而消化吸收率高。鸡蛋黄中脂肪含量为26%～33%，其中中性脂肪含量占62%～65%，磷脂占30%～33%，胆固醇占4%～5%，还有微量脑苷脂类。蛋黄中性脂肪的脂肪酸中，以不饱和脂肪酸油酸含量最为丰富，占50%左右，亚油酸约占10%，其余主要是硬脂酸、棕榈酸和棕榈油酸以及微量的花生四烯酸。胆固醇含量极高，主要集中在蛋黄，其中鹅蛋黄含量最高，每100g达1696mg；其次是鸭蛋黄，鸡蛋黄略低，但每100g也达1510mg；全蛋含量为500～700mg/100g，其中鹌鹑蛋最低；蛋清中不含胆固醇。

3. 碳水化合物

蛋中碳水化合物含量较低，为1%～3%，蛋黄略高于蛋清。碳水化合物分为2种状态存在：一部分与蛋白质相结合而存在，含量为0.5%左右；另一部分游离存在，含量约0.4%，这部分碳水化合物98%为葡萄糖，其余为微量的果糖、甘露糖、阿拉伯糖、木糖和核糖。

4. 维生素

蛋中维生素含量十分丰富，且品种较全，包括所有的B族维生素、维生素A、维生素D、维生素E、维生素K和微量的维生素C。其中绝大部分的维生素A、维生素D、维生素E和大部分维生素B_1都存在于蛋黄中。

蛋中的维生素含量受到品种、季节和饲料的影响。散养禽类摄入含类胡萝卜素的青饲料较多，因而蛋黄颜色较深；集中饲养的鸡饲料中含有丰富的维生素A，但因为缺乏青叶类饲料，故蛋黄颜色较浅，但其维生素A含量通常高于散养鸡。

5. 矿物质

蛋中的矿物质主要存在于蛋黄部分，蛋清部分含量较低。蛋黄中含矿物质为1.0%～1.5%，其中钙、磷、铁、锌、硒等含量丰富。蛋中铁含量较高，但由于与蛋黄中的卵黄高磷蛋白结合而对铁的吸收具有干扰作用，因此蛋黄中铁的生物利用率较低，仅为3%左右。蛋中的矿物质含量受饲料因素影响较大。饲料中锌和硒的含量极显著地影响蛋中硒的沉积，锌和碘也对硒的沉积产生显著影响。饲料中硒含量上升，则蛋黄中硒含量增加，添加有机硒更容易在蛋黄中积累。添加碘不仅能提高硒的吸收和转化，还能使蛋中碘含量上升。通过添加硒和碘的方法可生产富硒鸡蛋和富碘鸭蛋。通过调整饲料成分，目前市场上已有富硒蛋、富碘蛋、高锌蛋、高钙蛋等特种鸡蛋或鸭蛋销售。

六、蛋类的合理利用

煎鸡蛋的维生素 B_1、维生素 B_2 损失率分别为15%和20%，而叶酸损失率最大，可达65%。煮鸡蛋几乎不引起维生素的损失。

在生鸡蛋蛋清中，含有抗生物素蛋白和抗胰蛋白酶。抗生物素蛋白能与生物素在肠道内结合，影响生物素的吸收，食用者可引起食欲不振、全身无力、毛发脱落、皮肤发黄、肌肉疼痛等生物素缺乏的症状；抗胰蛋白酶能抑制胰蛋白酶的活力，妨碍蛋白质消化吸收，故不可生食蛋清。烹调加热可破坏这2种物质，消除它们的不良影响；但是蛋不宜过度加热，否则会使蛋白质过分凝固，甚至变硬变韧，形成硬块，反而影响食欲及消化吸收。

蛋黄中的胆固醇含量很高，大量食用能引起高脂血症，是动脉粥样硬化、冠心病等疾病的危险因素；但蛋黄中还含有大量的卵磷脂，对心血管疾病有防治作用。因此，吃鸡蛋要适量。据研究，每人每日吃1~2个鸡蛋，对血清胆固醇水平既无明显影响，又可发挥禽蛋其他营养成分的功用。

拓展知识 ▶

酸乳的营养价值与保健功能

酸乳的原料是牛乳、蔗糖和乳酸菌发酵剂，不仅保存了牛乳中所有的营养成分，而且因经过发酵使营养素变得更容易被人体消化吸收，因此它在促进生长、改善营养方面的作用更为优越，是母乳之外最为优质的一种营养食品。经过发酵后，牛乳中的蛋白质被乳酸菌部分消化，其消化吸收率极高，甚至较大的婴儿也能放心食用酸乳。每天喝一杯酸乳，可为人体提供6g优质蛋白质，相当于一个鸡蛋。酸乳中的脂肪含量在0.5%~3%，每天喝一杯酸乳不会提高胆固醇和血脂。经过乳酸菌的作用，牛乳中的脂肪球更为细小，更易于小肠吸收。经过发酵后，还使牛乳中本来存在的抗癌物质共轭亚油酸含量增加，从而提高保健价值。牛乳本身就是B族维生素的宝库，乳酸发酵之后，B族维生素的含量有所提高，特别是维生素 B_{12}。同时，牛乳中的钙、磷溶解度也提高，吸收率大大改善。试验证明，酸乳是天然食品中钙吸收率最高的一种。每天喝一杯（250mL）酸奶，就能有助于改善膳食钙缺乏的问题。

任务四
水产品的营养特点

水产动物种类繁多，全世界仅鱼类就有 2.5 万~3 万种，海产鱼类超过 1.6 万种。水产食用资源与人类饮食关系密切，从巨大的鲸鱼到游动的小虾，许多都具有丰富的营养价值。这些丰富的海洋资源作为高生物价的蛋白、脂肪和脂溶性维生素来源，在人类的营养领域具有重要作用。在种类繁多的海洋动物资源中，可供人类食用、具有食用价值的主要有鱼类、鲸类、甲壳类、软体类和海龟类。

一、鱼类的主要营养成分

按照鱼类生活的环境不同，可以把鱼分为海水鱼（如鲱鱼、鳕鱼、狭鳕鱼等）和淡水鱼（如鲤鱼、鲑鱼）；根据生活的海水深度不同，海水鱼又可以分为深水鱼和浅水鱼。按体形不同，可以把鱼简单地分为圆形（如鳕鱼、狭鳕鱼）或扁形（普鳎、大菱鲆、太平洋鲽鱼）。水产品是营养价值较高的优质食品，其营养素的种类和含量与畜类、禽类有许多相似之处，但也有许多特点。有些珍贵水产品只因稀少而名贵，如鱼翅、海参等，但是所含氨基酸组成不平衡，缺乏色氨酸，蛋白质的营养价值不及一般鱼肉。部分水产品中（可食部分）主要营养素含量见表 2-7。

表 2-7　　部分水产品中（可食部分）主要营养素含量（每 100g）

食品种类	蛋白质/g	脂肪/g	维生素 A/mg	维生素 B$_1$/mg	维生素 B$_2$/mg	钙/g	铁/g	胆固醇/mg
黄鳝	18	1.4	50	0.06	0.98	42	2.5	125
青鱼	20.1	4.2	42	0.03	0.07	31	0.9	108
鲢鱼	17.8	3.6	20	0.03	0.07	53	1.4	99
鲫鱼	17.1	2.7	17	0.04	0.09	79	1.3	130
带鱼	17.7	4.9	29	0.02	0.06	28	1.2	76
黄鱼	17.7	2.5	10	0.03	0.10	53	0.7	86
海虾	16.8	0.6	—	0.01	0.05	146	3	117
虾皮	30.7	2.2	19	0.02	0.14	991	6.7	428
虾米	43.7	2.6	21	0.01	0.12	555	11	525
蛤蜊	10.1	1.1	21	0.01	0.31	133	109	156
海参（水浸）	5.0	0.1	—	—	0.03	240	0.6	50
墨鱼	15.2	0.9	11	0.02	0.04	15	1.0	226

（一）蛋白质

鱼类蛋白质含量为15%～20%，平均18%左右，分布于肌浆和肌基质，肌浆主要含肌凝蛋白、肌溶蛋白、可溶性肌纤维蛋白、肌结合蛋白和球蛋白；肌基质主要包括结缔组织和软骨组织，含有胶原蛋白和弹性蛋白质。肌纤维细短，结缔组织较少，较畜、禽肉鲜嫩，更易消化。鱼类蛋白质中含丰富的赖氨酸，特别适合儿童。氨基酸组成较平衡，与人体需要接近，利用率较高，生物价可达85～90。除了蛋白质外，鱼类还含有较多的其他含氮化合物，主要有游离氨基酸、肽、胺类、胍、季铵类化合物、嘌呤类和脲等。

（二）脂肪

鱼类脂肪含量为1%～10%，平均5%左右，呈不均匀分布，主要存在于皮下和脏器周围，肌肉组织中含量甚少。不同鱼种含脂肪量有较大差异，如鳕鱼含脂肪在1%以下，而河鳗脂肪含量高达10.8%。鱼类脂肪多由不饱和脂肪酸组成，一般占60%以上，熔点较低，通常呈液态，消化率为95%左右。不饱和脂肪酸的碳键较长，其碳原子数多在14～22，不饱和双键有1～6个，多为$n-3$系列。

（三）碳水化合物

鱼类碳水化合物的含量较低，约1.5%。有些鱼不含碳水化合物，如鲳鱼、鲢鱼、银鱼等。碳水化合物的主要存在形式是糖原。鱼类肌肉中的糖原含量与其致死方式有关，捕即杀者糖原含量高；挣扎疲劳后死去的鱼类，体内糖原消耗严重，含量降低。除了糖原之外，鱼体内还含有黏多糖类，按有无硫酸基分为硫酸化多糖和非硫酸化多糖，前者含硫酸软骨素、硫酸乙酰肝素、硫酸角质素；后者含透明质酸、软骨素。

（四）矿物质

鱼类矿物质含量为1%～2%，其中硒和锌的含量极为丰富，此外，钙、钠、氯、钾、镁等含量也较多，其中钙的含量多于禽肉，但钙的吸收率较低。海产鱼类富含碘，有的海产鱼每千克含碘500～1000μg，而淡水鱼每千克含碘仅为50～400μg。

（五）维生素

鱼油和鱼肝油是维生素A和维生素D的重要来源，也是维生素E（生育酚）的一般来源。多脂的海鱼肉也含有一定数量的维生素A和维生素D。维生素B_1、维生素B_2、烟酸等的含量也较高，而维生素C含量则很低。一些鱼制品中含有硫胺素酶和催化硫胺素降解的蛋白质，因此大量食用生鱼可能造成维生素B_1的缺乏。

二、虾、蟹的主要营养成分

虾、蟹与鱼类在生物学的形态结构上差异较大。鱼类属脊椎动物，虾、蟹、贝类属无脊椎动物，贝类又属软体动物，虾、蟹属节肢动物。虾、蟹在营养学上有某些相似之处，蛋白质含量丰富，脂肪含量较低，含有多种维生素，尤其是维生素 A、维生素 B_2 及烟酸含量较大，矿物质含量较高，以钙、磷、铁、锌较为突出，且消化吸收率高于一般的植物性食品。

（一）虾

虾分为淡水虾和海虾两大类。虾肉富含蛋白质，鲜虾含量在 18% 左右，脂肪和碳水化合物含量在 3% 左右。矿物质与维生素含量也丰富，以鲜海虾为例，每 100g 含硫胺素 0.01mg、核黄素 0.05mg、烟酸 1.9mg、维生素 E 2.79mg、钙 146mg、铁 3.0mg、磷 196mg。中医认为，虾有强壮补精的作用，与韭菜同炒，食后对肾亏、腰痛乏力有一定疗效。虾壳具有镇静作用，虾皮中矿物质含量丰富，每 100g 虾皮含铁 4.0mg。虾皮中钙含量达总量的 1% 左右，是少年儿童和老年人补钙的良好来源。此外，虾皮也含较多的碘。

（二）蟹

蟹可分为河蟹、海蟹、湖蟹等。蟹肉蛋白质含量较高，在 15% 左右；脂肪含量较低，为 2.6%~5.6%；碳水化合物含量为 5%~8%。矿物质如钙、锌、硒等和维生素含量也很高。蟹有散结化淤、通经脉、退诸热的功效，但脾胃虚寒者不宜食用。近年来研究发现，螃蟹还有抗结核作用。一般认为药用以淡水蟹为好，海水蟹只可供食用。蟹黄中含有大量的胆固醇，冠心病、高血压、动脉硬化、高脂血应少吃或不吃蟹黄，蟹肉也不宜多吃。

三、软体动物类的主要营养成分

软体动物按其形态不同，可以分为双壳类软体动物和无壳类软体动物两大类。双壳类软体动物包括蛤类、牡蛎、贻贝、扇贝等；无壳类软体动物包括章鱼、乌贼等。软体动物类含有丰富的蛋白质和微量元素，某些软体动物还含有较多的维生素 A 和维生素 E，但脂肪和碳水化合物含量普遍较低。蛋白质中含有全部必需氨基酸，其中酪氨酸和色氨酸的含量比牛肉和鱼肉都高。在贝类肉质中还含有丰富的牛磺酸，贝类中牛磺酸的含量普遍高于鱼类，其中尤以海螺、毛蚶和杂色蛤中为最高，每 100g 新鲜可食部中含有 500~900mg。软体动物微量元素的含量以硒最为突出，其次是锌的含量，此外还含有碘、铜、锰、镍等。

四、鱼类的合理利用

（一）防止腐败变质

鱼类因水分和蛋白质含量高，结缔组织少，较畜禽肉更易腐败变质，特别是青皮红肉鱼，如鲐鱼、金枪鱼，组氨酸含量高，一旦变质，可产生大量组胺，能引起人体组胺中毒。鱼类的多不饱和脂肪酸含量较高，所含的不饱和双键极易氧化破坏，能产生脂质过氧化物，对人体有害。因此打捞的鱼类需及时保存或加工处理，防止腐败变质。一般采用低温或食盐来抑制组织蛋白酶的作用和微生物的生长繁殖。低温处理有冷却和冻结 2 种方式：冷却是用冰冷却鱼体使温度降到 −1℃左右，一般可保存 5~15d；冻结是使鱼体在 −40~−25℃环境中冷冻，此时各组织酶和微生物均处于休眠状态，保藏其可达半年以上。用食盐保藏的海鱼，用盐量不应低于 15%。

（二）防止食物中毒

有些鱼含有极强的毒性，如河豚鱼，虽其肉质鲜嫩、味道鲜美，但其卵、卵巢、肝脏和血液中含有极毒的河豚毒素，若不加工处理，可引起急性中毒而死亡。

拓展知识 ▶

加热对鱼类蛋白质的影响

通常认为鱼水煮的加热方法最好，因为那样不流失蛋白质，同时在现在环境高污染以及农药过度使用的情况下，可以通过弃汤处理以去除部分有害物质。不过，部分维生素和矿物质也会溶解在汤里。其实，煎鱼、烤鱼都不会造成营养丧失，而且也容易消化。因为当用高温油炸时，鱼体表面的蛋白质因骤然受高热，变性速度加快，迅速凝固成一硬壳保护鱼肉中渗出的水分，从而能保持鱼肉鲜嫩；但需要注意的是，高温煎制或烤制时，如果温度过高会有 $N-$ 亚硝基化合物等有害物质产生。当然，烹饪鱼类最为常用，又最能保存蛋白质营养的方法是清蒸。一般新鲜鱼体肌肉的含水量较高，当鱼体受热到 60~80℃时，鱼肉的细胞膨胀，凝胶蛋白开始变性，蛋白质与水分子分离，部分水分渗出，这时蛋白质并未转化成固体蛋白质，所以比较松软。

任务五

调味品的营养特点

调味品、食用油脂、茶、酒、糖果和巧克力等其他食品，不仅是满足食物烹调加工以及人们饮食习惯的需要，而且也是补充人体营养素的一个重要途径，其中有些食品还具有重要的保健功能。了解这些食品的组成特点和营养价值等，对合理选择和利用这些食品具有重要意义。

一、调味品的分类

调味品是指以粮食、蔬菜等为原料，经发酵、腌渍、水解、混合等工艺制成的各种用于烹调调味、食品加工的产品以及各种食品的添加剂。

目前，我国调味品大致可分为如下 6 个大类。

（1）发酵调味品　这一类是以谷类和豆类为原料，经微生物的酿造工艺而生产的调味品，其中又包括酱油类、食醋类、酱类、腐乳类、豆豉类、料酒类等多个门类，每一门类又包括天然酿造品和配制品。

（2）酱腌菜类　包括酱渍、糖渍、糖醋渍、糟渍、盐渍等各类制品。

（3）香辛料类　是以天然香料植物为原料制成的产品，包括辣椒制品、胡椒制品、其他香辛料干制品及配制品等，还有大蒜、葱、洋葱、香菜等生鲜蔬菜类调味品。

（4）复合调味品类　包括固态、半固态和液态复合调味料。也可以按用途划分为开胃酱类、风味调料类、方便调料类、增鲜调料类等。

（5）其他调味品　包括盐、糖、调味油，以及水解植物蛋白、鲣鱼汁、海带浸出物、酵母浸膏、香菇浸出物等。

（6）各种食品添加剂　这一类是指为改善食品品质和色、香、味以及防腐和加工工艺的需要而加入食品中的化学合成或天然物质，包括味精、酶制剂、柠檬酸、甜味剂、酵母、香精香料、乳化增稠剂、品质改良剂、防腐剂、抗氧化剂、食用色素等。

二、酱油和酱类调味品的营养特点

酱油和酱是以小麦、大豆及其制品为主要原料，接种曲霉菌种，经发酵酿制而成。酱油品种繁多，可以分为风味酱油、营养酱油、固体酱油三大类。风味酱油中的日式酱油加入了海带汁、鲣鱼汁，另一些中式风味酱油加入了鸡精、鱼露、香菇汁、香辛料等，不仅增加鲜味，也使营养价值有所提高。营养酱油起步较晚，主要包括减盐酱油和铁强化酱油 2 类。铁强化酱油中添加了 EDTA 铁。固体酱油是将酱油真空浓缩后再加入食盐和鲜味剂制成的产品。酱类包括了以豆类和面粉、大米等为原料发酵制成的各种半固体咸味调味料。按照原料的不同，可分为以豆类为主制成的豆酱（大酱）、豆类和面粉混合制作的黄酱、以面粉为主的甜面酱、以蚕豆为主的蚕豆酱和豆瓣酱、大豆和大米制成的日本酱等。此外，在酱中加入其他成分可以制成各种花色酱，如加入肉末和辣椒的牛肉酱等。豆、麦等原料经过微生物和酶的作用，原料中的蛋白质降解生成氨基酸、多肽等含氮物质；淀粉分解为双糖和单糖；部分糖类发酵产生醇和有机酸，并进一步生成具有芳香气味的酯类；氨基酸与糖类通过美拉德反应生成芳香物质和类黑素，使其具有较深的颜色。酱油和酱的营养素种类和含量与其原料有很大的关系。

（一）蛋白质与氨基酸

酱油和酱的鲜味主要来自于含氮化合物，含量高低是其品质的重要标志。优质酱油的总氮含量多在 1.3%~1.8%，氨基酸态氮约为 0.7%。其中谷氨酸含量最高，其次为天门冬氨酸，这 2 种氨基酸均具鲜味。以大豆为原料制作的酱蛋白质含量比较高，可达 10%~12%；以小麦为原料的甜面酱蛋白质含量在 8% 以下；若在制作过程中加入了芝麻等蛋白质含量高的原料，则蛋白质的含量可达到20%以上。其氨基酸态氮与酱油中的含量大致类似，黄酱在0.6%以上，甜面酱在0.3%以上。

（二）碳水化合物和甜味物质

酱油中含有少量还原糖以及少量糊精，它们也是构成酱油浓稠度的重要成分。甜味成分包括葡萄糖、麦芽糖、半乳糖以及甜味氨基酸，如甘氨酸、丙氨酸、苏氨酸、丝氨酸、脯氨酸等。糖的含量差异在不同品种之间较大，从3%以下直到10%左右。黄酱中含还原糖很低，以面粉为原料的甜面酱糖含量可高达近20%，高于以大豆为原料的大酱。以大米为主料的日本酱的碳水化合物含量可达19%左右。

（三）维生素和矿物质

酱油中含有一定数量的 B 族维生素，其中维生素 B_1 含量在 0.01mg/100g 左右，而维生素 B_2 含量较高，可达 0.05 ~ 0.20mg/100g，烟酸含量在 1.0mg/100g以上。酱类中维生素 B_1 含量与原料含量相当，而维生素 B_2 含量在发酵之后显著提高，含量在 0.1 ~ 0.4mg/100g 之间，烟酸含量也较高，达 1.5 ~ 2.5mg/100g。此外，经过发酵产生了植物性食品当中不含有的维生素 B_{12}，对素食者预防维生素 B_{12} 缺乏具有重要意义。

（四）有机酸和芳香物质

酱油中有机酸含量约2%，其中60%~70%为乳酸，还有少量琥珀酸，其钠盐也是鲜味的来源之一。酱油的香气成分主体为酯类物质，包括醋酸乙酯、乳酸乙酯、乙酸丙酯、苯甲酸丙酯、琥珀酸乙酯等约40种酯类，此外还有醛类、酮类、酚类、酸类、呋喃类、吡啶类等共200余种呈香物质。

在烹调使用酱油时，虽然加热时间越长，酱的香味物质产生越多，但这样会使酱油内的氨基酸受到破坏，糖分焦化，营养价值降低。所以不宜过早将酱油倒入菜锅内长时间高温加热。

三、醋类调味品的营养特点

醋是烹调中最常用的调味品之一，也是采用发酵工艺制作的调味品。生产醋的原料是粮食、糖或酒，以醋酸酵母菌进行发酵。醋在生产过程中，其发酵液的成分是非常复杂的，特别是一些老陈醋，其成分更为复杂，除醋酸（含量3%~5%）外，还含有乳酸、琥珀酸、柠檬酸、苹果酸等有机酸，葡萄糖等糖类，以及一些酮类、酯类和氨基酸，具有浓醇、香甜、鲜美之气味和滋味，因而用它烹调食物，其价值不仅仅是含有一定营养物质，而且具有增进食欲、促进消化、防腐杀菌等重要功效。过咸、过甜或油腻的食品，只要加点醋或蘸醋吃，就可以降低咸味、减少油腻感。热烹调食品时，加点醋不但可以保护营养素减少破坏，而且能使菜肴鲜香扑鼻、脆嫩爽口；夏天吃凉拌菜、海鲜时，放点醋既能增加食欲、帮助消化，又可杀灭病原菌、预防肠道传染病的发生。醋作为调味品不仅有较高的食用价值，而且在防病治病方面也有重要的作用。醋可以软化血管、降低血压、降低胆固醇、预防心血管疾病。

四、鲜味类调味品的营养特点

鲜味类调味品最为常见的是味精和鸡精。鲜味是引起强烈食欲的可口滋味，食品中的鲜味主要来源于氨基酸、肽类、核苷酸和有机酸及其盐类。味精是最主要的鲜味调味品，它是咸味的助味剂，也有调和其他味道、掩盖不良味道的作用。味精即谷氨酸单钠结晶而成的晶体，是以粮食为原料、经谷氨酸细菌发酵生产出来的天然物质，作为蛋白质的氨基酸成分之一，存在于几乎所有食品当中。1987年联合国食品添加剂委员会认定，味精是一种安全的物质，除了2岁以内婴幼儿食品之外，可以添加于各种食品当中，其阈值浓度为0.03%，最适呈味浓度为0.1%~0.5%。

味精在以谷氨酸单钠形式存在时鲜味最强，二钠盐形式则完全失去鲜味。因而，它在pH6.0左右鲜味最强，pH < 6时鲜味下降，pH > 7时失去鲜味。北方地区饮用水呈碱性，因而略加少量醋可使食品的鲜味增强。谷氨酸单钠在碱性条件下受热可发生外消旋化失去鲜味，120℃以上加热时分子脱水生成焦性谷氨酸。

使用味精时需注意以下各项：第一应在菜肴临出锅前加入，以免加热过程中变成焦谷氨酸钠，失去鲜味，还具有一定毒性，而且最好局限在汤菜中使用；第二不能滥用、过量使用，如鱼、虾、肉等自身已含有鲜味物质，没有必要再使用味精。

五、盐的营养特点

咸味是食物中最基本的味道，而膳食中咸味的来源是食盐，也就是氯化钠。钠离子可以提供最纯正的咸味，而氯离子为助味剂。钾盐、铵盐、锂盐等也具有咸味，但咸味不正而且具有一定苦味。

食盐按照来源不同可以分为海盐、井盐、矿盐和池盐；按加工精度不同，可以分为粗盐（原盐）、洗涤盐和精盐（再制盐）。粗盐中含有氯化镁、氯化钾、硫酸镁、硫酸钙以及多种微量元素，因而具有一定的苦味。粗盐经饱和盐水洗涤除去其中杂质后称为洗涤盐，经过蒸发结晶可制成精盐。精盐的氯化钠含量达90%以上，色泽洁白，颗粒细小，坚硬干燥。

精制食盐经过调味或调配，可以制成各种盐产品。自1996年起我国普遍推广加碘食盐，其中每千克食盐当中加入碘20~50mg，可有效预防碘营养缺乏。低钠食盐当中加入1/3左右钾盐，包括氯化钾和谷氨酸钾等，可以在基本不影响调味效果的同时减少钠的摄入量。加入调味品制成的花椒盐、香菇盐、五香盐、加鲜盐等产品的营养价值与普通食盐基本一致。

盐每日必用，使用数量基本恒定，是营养强化的绝佳载体之一。目前已经开发出来的营养型盐制品包括钙强化营养盐、锌强化营养盐、硒强化营养盐、维生素 A 盐等及复合元素强化盐，还有富含多种矿物质的竹盐等。但其中钙和锌的强化数量较低，按每日摄入 8g 食盐计算，低于每日推荐摄入量的 1/3。

食盐不仅提供咸味，也是食品保存中最常应用的抑菌剂。每一类食品都具有被普遍认同的食盐浓度。在食品加工当中，单独食用的食物食盐浓度较低，与主食配合食用者则相对较高；低温或常温环境食用的食物食盐浓度较低，高温环境食用者则食盐浓度较高。此外，食盐浓度也需要与甜味剂、酸味剂、鲜味剂的浓度相协调。

健康人群每日摄入 6g 食盐即可完全满足机体对钠的需要。摄入食盐过量，与高血压病的发生具有相关性。由于我国居民平均摄盐量远高于推荐数值，因此在日常生活当中应当注意控制食盐数量，已经患有高血压病、心血管疾病、糖尿病、肾脏疾病和肥胖等疾病的患者应当选择低钠盐，并注意调味清淡。

一个需要注意的问题是，咸味和甜味可以相互抵消，在 1%~2% 的食盐溶液中添加 10% 的糖，几乎可以完全抵消咸味，因而在很多感觉到甜咸两味的食品当中，食盐的浓度要比感觉到的水平更高。另一方面，酸味则可以强化咸味，在 1%~2% 的食盐溶液中添加 0.01% 的醋酸就可以感觉到咸味更强，因此烹调中加入醋调味可以减少食盐的用量，从而有利于减少钠的摄入。

六、糖和甜味剂的营养特点

食品中天然含有的各种单糖和双糖都具有甜味，其中以果糖最高，蔗糖次之，乳糖最低。日常使用的食糖主要成分为蔗糖，是食品中甜味的主要来源。蔗糖可以提供纯正愉悦的甜味，也具有调和百味的作用，为菜肴带来醇厚的味觉，在炖烧菜肴中还具有促进美拉德反应而增色增香的作用。

食品用蔗糖主要分为白糖、红糖 2 类，其中白糖又分为白砂糖和绵白糖 2 类。白砂糖纯度最高，达 99% 以上；绵白糖纯度仅为 96% 左右，此外还有少量还原糖类，其吸湿性较强，容易结块。红糖含蔗糖 84%~87%，其中含水分 2%~7%，有少量果糖和葡萄糖以及较多的矿物质，其褐色来自羰氨反应和酶促褐变所产生的类黑素。除蔗糖之外，很多小分子碳水化合物都能够提供甜味，也广泛地应用于食品当中。其中果糖和葡萄糖的甜味有清凉感，这是由于它们具有较大的负溶解热，可以带走口腔中的能量所致。果糖、葡萄糖、乳糖、麦芽糖等甜味来源具有和蔗糖相等的能量值，其中由于果糖甜度高于蔗糖，达到同样甜度时能量低于蔗糖。

木糖醇、山梨醇、甘露醇等糖醇类物质为碳水化合物加氢制成，为保健型甜味剂，不升高血糖，不引起龋齿，然而保持了糖类的基本物理性质，已经广泛应用于糖尿病病人、减肥者食用的甜食，以及口香糖、糖果等食品当中。

现代食品工业经常使用淀粉水解生产的淀粉糖产品代替蔗糖提供甜味，其中主要包括淀粉糖浆和果葡糖浆。淀粉糖浆也常称玉米糖浆，是淀粉不完全水解的产物，其中含有糊精、麦芽糖、葡萄糖。水解程度用葡萄糖当量（DE 值）来表示。果葡糖浆是淀粉糖浆中一部分葡萄糖异构为果糖所得的产品，以不同果糖含量来表示其甜度。此外，一些低聚糖也成为食用甜味剂的一部分，如帕拉金糖、低聚果糖、低聚麦芽糖等。

七、油脂的营养特点及合理利用

根据来源不同，食用油脂可分为植物油和动物油。常见的植物油包括豆油、花生油、菜籽油、芝麻油、玉米油等；常见的动物油包括猪油、牛油、羊油、鱼油等。

（一）油脂的营养特点

油脂是甘油和不同脂肪酸组成的酯。植物油含不饱和脂肪酸多，熔点低，常温下呈液态，消化吸收率高；动物油以饱和脂肪为主，熔点较高，常温下一般呈固态，消化吸收率不如植物油高。植物油脂肪含量通常在 99% 以上，此外还含有丰富的维生素 E，少量的钾、钠、钙和微量元素。以菜籽油为例，每 100g 中含脂肪 99.9g、维生素 E 60.89mg、钾 2mg、钠 7mg、钙 9mg、铁 3.7mg、锌 0.5mg、磷 9mg。

动物油的脂肪含量在未提炼前一般为 90% 左右，提炼后，也可达 99% 以上。动物油所含的维生素 E 不如植物油高，但含有少量维生素 A，其他营养成分与植物油相似。

（二）油脂的合理利用

植物油是必需脂肪酸的重要来源，为了满足人体的需要，在膳食中不应低于总脂肪来源的 50%。动物油的脂肪组成以饱和脂肪酸为主，长期大量食用，可引起血脂升高，增加心脑血管疾病的危险性，因此在高血脂病人中要控制食用。

植物油因含有较多的不饱和脂肪酸，易发生酸败，产生一些对人体有害的物质，因此不宜长时间存储。动物油脂虽然不如植物油容易发生酸败，但存储时间也不宜过长，一般存储温度在 0℃ 时，可保存 2 个月左右；在 −2℃ 时，可保存 10 个月左右。

油脂应避免高温长时间加热，烹制菜肴时应尽量中温制作，油温过高会产生过多的有害物质。对炸制食品的用油，应尽量做到，常清理，定期更换。

八、饮料类的营养特点

饮料按其是否含有酒精分为酒精饮料和非酒精饮料，通常酒精饮料是指各种酒类，非酒精饮料被称为软饮料。

（一）酒的分类及营养特点

1. 白酒

白酒的主要成分是乙醇（酒精）和水（约占总量的98%），但乙醇不是酒的主要营养成分，也不是酒的有害成分。酒精在体内氧化可产生能量，每升约产热7kcal。白酒中除含酒精及酯类（乙酸、乳酸、乙酸乙酯、丁酸乙酯、乳酸乙酯、异戊醇等）等物质外，还含有少量的甲醇、醛类、杂醇油及微量元素铅等，这些成分都能对人体健康造成危害。

2. 黄酒

酿造黄酒的主要原料是糯米、粳米和黍米，酒色泽橙黄，因此称之为"黄酒"。黄酒中的酒精含量为10%~20%。除主要成分水和乙醇外，还有麦芽糖、葡萄糖、糊精、甘油、含氮物、酯类、有机酸、氨基酸、无机盐及少量醛、微量的高级醇和一定数量的维生素等。因此，黄酒不仅风味独特，而且有较高的营养价值。

3. 啤酒

啤酒是以大麦芽和大米为主要原料，配以有特殊香味的啤酒花，经发酵而制成的一种含二氧化碳的低酒精含量饮料。啤酒的酒精含量一般不超过4%。啤酒中含有丰富的营养物质。据测定，啤酒中含有17种氨基酸，人体所必需的8种氨基酸在啤酒中都有；14种维生素，主要有维生素 B_1、维生素 B_2、维生素 B_6 和维生素 B_{12}；多种无机盐，如钾、钠、钙、磷、镁等；还有糖类，如果糖、葡萄糖、麦芽糖和糊精；另外还含有脂肪酸、醇、醛、酮、酯等。啤酒的发热量较高，1L啤酒可产生760kcal热量，相当于成年人每天需要热量的1/3，并且其中的营养物质极易被人体吸收，故享有"液体面包"之称。啤酒饱含二氧化碳，它遇热挥发，可带走体内部分热能而消暑解渴。啤酒花含有挥发油、苦味素、树脂、单宁等，具有强心、健脾、利尿、镇静等医疗作用。

4. 果酒

果酒是用新鲜的植物果实直接发酵、压榨酿制而成的一种低度酒，酒精含量一般在20%以下。葡萄酒在果酒中占主要地位，不仅色泽诱人，味道鲜美，而且含有多种维生素、微量元素、葡萄糖、果糖等糖类和多种氨基酸，营养价值较高。1L葡萄酒可产生600~1000kcal热量。此外，果酒中还含果胶质和各种有机酸，能增进食欲。

（二）非酒精饮料的分类及营养特点

1. 茶叶

至今的研究表明，茶叶大约由300种化学物质所组成，大多数是有益于人体健康的营养素，有十几种与人体健康关系密切。

（1）茶多酚　茶多酚又称茶单宁、茶鞣质，是茶叶所含的一类多酚类化学物质的总称，在茶叶中的含量为10%~20%。茶多酚有增强毛细血管弹性的作用，还有解毒、杀菌、帮助消化、抗辐射、防癌变等功能。

（2）蛋白质和氨基酸　目前一般认为红茶中蛋白质含量高，为茶叶干质量的15%~30%。绿茶中氨基酸的含量比较高，含有十多种氨基酸，人体必需氨基酸几乎都包含在内。

（3）脂多糖　脂多糖是构成茶叶细胞壁的大分子复合物，其含量为3%左右。植物脂多糖可以提高人的免疫能力，对于抗辐射、改善造血功能等也都具有一定作用。

（4）维生素　茶叶加工方法不同，其中保留的维生素含量也有所区别。绿茶的维生素含量要高于红茶。绿茶中含有丰富的维生素C、维生素A和胡萝卜素，红茶中维生素E、维生素K的含量相对比较高一些，B族维生素的含量二者相差不多。

（5）矿物质　茶叶中所含的微量元素丰富，其中锰、锌、铜、铁的含量比一般植物还要高些，而且茶叶中的元素大多能够速溶到水中，所以喝茶是补充人体微量元素的有效方法。

（6）芳香物质　茶叶的香气有一部分来自其自身的芳香族化合物，如茉莉花素、紫罗兰酮等，这些挥发性物质约占茶叶干质量的0.6%，有去腻消食的作用。

（7）生物碱　茶叶中的生物碱包括咖啡碱、茶碱和可可碱，它们能够兴奋中枢神经，增强大脑皮质的兴奋过程，还有强心、利尿等药理效用。

此外，茶叶中还含有一定量的果胶质和纤维素等。

2. 咖啡

咖啡是一种营养比较丰富的饮料，含有脂肪、蛋白质、碳水化合物、无机盐、粗纤维、多种维生素等营养素，此外还有咖啡因、单宁酸、生物碱等对人体有一定益处的成分。咖啡因可以兴奋人的中枢神经系统，有提神的作用，但长期饮用也会产生一定的依赖性，也就是人们所说的"上瘾"。

3. 矿泉水

矿泉水是指含有一定数量的矿物盐、微量元素或二氧化碳气体，在通常情况下，其化学成分、流量、水温等在动态波动范围内相对稳定的地下水。纯正的矿泉水指采于无污染的泉水或地下水，水质不同于普通自来水，其中含有丰富的对人体有益的微量元素，如锶、硒等，属于绿色食品，经常饮用有益于健康。对矿物泉水的质量要求是：每升矿泉水中必须含有对人体有益的各种矿物质1000mg以上，含游离二氧化碳250mg以上，不得含有对人体有害的致病菌类，无污染、无重金属。

4. 果汁

果汁是用新鲜水果压榨而成的饮料，市场上常见的果汁饮料有橘子汁、柠檬汁、橙汁、桃汁、葡萄汁、苹果汁、梨汁等。果汁营养十分丰富，富含各种维生素、矿物质、碳水化合物，并含有少量的蛋白质和脂肪；但果汁中的添加剂对人体是有害的。

5. 可乐型饮料

所谓可乐型饮料是指含有焦糖、可乐香精的碳酸饮料。将植物提取液、食用酸、焦糖、白砂糖及可乐原液（或香精）搅匀，再充入适量的碳酸水，即可制出风味独特的可乐型饮料。由于味道独特，人们对其有所偏爱，但几乎没有营养价值。可乐型饮料要适量饮用，婴幼儿和孕妇最好不要喝可乐，因为可乐型饮料大多要外加纯咖啡因配兑，其中的咖啡因会威胁他们的健康，人们对此还有许多争议，慎重为好。

拓展知识

每日盐的摄入量

食盐是维持人体正常生理活动必不可少的物质。食盐的主要成分是氯化钠。氯化钠是人体必需的电解质，人在长期不吃盐或吃盐很少时，血液中的钠、钾、氯等电解质离子比例失调时，轻者使人疲乏无力、厌食嗜睡、消化不良；重者导致呕吐、抽搐、昏迷不醒、心律失常等症状。钠对神经冲动的传导、蛋白质与碳水化合物的新陈代谢起着极为重要的作用，氯能帮助人体某些酶发挥作用，因此，食盐是维持人体酸碱平衡、调节神经和肌肉活动等必不可少的营养成分。然而，食盐也并非多多益善。

那么，盐吃多少才恰到好处？营养学家的建议是每人每天摄入5g为宜。不过要注意酱油里有盐、咸菜里有盐、早餐吃的咸鸭蛋也有盐，这里的盐都要算。所以若说一天5g盐，对一般市民而言，实在也难掌握，营养学家恐怕也不能把家里的厨房变成化学实验室来测定一天到底能吃多少盐。不过中国营养学会做过调查，我国北方居民每人每天摄入食盐15～18g，南方居民10～12g，按这个调查，我们起码要将现在的用盐量减半才行。

复习思考题

一、名词解释

1. 麦胶蛋白　　　2. 生物效价　　　3. 坚果
4. 炼乳　　　5. 可乐型饮料　　　6. 茶多酚

二、单项选择题

1. 谷类碳水化合物主要为（　　），含量在70%以上。
　　A. 淀粉　　B. 蛋白质　　C. 纤维素　　D. 维生素
2. 大多数坚果含（　　）较高。
　　A. 脂肪　　B. 蛋白质　　C. 水分　　D. 维生素
3. 在畜肉中，（　　）的脂肪含量最高。
　　A. 猪肉　　B. 牛肉　　C. 羊肉　　D. 鸡肉
4. 下列选项中，营养价值较高的是（　　）。

A. 初乳　　　　　B. 常乳　　　　　C. 末乳　　　　　D. 异常乳

5. 牛乳中的糖类物质绝大部分都是（　　　）。

A. 果糖　　　　　B. 乳糖　　　　　C. 葡萄糖　　　　D. 半乳糖

6. 下列原料中，每100g中含钙最高的是（　　　）。

A. 鸡蛋　　　　　B. 鲑鱼　　　　　C. 虾皮　　　　　D. 牛乳

7. 制作菜肴时，酱油的正确使用方法是（　　　）。

A. 长时间高温加热　　　　　B. 短时间高温加热

C. 长时间低温加热　　　　　D. 短时间低温加热

8. 下列选项中，（　　　）的蛋白质含量最高。

A. 猪里脊肉　　B. 猪五花肉　　C. 奶脯　　　　D. 后臀尖

三、多项选择（至少选择两项）

1. 下列属于小麦蛋白质的是（　　　）。

A. 球蛋白　　　　　　　B. 清蛋白　　　　　　　C. 谷蛋白

D. 麦胶蛋白　　　　　　E. 麦谷蛋白

2. 下列说法正确的有（　　　）。

A. 蔬菜含丰富的维生素，除维生素 C 外，一般叶部含量比根茎部高。

B. 蔬菜含丰富的维生素，除维生素 C 外，一般嫩叶比枯叶高

C. 蔬菜含丰富的维生素，除维生素 C 外，一般深色的菜叶比浅色的高

D. 蔬菜含丰富的维生素，除维生素 C 外，一般枯叶比嫩叶高

E. 蔬菜含丰富的维生素，除维生素 C 外，一般根茎含量比叶部部高

3. 蛋黄中性脂肪的脂肪酸中，以不饱和脂肪酸油酸含量最为丰富，主要有（　　　）。

A. 亚油酸　　　　　　　B. 硬脂酸　　　　　　　C. 棕榈酸

D. 棕榈油酸　　　　　　E. 花生四烯酸

4. 大豆的蛋白质含量一般为35%左右，由（　　　）组成。

A. 球蛋白　　　　　　　B. 清蛋白　　　　　　　C. 谷蛋白

D. 醇溶蛋白　　　　　　E. 胶原蛋白

四、简答题

1. 简述谷类的主要营养成分。

2. 谷类合理利用的方法有哪些？

3. 简述大豆类食物原料的营养特点。

4. 简述豆类及其制品的合理利用方法。

5. 简述蔬菜类食物原料的主要营养成分。

6. 简述蔬菜类食物原料的合理利用方法。

7. 简述禽畜肉类的主要营养成分。

8. 简述乳类及其制品的主要营养成分。

9. 如何合理利用乳类及其制品？

10. 简述鱼类的主要营养成分。

11. 我国常见调味品的种类有哪些？

12. 简述酱油及酱类调味品的营养特点。

13. 简述油脂的营养特点。

14. 如何合理利用油脂？

15. 简述茶叶的主要营养成分。

五、能力训练题

1. 结合儿童的身体特点及营养需求，列出一份能满足其营养需求的食物单（原材料）。

2. 在我国不少地方，都有孕妇坐月子要吃"鸡蛋茶"（水煮荷包蛋）的饮食习俗，而且有的人一次能进食 10 枚之多，这种饮食方法是否合理？她们又该以哪些食物为主呢？

项目三

▼

烹 饪 营 养

【知识理论】

1. 了解烹饪的概念、产生历史、风味菜系及食物的烹调方法。
2. 理解营养素在烹饪中所发生的变化，掌握烹饪对食物营养价值的影响规律。
3. 掌握在烹饪中采用工艺手段保护营养素，提高食物营养价值的方法。

【技能目标】

1. 能根据食物原料的自身特点，合理选择适合的烹调方式。
2. 能说出保护该食物中营养素的注意点。

案例导入 ▶

川菜怎么吃出营养？

很多人吃川菜就是奔着一个"辣"字去的，那么，如何在满足口腹之欲的同时，还能吃得健康呢？

国际烹饪大师屈浩认为，一方水土养一方人，传统的川菜太重口味、重油、高盐、偏麻辣，四川因为地域原因，湿气重，多吃一些麻椒和辣椒对身体很好，但是北京的气候偏干燥，多吃麻辣对身体也不利。

对餐饮企业来说，最好能够入乡随俗。乔杰建议，川菜到了外地，由于地理环境、气候条件的差异，最好也能适合当地人的口味，适当做一些改良，不必一味讲究正宗。尤其是北京、上海等大都市，外来人口比较多，更应慢慢淡化本菜系的特点。比如说，在保持了烹饪方式、调味原则的基础上，将麻辣程度降低；菜品在烹饪过程中要少用猛火爆炒、高温油炸等方法；菜品的搭配做到营养均衡；红油川菜将逐渐减少，取而代之的是少油分、鲜辣味的新川菜。

对消费者来说，尽量做到膳食合理搭配。杨力建议，像辣子鸡、毛血旺等辣椒较多的川菜，不妨搭配吃一些白萝卜。因为萝卜属于凉性，既能解辣，还能顺气。如果点了水煮鱼等含油较多的川菜，最好同时点一盘凉拌豆腐或凉拌黑木耳，清火又刮油。"苦"味食物更是油腻、麻辣的天敌，首推苦瓜，不管是凉拌、素炒还是煲汤，都能达到去油清火的目的。屈浩则建议，吃完麻辣的川菜后，不妨点一碗棒面粥，通过摄入粗粮来增加粗纤维，可以促进消化。在川菜火锅中，肠子、毛肚等内脏类食品比较常见，但它们往往胆固醇很高，应尽量少摄取。吃火锅时，不妨在油碟里加一点醋，就不会觉得太辣了。

在饮品上，冰冻的酸梅汤和乌龙茶是吃川菜时的最佳搭档。酸梅汁的酸味有中和作用，可减低食物的辛辣。乌龙茶里面有些成分对消除油腻很有帮助，也可以促进消化。吃完川菜后的直接后果是嗓子疼、上火，所以餐后，不妨配合菊花茶化解一下。

最后，需要提醒的是，对不善吃辣的北方人来说，吃辣应该适量，一周或两周一次就够了。吃辣后，餐后多补充草莓、猕猴桃等富含维生素 C 的水果，以淡化辛味食物对身体的不利影响。

任务一
中国饮食文化认知

中华文明史为 5000 年，而中国烹饪史却源于 50 多万年前，有着丰富的文化底蕴和一脉相承的历史渊源。在这浩瀚的历史长河中，炎黄子孙世代生息繁衍，共同创造了光辉灿烂的中华民族文化，是世界文化的重要组成部分。而作为中华民族文化重要组成部分的饮食文化，可以说，是在我们祖先文明伊始便追随着她前进的脚步，逐渐发生、发展并趋向丰富繁荣的。

一、中国烹饪的起源与发展

（一）中国烹饪的萌芽阶段——原始社会

据考古证明：距今 50 多万年前北京人居住的龙骨山洞穴里，有许多烧过的野兽骨骼和植物种子，这说明北京人已懂得用火，而且掌握了保存火种的本领。火的使用，是人类熟食的前提，熟食是人类发展的前提。火的使用和熟食的出现，标志着中国烹饪的诞生。中国烹饪在原始社会阶段可划分为火烹、石烹、陶烹 3 个阶段。

人类学会用火，改变了"茹毛饮血"的历史，开始了"燔黍捭豚"。人类学会用火后最先采用的烹调方法是将食物架在火上燔烤、炙和把食物埋在火灰里烫煨等。这个阶段称火烹，火烹是直接用火对食物进行加工，不经过中间介质，加热成熟的过程。

其次利用的烹饪方法是焗、石煮、烙、炮等，这就是原始烹饪的第二阶段称为石烹，石烹是用石头（石板或小石块）作为介质，将食物加热成熟的过程。

距今11000年左右，中国出现了陶器，陶器的出现使中国烹饪出现了飞跃，严格意义上的煮和蒸便产生了，这是中国原始烹饪的最高阶段。陶烹是将食物放入陶器中加热，使食物成熟的过程。

综观中国原始社会烹饪的3个阶段，具有烹饪方法原始、器具类型少、调味单一、经历时间长的特点，"火食之道始备"，为中国烹饪的健康发展奠定了基础。

（二）中国烹饪的奠基阶段——奴隶社会

奴隶社会从夏朝建立开始，至春秋战国时期覆灭。历经商朝、西周共1500年左右。奴隶制的确立、发展和强盛，给农业和手工业带来了大发展的机遇，特别是烹煮器、食器、酒器、乐器、礼器的大量制造，为中国烹饪带来了勃勃生机。

综观中国奴隶社会的烹饪，对中国烹饪来说具有划时代意义。继陶烹时代之后，中国烹饪器具进入了金属制品（青铜器）时代。烹饪的基础理论基本产生，《吕氏春秋》《周礼》《礼记》《仪礼》《论语》《黄帝内经》等书均有关于烹饪方面的论述。筵宴初具规模，饮食市场形成，礼乐侑食，王室膳食制度完善，饮食服务明确。烹饪名人辈出，"鼎鼐之材"、"调和鼎鼐"的名厨时有出现，夏的少康、商的伊尹、周的姜尚、春秋的易牙等，都是这一时期的烹饪大家。在商周时代，奴隶主生活奢侈，人类生活开始由饱暖向礼仪文化方面升华，在饮宴中不但呈现珍馐罗列，味列九鼎，歌舞齐乐的豪华场面，而且陈列编钟，敲出井然有序的乐曲，这就是古代"钟鸣鼎食"的饮宴文化。

这一时期，对中国烹饪起到重要影响的还有儒家学派的创始人——孔子。孔子，名丘，字仲尼，鲁国陬邑（今山东曲阜东南）人，春秋末期著名思想家、政治家、教育家，被历代封建帝王尊为"先哲"、"圣人"。孔子对饮食的理论论述主要集中在以下几个方面：择料精细、割烹得宜；食能以时，谨和五味；饮食养生，平衡膳食；讲究卫生、重视礼仪。孔子倡导的饮食观对中国烹饪的影响极其深远，中国烹饪能争雄世界，享誉海外，中国能成为"烹饪王国"正是儒家文化的正统思想，赋予中国菜肴以博大、宽厚、堂堂正正、味醇、技法纯正、多彩等特点，使中国烹饪显示了高层次深刻的文化哲学的内涵。

中国奴隶社会的烹饪，无论烹饪原料、烹饪工具还是烹饪工艺、烹饪人员等诸方面都有了巨大进步，从实践到理论都给予了比较全面的总结。中国烹饪在以后的发展中无论是物质系统的构成还是传统观念的形成，都能在这一时期找到它们的根源。

（三）中国烹饪的发展阶段——封建社会

1. 中国封建社会初期的烹饪

中国封建社会初期的烹饪是指从公元前 475 年到公元 577 年 1000 多年间的中国烹饪。在这一时期，诸子百家争鸣，在论政的同时，对烹饪的理论和实践予以完整的论述，可谓集烹饪之大成，对中国烹饪有了较科学的认识。

铁制烹饪工具出现于春秋战国时期，到西汉得到了普及，铁制刀具、铁锅为中国烹饪传统工艺的定型立下了汗马功劳。铁锅使炒成为中国烹饪中最具特色的烹调方法之一；刀具为中国烹饪的刀工工艺臻于精绝。

综观中国封建社会初期的烹饪，仓廪实则知礼节，衣食足则知荣辱。烹饪原料不断增加，来源扩大；铁制烹饪工具为烹饪工艺又一次带来了飞跃；烹饪实践有了较大的发展，烹饪理论也进入了大发展时期，食谱及烹饪专著大量出现；食疗保健理论体系建立。在这 1000 多年里，中国烹饪有了务实、科学、全面的发展。

2. 中国封建社会中、后期的烹饪

从隋灭陈统一中国（589 年）到元亡（1368 年），近 800 年是中国烹饪的发展时期。明清时期是中国烹饪的成熟时期，是中国烹饪完全确立期，也是传统风味流派体系完全确立期，更是传统烹饪理论体系的完全确立期，从元朝灭亡（1368—1840 年）到中国进入半封建半殖民地时期的近 400 年间，中国传统烹饪、风味流派和传统烹饪理论已臻成熟。

（1）中国传统烹饪体系完全确立

①烹饪原料进一步完善并开拓创新。明代开始，我国引进了一些新的农作物，如马铃薯、番茄、玉米等都是在明朝引进的，新农作物的引进给人民的生活产生了巨大的影响，也给中国烹饪带来了新原料。

②烹饪工具系统由全部手工工具构成，包括炉灶、灶上、案、案上及其他配套工具等，至晚清完全建立。

③烹饪技艺进一步提高。据陶文台先生考证，明代万历年间，烹调方法已有 100 多种，这些烹调方法比较全面，且有创新。至清末中国烹饪体系完全确立，烹调工具、工序齐备，各环节操作规范化。这一手工工艺系统形成后至今基本没有大的变化。

（2）传统烹饪理论体系完全确立　至清末，烹饪专著及农书、类书、通书、笔记、医书、文学作品中的烹饪资料相当丰富，像明代韩奕的《易牙遗意》、宋栩的《宋氏养生部》、宋公望的《宋氏尊生部》、高濂的《饮馔服务笺》、张岱的《老饕集》、清代曹寅的《居常饮馔录》、朱彝尊的《食宪鸿秘》、顾仲的《养小录》、李化楠的《醒园录》、袁枚的《随园食单》、无名氏的《调鼎集》等宏篇巨著。从食谱到理论，终于走向成熟。

（3）传统风味流派体系完全建立　至清末，地方风味流派、民族风味流派、医疗保健风味流派，从民间菜到宫廷菜、从市肆菜到宫府菜、从民族菜到寺院菜等风味流派完全形成以鲁、川、淮扬、粤"四大帮口"为主的地方风味菜。鲁菜以历史悠久、注重内涵、选料讲究、刀工精细、调和得当、工于火候、烹调技法全面、精于制汤、擅烹海鲜、宴席丰盛完美、五味调和百味香而傲立于世；川菜以取材广泛、注重调味、菜式丰富多样、适应性强、擅烹山珍江鲜、擅用三椒、重麻辣鱼香、一菜一格、百菜百味而雄居世界；淮扬菜以选料鲜活细嫩为佳，注重刀工和火候，追求本味，清鲜平和，色彩艳丽，浓淡相宜，清心悦目，造型美观，生动逼真，别致新颖，卷、包、酿、刻等工艺独到，而闻名于世；粤菜以选择广博、菜肴讲究清爽鲜嫩、调料风味独特、烹调方法和调味方式自成一格、南国风情独特而靡声海外。

（4）筵席文化前所未有的兴盛　自唐朝筵席规格扩大后，明朝的筵席达到了顶峰。在明朝，封建的中央集权制得到进一步强化，经济得到恢复和发展，农业和手工业都超过了前代水平。明朝中期由于商品经济的发展，在江南等地出现了资本主义萌芽，对饮食业的发展起到了促进作用。

清代中叶各地筵席繁杂，菜品多样，有以头菜定格的宴会，也有民间的便席，名目繁多。仅满汉全席因地区不同、场合不同，其程式、菜品、种类也都有所不同。满汉全席是清代烹调技术及筵席的代表作，入席菜品最多时达 200 余种，这时的达官显宦，豪绅巨贾，饮食争逐，沿习成风，往往为一席之资，耗费百千，所用原料，取精用宏，争奇斗胜，满汉全席，盛行一时。席中珍品无奇不有，佳肴美馔，罗列满盘。据周光武同志考证，满汉全席为 288 种，四川的满汉全席一般为 64 种，扬州的满汉全席一般为 110 种，山东的满汉全席一般为 78 种。

总之，这一时期的中国烹饪传统风味流派体系、传统烹饪体系、传统烹饪理论体系完全确立，形成了"杯盘罗列争奇艳，酒席繁杂食满汉"的局面。

（四）中国烹饪开始走向世界——近现代

从鸦片战争开始至中华人民共和国成立近一个世纪的历史发展中（1840—1949 年），中国社会处在内外交迫时期，政治腐败，西方列强加强了对中国的侵略，同时西方文化也趁虚而入，中国的烹饪技术随之亦传向世界各国。

与此同时西方现代科学的蓬勃发展，中国西学兴起。国人开创了以西学研究中国烹饪之先列，出版烹饪专著近百种，先后出版了《清稗类钞》《食品化学》《食品成分表》《饮食与健康》《实用饮食学》《微生物学》等。西方的食品、食品科学和新式的食品加工技术也大量传入中国。

总之这一时期的中国烹饪，随着民族饮食工业的兴起，并大举进军世界各国，在国际上得到了极高的声誉，烹饪王国的雏形已经显现，中国的饮食之道，举世赞叹，为中国烹饪进一步发展奠定了坚实的基础。

（五）中国烹饪发展的新阶段——现代

中华人民共和国建立以后，随着社会主义建设的发展，中国烹饪也步入了新的发展时期。从 20 世纪 60 年代起，中国烹饪改变了几千年以师代徒的个人传艺方式，出现了专门的学校教育，将中国烹饪教育纳入了正规学校教育的轨道。随着烹饪教育的发展，中国烹饪由专门技术传授向科学、艺术、文化教育的方向发展。

特别是改革开放以来，中国烹饪进入了大总传、大交流、大竞争、大融洽、大发展、大提高的时期，党和国家非常重视中国烹饪的发展。烹饪专业的职业教育，从职业中学、技工学校、中专到专科、本科的院校应运而生。扬州大学还计划招收烹饪专业的研究生，一些经济发达的省份建立了自己的烹饪研究所，将中国烹饪提高到科学研究的新阶段。特别是中国加入 WTO 后，经中国烹饪带来了无限的发展空间和机遇。由于社会的进步，科学的发展，技术的改进，人民生活节奏的加快，新技术、新工具、新原料、新调味品的不断增加，促使中国烹饪向着简捷、实用、重口味，重花色、重营养、讲卫生的方向发展。

中央电视台及各烹饪团体经常举办烹饪大赛，促进烹饪的大发展。各风味流派在传统烹饪的基础上，合理烹调、科学调配科学加工，注重口味，最大限度地保护营养素，使菜肴、面点等食品既有良好的色、香、味、形，良好的质地，又符合营养卫生要求，利于消化和人体吸收。烹调工作者采用合理洗涤、科学切配、沸水焯料、上浆挂糊、勾芡保护、适当加醋、酵母发酵、急火快炒等保护营养素的措施，使菜肴、面点在色、香、味、形、器具佳的前提下，突出菜肴的味及质地、营养卫生，使中国烹饪的七大属性，至此完成。

总之，随着中国经济的发展，各级烹饪研究机构的成立；随着烹饪教育的不断发展和完善，烹饪科技的应用，中国烹饪将会更加迅速地发展和提高，各风味流派将百花齐放，争奇斗艳，将中国烹饪的百花苑装点得绚丽多彩。

拓展知识 ▶

中国烹饪宴席的顶峰——满汉全席

满汉全席，满清宫廷盛宴，既有宫廷菜肴之特色，又有地方风味之精华；突出满族菜点特殊风味，烧烤、火锅、涮锅几乎不可缺少的菜点，同时又展示了汉族烹调的特色，扒、炸、炒、熘、烧等兼备，实乃中华菜系文化的瑰宝和最高境界。满汉全席原是清代宫廷中举办宴会时满人和汉人合做的一种全席。满汉全席上菜一般起码 108 种（南菜 54 道和北菜 54 道），分 3 天吃完。满汉全席菜式有咸有甜，有荤有素，取材广泛，用料精细，山珍海味无所不包。

二、烹饪的概念

（一）烹饪的含义

烹，作烧煮加热解；饪，作成熟解；烹饪合称意思是加热食物使之成熟。狭义的烹饪专指饭菜的制作；广义的烹饪指将主食、副食的原料，由生到熟加工生产的过程。

（二）烹饪与烹调的联系与区别

烹，即加热烹炒；调，即配料调味；烹调合称意思是加热使食物成熟并调味。烹调与烹饪在生活中常被混用，但它们的含义是不同的。"烹饪"广义的解释是泛指各种饭菜变熟的整个过程，而原料的选择、初步加工、切配等都是为"烹饪"做准备的，为"烹饪"服务的。所以，从原料选择、初步加工、切配开始，再根据各种不同制品的不同要求，进行各种不同的操作，形成一个体系，这就称为"烹饪"。相对来说，"烹调"的含义就窄得多了，简单地说："烹调"是指副食品加工而言，是副食品加工的简称。烹与调是菜肴制作密不可分的2个环节，"烹"就是加热处理，就是火候；"调"，就是调味。因此，"烹调"是烹饪学中的一个重要组成部分。

（三）烹饪的作用

烹饪作用一般可分以下几个方面。

1. 杀菌消毒

生的食物原料，尤其是蔬菜的叶壁，不论怎样新鲜干净，也都常会带有一些细菌或寄生虫，如不杀死，人食后易导致食物中毒或食源性疾病。细菌、寄生虫多不耐高温，一般在80℃左右即可以杀灭，因此，烹饪是杀菌消毒的有效措施。

2. 使生变熟

烹调可以使主、辅料和调料受热后发生质的变化，即由生变熟。各种食物原料大都要通过烹调才能成为可食的菜肴。

3. 促进营养成分分解，利于消化吸收

凡是食物原料都含有一定的营养成分，食物中的营养成分须经过烹饪变化或分解，才能利于人体消化吸收。烹调能促进食物原料中营养成分的分解，如：淀粉遇湿热可发生糊化，有利于淀粉的分解；蛋白质遇热，可变性凝固，变性后的蛋白质易于分解成氨基酸利于人体吸收；脂肪加热可水解成脂肪酸和甘油等。烹调不仅能减轻人体消化的负担，而且能提高食物的消化率。

4. 调节色泽，增加美感

烹调可以使原料色泽更加美观，如叶菜类加热后会变得更加碧绿、鱼片会更加洁白、虾会呈鲜红色彩等。如配上各种调料、配料，色彩更美观。还有些原料，如鱿鱼、腰子等经花刀处理后，通过烹制可成为各种美丽的形态，给人以美的享受。

5. 调和滋味，促进食欲

生的食物原料都各有一种特殊的味道，有的味道是不适合人的口味要求的，尤其是鱼、羊的腥膻味，更为人们所讨厌。通过烹调，呈味发生变化，加上调味品在加热中互相"扩散"、"渗透"、相互影响等作用，会使一些腥膻异味或许多单一味变为人们所喜欢的复合美味，从而促进食欲，如糖醋鱼、蘑菇鸡等。

6. 调剂汁液，促使菜肴丰润

食物原料在加热中，有一部分水分溢出被蒸发，使主、辅料变为不饱和状态。这样，在烹制中加入鲜汤和调味品，就容易被吸入主、辅料内使菜肴口味更加鲜美。当然要科学地掌握菜肴在烹制过程中添加鲜汤和调味的最佳时间。

三、中国菜肴"八大菜系"之说

中国是一个餐饮文化大国，长期以来在某一地区由于地理环境、气候物产、文化传统以及民族习俗等因素的影响，形成有一定亲缘承袭关系、菜点风味相近、知名度较高、并为部分群众喜爱的地方风味著名流派称作菜系。其中，鲁、川、粤、闽、苏、浙、湘、徽享称为"八大菜系"，即山东菜、四川菜、广东菜、福建菜、江苏菜、浙江菜、湖南菜、安徽菜。

（一）鲁菜（山东菜）

山东古为齐鲁之邦，海鲜水族、粮油牲畜、蔬菜果品、昆虫野味一应俱全，为烹饪提供了丰富的物质条件。八大菜系之首当推鲁菜。鲁菜，历史悠久，影响广泛，是中国饮食文化的重要组成部分。原料多选畜禽、海产、蔬菜，善用爆、熘、扒、烤、锅、拔丝、蜜汁等烹调方法，偏重于酱、葱、蒜调味，善用清汤、奶汤增鲜，口味咸鲜。鲁菜又可分为济南风味、胶东风味和孔府菜几个地方风味。济南风味（指济南、德州、泰安一带）代表菜品有清汤燕窝、奶汤蒲菜、葱烧海参、糖醋黄河鲤鱼、九转大肠、油爆双脆、锅烧肘子等；胶东包括福山、青岛、烟台、威海一带，代表菜品有油爆海螺、清蒸加吉鱼、扒原壳鲍鱼、靠大虾、炸蛎黄等；孔府菜由家常菜和筵席菜组成，家常菜是府内家人日常饮食的菜肴，代表菜有诗礼银杏、一卵孵双凤、八仙过海闹罗汉、孔府一品锅、神仙鸭子、带子上朝、怀抱鲤、花篮桂鱼、玉带虾仁、油发豆莛、红扒鱼翅、白扒通天翅等。

（二）川菜（四川菜）

川菜以成都、重庆 2 个地方菜为代表，选料讲究，规格划一，层次分明，鲜明协调，在我国烹饪史上占有重要地位，它取材广泛，调味多变，菜式多样，口味清鲜醇浓并重，以善用麻辣著称，并以其别具一格的烹调方法和浓郁的地方风味，融会了东南西北各方的特点，博采众家之长，善于吸收，善于创新，享誉中外。川菜系也是一个历史悠久的菜系，其发源地是古代的巴国和蜀国。据《华阳国志》记载，巴国"土植五谷，牲具六畜"，并出产鱼盐和茶蜜；蜀国则"山林泽鱼，园囿瓜果，四代节熟，靡不有焉"。当时巴国和蜀国的调味品已有卤水、岩盐、川椒。宫保鸡丁、鱼香肉丝、开水白菜、大蒜豆瓣桂鱼、怪味兔丝、夫妻肺片、鱼香烘蛋、怀胎豆腐、菠萝银耳羹、回锅肉、麻婆豆腐、水煮牛肉等均是川菜中的代表性菜肴。

（三）粤菜（广东菜）

粤菜由广州、潮州、东江3个地方风味菜点组成，是起步较晚的菜系，但它影响深远，港、澳以及世界各国的中菜馆多数是以粤菜为主，因此有不少人，特别是广东人，认为粤菜是八大菜系之首。粤菜注意吸取各菜系之长，烹调技艺多样善变，用料奇异广博。在烹调上以炒、爆为主，兼有烩、煎、烤，讲究清而不淡、鲜而不俗、嫩而不生、油而不腻，有"五滋"（香、松、软、肥、浓）、"六味"（酸、甜、苦、辣、咸、鲜）之说。时令性强，夏秋尚清淡，冬春求浓郁。粤菜著名的菜点有鸡烩蛇、龙虎斗、烤乳猪、太爷鸡、盐焗鸡、白灼虾、白斩鸡、烧鹅、蛇油牛肉等。

（四）闽菜（福建菜）

闽菜又称福建菜，最早起源于福建福州闽侯县，在后来发展中形成福州、闽南、闽西3种流派。福州菜淡爽清鲜，重酸甜，讲究汤提鲜，擅长各类山珍海味，闽南菜包括泉州、厦门、漳州一带，讲究作料调味，重鲜香；闽西菜包括长汀及西南一带地方，偏重咸辣，烹制多为山珍，带有山区风味。故此，闽菜形成三大特色，一长于红糟调味，二长于制汤，三长于使用糖醋。? 闽菜中的代表性菜肴有佛跳墙、太极明虾、醉糟鸡、炒西施舌、荔枝肉、沙茶焖鸭块、鸡汤氽海蚌、淡糟炒竹蛏、太极芋泥、莲蓬过鱼、太平燕、当归面筋、鹭江彩丝鸡、无火鸡、酥鱿鱼丝、西湖醋鱼等。

（五）湘菜（湖南菜）

湘菜是以湘江流域、洞庭湖地区和湘西山区等地方菜发展而成。它制作精细、用料广泛、口味多变、品种繁多，其特点是：油重色浓，讲求实惠，在品味上注重酸辣、香鲜、软嫩。在制法上以煨、炖、腊、蒸、炒诸法见称。煨、炖讲究微火烹调，煨则味透汁浓，炖则汤清如镜；腊味制法包括烟熏、卤制、叉烧，著名的湖南腊肉系烟熏制品，既作冷盘，又可热炒，或用优质原汤蒸；炒则突出鲜、嫩、香、辣，市井皆知。著名代表菜有海参盆蒸、腊味合蒸、组庵鱼翅、石锅鱼、毛家火焙鱼、祁阳笔鱼、酸辣笔筒鱿鱼、宝塔香腰、毛家红烧肉、口蘑汤泡肚、藜蒿炒腊肉、红煨羊蹄花、东安鸡等。

（六）苏菜（江苏菜）

苏菜即江苏菜，由扬州菜、南京菜、苏州菜、镇江菜组成。其味清鲜，咸中稍甜，注重本味，在国内外享有盛誉。江苏为鱼米之乡，物产丰饶，饮食资源十分丰富。著名的水产品有长江三鲜（鲥鱼、刀鱼、鮰鱼）、太湖银鱼、阳澄湖清水大闸蟹、南京龙池鲫鱼以及其他众多的海鲜品。优良佳蔬有太湖莼菜、淮安蒲菜、宝应藕、板栗、鸡头肉、茭白、冬笋、荸荠等。名特产品有南京湖熟鸭、南通狼山鸡、扬州鹅、高邮麻鸭、南京香肚、如皋火腿、靖江肉脯、无锡油面筋等。

江苏菜的特点是：用料广泛，以江河湖海水鲜为主，刀工精细，烹调方法多样，擅长炖焖煨焐；追求本味，清鲜平和；菜品风格雅丽，形质均美。

著名的"镇扬三头"(扒烧整猪头、清炖蟹粉狮子头、拆烩鲢鱼头)、"苏州三鸡"(叫花鸡、西瓜童鸡、早红桔酪鸡)以及"金陵三叉"(叉烤鸭、叉烤桂鱼、叉烤乳猪)都是其代表之名品。

苏菜著名的菜肴有清汤火方、鸭包鱼翅、松鼠桂鱼、西瓜鸡、盐水鸭、清炖甲鱼、大煮干丝、文思豆腐、水晶肴肉、清炖狮子头、松鼠鳜鱼等。

(七)浙菜(浙江菜)

谚曰:"上有天堂,下有苏杭"。浙江省位于我国东海之滨,物产丰富,素有江南鱼米之乡之称。浙江依山傍水,盛产山珍野味、鱼虾水产。特产有富春江鲥鱼、舟山黄鱼、金华火腿、杭州油乡豆腐皮、西湖莼菜、绍兴麻鸭、越鸡和酒、西湖龙井茶、舟山的梭子蟹、安吉竹鸡、黄岩蜜橘等。

浙菜主要有杭州、宁波、绍兴、温州4个流派所组成。杭州菜以爆、炒、烩、炸为主,工艺精细,清鲜爽脆;绍兴菜讲究香酥绵糯、原汤原汁,轻油忌辣,汁浓味重;宁波菜以"鲜咸合一",蒸、烤、炖制海味见长,讲究嫩、软、滑,注重保持原汁原味,色泽较浓;温州菜以海鲜入馔为主,口味清鲜,淡而不薄,烹调讲究"二轻一重",即轻油、轻芡、重刀工。

浙菜系主要名菜有西湖醋鱼、东坡肉、赛蟹羹、家乡南肉、干炸响铃、荷叶粉蒸肉、西湖莼菜汤、龙井虾仁、杭州煨鸡、虎跑素火腿、干菜焖肉、蛤蜊黄鱼羹、叫化童鸡、香酥焖肉、丝瓜卤蒸黄鱼、三丝拌蛏、油焖春笋、虾爆鳝背、新风蟹誉、雪菜大汤黄鱼、冰糖甲鱼、蜜汁灌藕、嘉兴粽子、宁波汤团、湖州干张包子等数百种。

(八)徽菜(徽州菜)

徽菜也称徽州菜。徽州,包括今天安徽黄山市、绩溪县及江西婺源县。徽州处于2种气候交接地带,雨量较多、气候适中,物产特别丰富。徽菜的主要特点:烹调方法上擅长烧、炖、蒸,而爆、炒菜少,重油、重色,重火功。主要名菜有火腿炖甲鱼,红烧果子狸、腌鲜鳜鱼、黄山炖鸽等上百种。清蒸石鸡、香菇盒、问政山笋、双爆串飞、虎皮毛豆腐、香菇板栗、杨梅丸子、凤炖牡丹、双脆锅巴、徽州圆子等。

拓展知识 ▶

"四大菜系" 还是 "八大菜系"

菜系是指在一定区域内,由于气候、地理、历史、物产及饮食风俗的不同,经过漫长历史演变而形成的一整套自成体系的烹饪技艺和风味,并被全国各地所承认的地方菜肴。除了"八大菜系"外,还有"四大菜系"之说。有两种说法,第一种:山东菜、四川菜、江浙菜、广东菜;第二种:山东菜、四川菜、淮扬菜、广东菜。两种说法都有各自道理,其实,二者只是对区域的说法不同,并无本质区别。如川菜代表西南地区,鲁菜代表北方地区,江浙菜代表华东地区,粤菜代表华南地区。每一个菜系都有自己的特色和优劣势，并在一定的区域内流行，试图分出菜系孰优孰劣或到底是四个还是八个是没有意义的。

任务二

食物烹饪方法及其对食物营养价值的影响

中国烹饪源远流长，在数千年的漫长岁月中，历代厨师和百姓通过交流、积累、钻研，最终发明和创造了举世闻名的众多烹饪方法。据《中国烹饪辞典》统计，全国各地所有菜肴烹饪方法（含方法相同但名称不同的）有467种，常用的有炒、爆、熘、烤、炸、炖、焖、煨、蒸、煮、涮等。依据传热介质的不同，可以把烹饪方法分为以油传热的烹调法、以水传热的烹调法及其他传热介质的烹调法。以油传热的烹调法有炒、煎、炸、熘、爆（油爆）等；以水传热的烹调法有煮、烧、焖、炖、烩、爆（水爆）、炝、酱、卤等；其他传热介质的烹调法有烤、烘、烙等。传热介质也多种多样，空气、泥巴、食盐、石子等均可能出现。下面对各类烹饪方法进行简单介绍。

一、中餐烹饪方法介绍

（一）以油为传热介质的烹调法

烹饪中作为导热介质的油，主要有植物性的花生油、豆油、菜籽油、色拉油和动物性的牛油、猪油、羊油、黄油等。猪油、植物油的分解温度在 $250 \sim 290℃$，黄油、人造黄油的分解温度在 $140 \sim 180℃$，因此通过控制油温，可得到烹调所需的各种温度。油的导热系数小，加热快，传热迅速。由于油的疏水性，含水的物料加热时表层不易溶化而形成较致密的保护层，起到固形持水的作用。以油为传热介质的烹调法制成的菜肴在色香味形方面具有独特特点：颜色层次丰富，鲜艳光润；有特有的脂香和复合香味；味道浓郁醇厚，口感丰富，有滑、嫩、爽、脆、酥、松、软等。

1. 炒

炒是目前最基本的烹调方法之一；即将食物切成小件，连同调味料放入烧热油的铁锅中迅速翻搅制熟的手法。炒可以分为软炒、生炒。软炒是将生材料剁成茸泥状，再加入调味料及高汤搅拌成粥状，倒入热油锅中，以锅铲不停推炒，并加入适量的色拉油，一直炒至材料凝结，呈现堆雪状的一种炒法；生炒又称煸炒，主料多以生料为主，且不勾芡，直接放入热油锅中以大火快炒至五、六分熟时，再加入其他配料及调味料，快速炒熟即可。

2. 煎

煎是烧热铁锅，放入少许生油，然后将食物平摊紧贴在锅中，利用慢火热油使食物的表面呈金黄色及致熟的烹调方法。依据是否在原料表面挂糊拍粉，煎又可以分为清煎和软煎。软煎是将主料用调味料腌拌入味，均匀沾裹蛋糊或面粉糊，以小火热油煎熟的一种煎法；清煎在原料表面不附着糊。煎也可以结合其他的烹调方法，如煎烹，是将主料大火煎至略熟，再加入高汤及调味料烹煮入味成熟的一种煎法。

3. 炸

炸也是最常用的烹调方法之一，指将食物放入大量的热油中制熟至脆并上色的烹调手法。炸的火力一般较旺，油量也大。油与原料之比在 4:1 以上，炸制时原料全部浸在油中。根据原料在油炸前是否挂糊，可将炸分为清炸和挂糊类炸两大类。挂糊类炸是在原料上裹附由淀粉、蛋液等原料组成的糊再进行炸制。炸制品具有味香、外酥脆里鲜嫩的特点。

4. 熘

熘是北方烹调术语，近乎粤菜的"打芡"，即酸甜的汁水用生粉勾芡令酥炸过的食物滑嫩可口的烹调方法。

5. 爆

爆是用水或油及其他传热介质迅速致熟的方法，可分为油爆、芫爆、汆爆、葱爆、爆炒等。其中的油爆方法一般是先将原料切好焯水，再经油冲，然后再用调料爆锅，加入原料及对好的汁水，翻炒后包芡，装盘即成。

（二）以水为传热介质的烹调法

常压下，水的沸点是 100℃，因此，水传热烹调法温度较低，更容易控制烹调温度。水的比热、潜热非常大，导热系数是油的 2 倍以上，因此加热较快，传热迅速，热量渗透性较强。以水为传热介质加热时，物料中的水溶性成分会溶解在水中，这既会导致物料营养素流失，也可以加以利用，从而制作鲜美可口的汤。水传热法制成的菜肴原色原味，口感可鲜嫩，可酥烂醇厚。加上各种调味料的使用，也可以变化出各种口味。

1. 蒸

蒸是以水蒸气作为传热介质的烹调方法，是将原料（生料或经初步加工的半成品）装入盛器中，加好调味品和汤汁或清水（有的菜肴不需加汤汁或清水，而只加调味品）后上笼，将笼置于沸水锅上加热使菜肴成熟的烹调方法。蒸制菜肴根据用料不同，可分为清蒸、粉蒸等。

2. 烧

烧是指用火将汤汁略收干并将汤汁中的物料加热成熟入味的烹调方法，可分为红烧和白烧。红烧是将主料先煮、炸或煎至略熟，加入酱油及其他调味料烹调，使烧煮出的菜色多呈现酱红色的一种烹调方法；白烧不加酱油。

3. 焖

焖是指将质韧的物料放入锅中，加入适量的汤水，盖上盖并利用文火烧煮至软烂及制熟的烹调方法。

4. 炖

炖是指将食物和清水或汤水放入有盖的容器中，加盖，再利用文火直接加热或水蒸气的热力制熟并得出汤水的烹调方法。北方菜系中炖是指用大量汤水及文火将食物炊软炊熟的烹调方法。一般炖可分为不隔水炖法、隔水炖法和蒸炖法。其中不隔水炖法是用文火直接加热容器；隔水炖法是把烫去腥污的原料，放入瓷制成陶制的缸内，加调味品及汤汁，并用纸封上缸口，把缸放在水锅内（锅内的水需低于钵口，以滚沸水不浸入为度），盖紧锅盖，不使漏气，用旺火烧，使锅内的水滚沸，约3h即可炖好。这种炖法可使原料的鲜香味不易散失，制成的菜肴香鲜味足，汤汁清澄。蒸炖法是把装好原料的密封缸放在沸滚的蒸笼上蒸炖，其效果与不隔水炖基本相同。

5. 烩

烩是指用适量的汤水将多种肉料和蔬菜一同炊煮的烹调方法。

6. 爆（水爆）

水爆类原料不挂糊，不过油，不勾芡。原料用沸水氽透，再浇上兑好的汤汁。

7. 炝

炝就是先把经过刀工处理的原料用沸水稍烫一下或用油稍滑一下，然后滤去水分或油分，炝入以花椒油为主味的调味品，最后拌和成菜的一种技法。

8. 酱

酱是将材料以酱油或豆瓣酱、甜面酱等一起腌渍入味，再将材料及腌渍的汤汁一起放入锅中，以小火慢熬至卤汁收干的一种烹调方法。

9. 卤

卤是将材料氽烫去腥后，放入调好的卤汁中，以小火慢煮致熟，并使卤汁能完全渗透入材料中的一种烹调方法。

此外，煨、氽、涮、熬、煲等也属于水传热的烹调法，与上面所介绍的烹调方法有相似之处，不再赘述。

（三）其他烹调方法

除了以水和油为传热介质制熟的烹调方法之外，还有许多传热介质多元化、热量传递形式多样化的烹调方法，如利用明火直接加热食物或通过辐射传热、空气对流传热、传导方式传递热量等方式制熟的烹调方法，如烤、烘、焗、焙、石烹等。当然，博大精深的中国烹饪中还有许多不需加热的烹调方法，如生拌、醉、糖渍、烟和熏、生炝等。现挑选部分介绍如下。

1. 烤

烤就是将切块并腌渍入味的原料放在铁架上，置于敞口式炉火或密闭烤箱内制熟的烹调方法。北方菜系用来替代"明火烧"的旧意，故有"南烧北烤"

之说。

2. 焗

焗是指利用灼热的粗盐等将用锡纸或玉扣纸等包封好的食物在密封的条件下制熟的烹调方法。用密封的条件受热致熟的烹调方式有时也称为焗。

3. 焐

焐指食物经腌制后，用荷叶等包裹，再用湿泥或面图裹封，置入炭火中致熟的烹调方法。

4. 烘

烘指点心或食物调好味或加工好后置入烘炉中致熟的烹调方法。

5. 拌

拌是将原料处理成丝、片、条，直接以调味料腌拌的一种烹调方法。

6. 醉

醉是利用大量的烧酒使原料入味或致熟的烹调方法。

7. 烟和熏

烟是指用茶叶或香辛料在密封情况下点燃，利用产生的热烟将食物致熟并赋入特殊风味的烹调方法。熏有干熏与湿熏之分，干熏类似烟，湿熏是食物用鲜花或绍酒等赋入香味的烹调方法。

8. 生炝

生炝是指利用酒、醋、食盐等调味料及葱、姜、蒜、胡椒粉等香辛料腌拌原料，使原料入味并达到可食用状态的烹调方法。

拓展知识▶

"蒸煮炖焖"比"煎炸熘炒"更好吗？

在营养学上，许多观点支持水传热烹调法优于油传热烹调法，这其实是不科学的。首先，烹调方法的优劣要看针对的人群。炸制品富含油脂和热量，对于肥胖的人群是极为不利的；但是对于营养不良或处于极端环境下急需补充热量的人来说，热能含量高又变成了优势。所以，烹饪方法没有先天的优劣之分。其次，没有错误的烹调方法，只有错误操作烹调方法的厨师。同样是炸法，在使用糊浆保护、合理控制油温的情况下，炸制成品应该说是符合安全与营养原理的；但如果厨师不控制油炸温度和时间，无所顾忌，那么就会制作出垃圾食品。因此，任何烹调方法的使用，都应该遵循营养、安全的原理要求。

二、烹调方法对食物营养价值的影响

烹饪方法的采用，使得植物性原料的细胞壁被破坏，有利于人体消化吸收其中的营养素；动物性原料中的蛋白质变性凝固，部分分解成氨基酸和多肽类，增加了菜肴的鲜味。此外，芳香物质的挥发、水溶性物质的浸出，使食品具有了鲜美的滋味和芳香的气味。但是，由于烹饪方法和加热时间的不同，菜肴中的营养素数量和种类发生了一系列的变化，这对烹饪后菜肴的营养价值也造成了一定的影响。下面作简要介绍。

（一）以油传热为主的烹调方法对食物营养价值的影响

此类烹调方法最高烹调温度可高达290℃，高温对各类营养素均有影响，尤其是对食物中的热能密度，对其中所含的蛋白质、维生素等影响巨大。

1. 炸

油炸食品可增加脂肪含量，增加食物的热能值，使食物在胃内停留时间长，不易消化，饱腹作用强。高温油炸对B族维生素破坏较大，并可使蛋白质严重变性，脂肪发生一系列反应，使食物营养价值降低。此影响与食物与油的接触方式及油炸温度有关。食物直接接触热油，则炸制对营养价值的破坏更甚；食物上浆、挂糊后，油炸对营养价值的影响减小。油温越高，营养价值的破坏越甚。试验证明，油温在150～200℃时，维生素的保存率较高。此温度下，油炸里脊，维生素B_1可保存86%，维生素B_2可保存95%。油温高于280℃时，脂肪的聚合反应和分解作用加强，产生对人体有害的低级酮和醛类，使脂肪味感变差，肉中蛋白质焦化，产生强烈的致癌物。因此，温度的控制是油炸菜肴制作的关键。

2. 煎、贴、塌

煎、贴、塌都是用较少油量遍布锅的底部作为传热介质的烹饪技法。将原料加工成扁形或厚片，用小火将原料煎至两面金黄，使表层蛋白质变性形成薄膜；淀粉糊化后又失水结成硬壳。因此，食品内部的可溶性物质流失较少。像鱼香虾饼、锅贴鸡片、锅塌豆腐等菜肴，吃时外酥里嫩，美味多汁。由于原料传热性不好，为防止出现外熟里生的现象，对选料、刀工、温度、时间等应严格要求。

3. 炒、爆、熘

炒、爆、熘的菜肴，通常以油作为传热媒介，烹调时火力较猛，时间短，对各类营养素的保存非常有利，特别适合蔬菜类、嫩肉类菜肴烹调。除蔬菜以外，挂糊或上浆是不可缺少的工序，此工序对菜肴的口感、口味和营养价值均有良好影响。原料表面裹上稀薄的蛋清和淀粉，与热油接触以后，表面形成一层保护膜，且加热时速度快、时间短，其中的水分、风味物质和营养素不易损失，可保持菜肴的鲜嫩；而淀粉和某些动物原料中含有的谷胱甘肽，在加热条件下放出硫氢基，起到保护维生素C的作用。

（二）以水传热为主的烹调方法对食物营养价值的影响

水传热为主的烹调方法相对于油传热烹调方法来说，具有温度低、烹调时间长的特点。温度低对营养素的破坏作用小，但随着加热时间的延长，营养素的损失率逐渐增加。另外在烹调过程中，原料中的营养素常常溶解于水中，如果不加以合理利用，则造成营养素流失。

1. 烧

烧过的动物性原料其中的蛋白质、多糖类发生水解，产生氨基酸、肽及低聚糖类，使菜肴不仅口感好，而且易消化，如红烧肉、干烧鳜鱼等。汤汁中水溶性的维生素 B_1、维生素 B_2、Ca、P 含量也较为丰富，要一同食用。

2. 煮、蒸

原料在煮制时，其中所含的蛋白质、脂肪酸、无机盐、有机酸和维生素浸入汤中，因此应注意汤汁的合理利用。煮米饭的米汤、面条汤、饺子汤，含有较多的淀粉和 B 族维生素，做捞米饭、捞面，吃面条饺子应同时喝汤，还可以开发出米汤煮泥鳅、米汤泡酸豆角等菜肴；煮生肉的肉汤虽然汤色浑浊，但只要长时间加热后舀去漂浮的血沫，汤色就会变得澄清，而且具有鲜美的滋味，可用于清汤或用于其他菜肴烹制。

蒸制原料与水汽处于基本密闭的锅中，成菜原汁原味、原形原样、柔软鲜嫩，所以菜肴中的浸出物及风味物质损失较少，营养素保存率高，且容易消化，清蒸武昌鱼、小笼蒸牛肉等就是典型的例子。但对于蔬菜而言，长时间蒸制易破坏维生素 C，因而宜采用粉蒸的方式成菜。

3. 氽、涮

氽与涮都是以水作为传热媒介，把加工成丝、条、丸子或者薄片的小型原料放入烧沸的汤水锅中，短时间加热的方法。如氽西施舌、涮肥牛、涮羊肉等菜式，由于原料在沸水中停留的时间极短，所以减少了水溶性的钙、铁、锌、硒、维生素 B_1、维生素 B_2、维生素 B_5 及蛋白质的流失，最大限度地保证了原料的鲜嫩。对于蔬菜而言，在火锅汤中涮烫后迅速食用能很好地保存维生素 C，但是一定要烫透再吃，防止寄生虫的污染。

4. 炖、焖、熬、煨

炖、焖、熬、煨以水作为传热媒介，通常选料较大，火力较小，加热时间很长，成菜时具有熟软或酥烂的特点，适合老年人、孕妇、母乳期的妇女食用。尤其是芸豆炖猪蹄、蚝油焖乳鸽、熬黄花鱼、瓦罐煨鸡汤等菜肴，原料肌肉组织中的氨基酸、多肽等溶解于汤汁中，利于增鲜；结缔组织中坚韧的胶原蛋白质在长时间加热后完全水解成可溶的明胶，利于消化；骨骼组织中的钙质与维生素 D、有机酸类发生反应，利于吸收；脂肪组织中的脂肪酸则可以与料酒中的乙醇发生反应生成酯类物质，利于增香。值得注意的是，加入的植物性的配料往往含有较多的维生素 C、维生素 B_1 等，要注意投放时间，防止被破坏。

（三）其他烹调方法对食物营养价值的影响

1. 熏、烤

熏、烤原料受到高热空气作用，表面形成一层硬壳，内部浸出物流失较少；但因烤炉温度高、烤制时间长，导致脂肪和维生素 A、维生素 E 损失较大。烟熏食品虽然具有其特殊的风味，但是熏烟中含有的酚类对食物中的维生素具有破坏作用，熏烟中的一种致癌物（3，4－苯并芘）会大量在食物中残留。因此，从安全和营养的角度，建议此类方法少用或采用液体烟熏水来制作菜肴。

2. 生拌、醉、生炝

此类烹调方法不需加热，对营养素的破坏作用小。除生鱼类含硫胺素分解酶，对硫胺素具有破坏作用之外，此类烹调方法对维生素具有较好的保存率。但食物中未经加热，部分营养素的吸收率低，如番茄红素、蛋白质等。同时，此类烹调方法应严格注意卫生，从选料、加工各工序严格控制，如果在制作时，未按照科学的制作流程处理，也可能造成微生物或寄生虫感染。

拓展知识 ▶━━━━━━━━━━━━━━

新工艺让 "垃圾食品" 焕发生机

有人把烟熏、烧烤食品称为"垃圾食品"，这种认识现在也应该改变了。这些食物毕竟有很好的色、香、味，能给予人们美好的享受，所含的脂肪、蛋白质、碳水化合物也是人类的必需营养素。更重要的是，现在已经发展出科学的熏、烤工艺。如，现在发展出冷烟熏和液体烟熏工艺，通过对熏烟的过滤，去除了其中的致癌物3，4－苯并芘，使我们能享受熏制品风味；同时又避免了摄入过多致癌物。现在流行的韩式烧烤，用锡箔纸隔阻食品与热源，杜绝了来自热源的污染；同时，传统的碳烤逐渐被电烤或红外线烤所代替，热源的变化，有效减少了致癌物污染。可以说新工艺让烟熏、烧烤食品变得更加有利于健康了。当然，我们应该提倡"避害兴利"，对此类食品不要常吃或一次吃得太多；在吃油炸、烟熏、烧烤食品的同时，应多吃蔬菜或水果。

任务三
烹饪与营养素保护

一、营养素在烹饪中的变化

（一）蛋白质在烹饪中的变化

1. 蛋白质变性

天然蛋白质分子具有复杂的空间结构，它决定了蛋白质的特性。蛋白质受到外界各种因素的影响，而破坏其空间结构的化学键后，会使有规则的螺旋、球状等空间结构变为无规则的伸展肽链，从而使蛋白质原有的特性也随之发生变化。具有生理活性的蛋白质变性后则失去活性，这就是蛋白质变性的实质。蛋白质变性的类型根据引起变性的原因不同，而有热变性和其他变性之分。

（1）蛋白质热变性 蛋白质在烹饪中的热变性具有很大的温度系数，在等电点时可达600左右，即温度每升高10℃，蛋白质变性的速度是原来的600倍。利用蛋白质的高温度系数，可采用高温瞬间灭菌，加热破坏食物中的有毒蛋白，使之失去生理活性。在加工蔬菜、水果时，先用热水烫漂，可使维生素C氧化酶或多酚氧化酶变性而失活，从而减少加工过程中维生素C由于酶促氧化的损失和酶促褐变。

在烹饪中采用爆、炒、涮等方法，由于进行快速高温加热，加快了蛋白质变性的速度，原料表面因变性凝固、细胞孔隙闭合，从而原料内部的营养素和水分不会外流，可使菜肴的口感鲜嫩，并能保住较多的营养成分不受损失。经过初加工的鱼、肉在烹制前有时先用沸水烫一下，或在较高的油锅中速炸一下，也可达到上述目的。例如，在制作干烧鱼时，先将鱼放入热油中，炸成七成熟后，再放入加有调味品的汤烧制，不仅鱼肉鲜嫩可口，而且形优色美，诱人食欲。

（2）蛋白质其他变性 除了高温之外，酸、碱、有机溶剂、振荡等因素也会引起蛋白质变性，并均可在烹饪中得到应用。

蛋白质的pH处于4以下或10以上的环境中会发生酸或碱引起的变性，例如在制作松花蛋时，就是利用碱对蛋白质的变性作用，而使蛋白和蛋黄发生凝固；酸乳饮料和乳酪的生产，则是利用酸对蛋白质的变性作用；牛乳中的乳糖在乳酸菌的作用下产生乳酸，pH下降引起乳球蛋白凝固，同时使可溶性的酪蛋白沉淀析出。

酒精和其他有机溶剂也能使蛋白质变性，鲜活水产品的醉腌就是利用这一原理，通过酒浸醉死，不再加热，即可食用，如醉蟹、平湖糟蛋等。

将蛋白质进行不断的搅拌，由于液层产生了应力，导致蛋白质空间结构被破坏而引起变性，变性后的蛋白质肽链伸展；由于连续地搅拌，不断地将空气掺入到蛋白质分子内部中去，肽链可以结合许多气体，使蛋白质体积膨胀，形成泡沫。如果在较低的温度或时间较短的情况下进行搅拌或振荡，只能破坏蛋白质的三级和四级结构，这种变性是可逆的，如蛋清拍打后产生的泡沫，放置后又可回复为蛋清。新鲜蛋品所含的卵黏蛋白较多，经过剧烈搅拌后，容易形成泡沫；当蛋品新鲜度下降后，卵黏蛋白即分解成糖和蛋白质，使整个蛋清变稀薄，从而影响起泡。因此制作蛋泡糊、装点菜肴或制作糕点时，应选用起泡性强的新鲜蛋。

2. 蛋白质的胶凝作用

（1）蛋白质胶凝的机制 食品中的蛋白质大都属于球状蛋白质，变性后的蛋白质，特定的空间结构被破坏，肽链伸展，原来处于分子内部的一些非极性基团暴露于分子的表面，这些伸展的肽链互相聚积，又通过各种化学键发生了交联，形成了三维网状结构，并将适当的水分固定在网状结构内，形成了一种具有不同透明程度和不同黏弹性的凝胶，这就是蛋白质胶凝或凝固现象。

胶凝是蛋白质的一种聚合反应。凝胶体是由展开的蛋白质多肽链相互交织、缠绕，并以部分共价键、离子键、疏水键及氢键键合而成的三维空间网状结构，且通过蛋白质肽链上的亲水基因结合大量的水分子，还将无数的小水滴包裹在网状结构的"网眼"中。在凝胶体中蛋白质的三维网状结构是连续相，水是分散相。凝胶体保持的水分越多，凝胶体就越软嫩。

胶凝是蛋白质的重要特性之一，蛋白质胶凝现象必须在蛋白质变性的基础上才能发生，所形成的凝胶体的结构对菜肴的口感质地（例如肉的老嫩）影响很大。

（2）蛋白质胶凝对菜肴烹饪的影响 很多食品加工需要应用蛋白质的胶凝作用来完成，如蛋类加工中水煮蛋、咸蛋、皮蛋，乳制品中的干酪，豆类产品中的豆腐、豆皮等，水产品中的鱼丸、鱼糕等，肉类中的肉皮冻、水晶肉、芙蓉菜等。

对食品加热时间过长，则会因对蛋白质的加热超过了凝胶体达到最佳稳定状态所需的加热温度和加热时间，引起凝胶体脱水收缩、变硬，保水性变差，嫩度降低。肉类烹饪中嫩肉加热过久会变老变硬，鱼类烹饪中为防止鱼体碎散而在下锅后多烹一段时间才能翻动，也是这个道理。另外，豆制品加工中也应用上述原理。不同品种的豆制品质地软硬要求不同，如豆腐干应比豆腐硬韧一些，所以在制豆腐干时，添加凝固剂时的豆浆温度应比制豆腐时高些，这时大豆蛋白质分子间的结合会较多、较强，水分排出较多，生成的凝胶体（豆制品）也较为硬韧。

3. 蛋白质水解作用

蛋白质在烹饪中会发生水解作用，产生氨基酸和低聚肽。许多氨基酸都具有明显的味感，如甘氨酸、丙氨酸、丝氨酸、苏氨酸、脯氨酸、羟脯氨酸等呈甜味；缬氨酸、亮氨酸、异亮氨酸、甲硫氨酸、苯丙氨酸、色氨酸、精氨酸、组氨酸等呈苦味；天门冬氨酸、谷氨酸等呈酸味；天门冬氨酸钠和谷氨酸钠呈鲜味。大多数氨基酸的呈味阈值低，呈味性强，许多低聚肽，特别是二聚肽，能使食品中各种呈味物质变得更突出、更协调。如发酵食品中的豆酱、酱油就是利用大豆为原料经酶水解制成的调味品，除了含有呈鲜味的谷氨酸钠外，还含有以天门冬氨酸、谷氨酸和亮氨酸构成的低聚肽，从而赋予这类食品鲜香的味道。

在烹饪中对于富含蛋白质和脂肪的原料，若选用长时间加热的烧、煮、炖、煨、焖等烹调技术，蛋白质就会发生水解产生氨基酸和低聚肽，原料中的呈味物质就不断溶于汤中，不但使菜肴酥烂，而且汁浓味厚。如炖牛肉因产生肌肽、鹅肌肽等低聚肽，形成了牛肉汁特有的风味；烧鱼因生成天门冬氨酸、谷氨酸以及这些氨基酸组成的低聚肽，所以鱼汤的滋味特别鲜美。

动物的骨、皮、筋和结缔组织中的蛋白质，主要是胶原蛋白质，经长时间煮沸，或在酸、碱介质中加热，可被水解为明胶，生成胶体溶液，如筋多的牛肉经长时间加热后，可变得极其软烂，就是这个缘故。再如用碱水涨发鱿鱼，长时间碱浸，就会因过度水解而"化"掉，所以在碱发时要经常检查，涨好就应捞出，不能久浸不理。海参同样也有类似的情况。它们易"化"的原因，就是胶原蛋白水解过度而造成的。

但是，总的来说，在烹制含有蹄筋、肉皮等结缔组织较多的原料时，由于这些原料中含有较多的胶原蛋白，则需要长时间的加热，尽可能地使胶原蛋白水解为明胶，使烹制出来的菜肴柔软、爽滑，便于人体吸收，否则胶原蛋白是很难被人体利用的。另外，纯净的明胶为无色或淡黄色的透明体，易溶于热水中，具有较高的黏性，并形成可塑性，冷却后即凝固成富有弹性的凝胶，而加热后又能形成溶胶。明胶由于熔点接近人体体温，因此具有入口即化的特点，易于消化，便于人体吸收。因此，可利用明胶制作水晶菜肴，也可作为乳胶的稳定剂。

4. 蛋白质的羰氨褐变和酰氨键的形成

蛋白质如果加热过度，在有糖存在的情况下，蛋白质分子中的氨基与糖分子中的羰基会发生羰氨反应，引起制品褐变和营养成分的破坏，特别是赖氨酸的损失较大，从而降低蛋白质的营养价值。

蛋白质在强热过程中，分子中赖氨酸残基的 $\alpha-NH_2$，容易与天门冬氨酸或谷氨酸的羧基发生反应，形成酰胺键，导致蛋白质很难被蛋白酶水解，因而也难以被人体消化吸收。米面制品经膨化或焙烤后，表面蛋白质的营养价值会遭到一定程度的破坏。又如牛乳中蛋白质含谷氨酸、天门冬氨酸较多，在过度强热后，易与赖氨酸发生反应，形成新的酰胺键，使牛乳的营养价值降低。

5. 蛋白质水化作用

蛋白质上面的亲水基团与水充分接触后聚集大量水分，形成了水化层，使蛋白质成为亲水胶体。这一变化在烹饪中也较常见，在烹饪中，常常把鱼糜、肉糜、蛋液等与水混合后反复搅打，使之形成较为稳定的胶体体系，用于制作茸、丸类菜肴。

6. 蛋白质裂解

蛋白质裂解只发生在极高的温度条件下或长时间较高温度加热条件下，因此，在烹饪中要避免蛋白质含量丰富的食物采用高温油炸、煎烤等烹饪方法；也不提倡长时间的煲汤，煲汤时间在 3h 以上，不仅会使食物营养价值降低，甚至对人体产生危害。

（二）碳水化合物在烹饪中的变化

碳水化合物种类很多，在烹饪中较常用到的是淀粉和蔗糖，二者在烹饪过程中变化是不同的。

1. 淀粉的糊化

淀粉在湿热环境中，结构发生一定的变化，呈现黏、松软的形态，这种变化称为淀粉的糊化。糊化后的淀粉口感更好，有利于消化吸收。淀粉糊化存在于很多烹饪过程中，比如煮米饭、煮粥、蒸馒头还有蒸煮其他含有淀粉的食物。

2. 淀粉的老化

糊化的淀粉在室温或低温下放置，或淀粉凝胶经过长时间放置，会变得浑浊，甚至产生沉淀，这种现象称为淀粉的老化。老化后的淀粉结构十分稳定，即使加热、加压也很难使它再溶解。老化后的淀粉因为溶解性较差从而影响了人体消化吸收，营养价值降低。

3. 淀粉的焦化

淀粉在炸、烤等极高温度条件下还容易发生焦化，焦化的最显著变化就是颜色变成黄褐色。像烤制的面包，表层淀粉由于受到高温，发生焦化而呈现了黄褐色；马铃薯条经过炸制后变成黄褐色，也是因为淀粉发生了焦化。焦化后淀粉营养价值降低。碳水化合物含量高的食品在炸制、烤制过程中容易产生致癌物丙烯酰胺。

4. 蔗糖的拔丝与焦糖化反应

当蔗糖在与少量的水混合加热熔化成糖稀后，可以用来做拔丝菜。此时尚未发生化学反应，蔗糖的营养不受影响。当加热温度超过其熔点时，糖被分解而产生降解作用，产生小分子物质，经过聚合、缩合后，生成褐红色的焦糖色素，这就是糖的焦糖化反应，形成了焦糖色素，不再具有碳水化合物的营养作用。

（三）脂类在烹饪中的变化

脂类包含类脂与脂肪，在烹饪过程中我们较少把脂肪与类脂区分开，而统一用油脂来代替。

1. 油脂的水解与酯化

在烹饪过程中，一部分三酰甘油会产生水解，形成脂肪酸和甘油。当加入某些调味品时，如酒、醋等，相应的醇与酸就会分别与脂肪酸和甘油结合形成酯，而产生特殊的香气。在烹饪中学会运用酒和醋，掌握用量和加入的时机就能为菜肴很好地增香。

2. 油脂的乳化

乳化是指在较高温度下或在乳化剂的作用下，原本与水不能融合的脂溶类物质以极小的颗粒均匀地分散在水中，形成乳浊液的过程。在烹饪当中炖煮一些富含脂肪的食物原料通常可以看到乳化现象，如煮猪脚、鲫鱼形成的汤，颜色奶白，就是因为猪脚和鲫鱼当中的脂类在高温和乳化剂的作用下，产生了乳化作用。乳化后的脂肪更容易被人体吸收。

3. 油脂热聚合物或过氧化

油脂在煎炸过程中，随着温度升高黏度越来越大，过氧化反应越来越强。当温度达到 250～300℃时同一分子的甘油酯中的脂肪酸之间，或者不同分子的甘油酯之间，就会发生聚合作用，使油脂的稠度及黏度增高，过氧化脂质含量升高。食用油脂中，大豆油、芝麻油、菜籽油都含有较高的亚麻酸，因此，在食用这些油脂或用这些油脂煎炸食品时，应尽量避免油温过高，一般控制在

170～200℃就不会出现对机体有害的热聚合物和过氧化产物。反复高温油炸的脂肪，会产生色泽变深、黏度变稠、泡沫增加、发烟点下降，这种现象就称为油脂的老化。同时，煎炸用油应不断更新，不断增加新油，不要陈油反复使用。

4. 油脂的酸败

长时间存放的油脂也会变质，主要表现就是油脂中脂肪酸分解较多，造成油脂酸度下降，甚至呈现酸味、酸臭味等。油脂酸败有很多影响因素，比如水分含量、是否有金属离子催化、光照、与空气接触面积等。酸败后油脂含有过氧化产物、游离脂肪酸、酮等，造成油脂口感变差，甚至可能引起食物中毒。

（四）维生素在烹饪中的变化

在烹饪过程中，从原料的洗涤、初加工到烹制成菜，食物中的各种维生素会因水浸、受热、氧化等原因而引起不同程度的损失，从而导致膳食的营养价值降低。

1. 烹饪中维生素损失的原因

维生素在烹饪过程中的损失，主要是由维生素的性质所决定的。引起其损失的有关性质主要有以下几个方面。

（1）氧化反应　对氧敏感的维生素有维生素 A、维生素 E、维生素 K、维生素 B_1、维生素 B_{12}、维生素 C 等，它们在食品的烹饪过程中，很容易被氧化破坏；尤其是维生素 C 对氧很不稳定，特别是在水溶液中更易被氧化，氧化的速度与温度关系密切。烹饪时间越长，维生素 C 氧化损失就越多，因此在烹饪中应尽可能缩短加热时间，以减少维生素 C 的损失。

（2）溶解流失　水溶性维生素在烹饪过程中因加水量越多或汤汁溢出越多，而溶于菜肴汤汁中的维生素也就越多。汤汁溢出的程度与烹调方法有关，一般采用蒸、煮、炖、烧等烹制方法，汤汁溢出量可达 50%，因此水溶性维生素在汤汁中含量较大；采用炒、滑、熘等烹调方法，成菜时间短，尤其是原料经勾芡下锅汤汁溢出不多，因此水溶性维生素从菜肴原料中析出量不多。

脂溶性维生素如维生素 A、维生素 D、维生素 K、维生素 E 等只能溶解于脂肪中，因此菜肴原料用水冲洗过程和以水作传热介质烹制时，不会流失，但用油作传热介质时，部分脂溶性维生素会溶于油脂中。在凉拌菜中加入食用油不但可以增加其风味，而且还能增加入体对凉拌菜中脂溶性维生素的吸收。

（3）热分解作用　一般情况下，水溶性维生素对热的稳定性都较差，而脂溶性维生素对热较稳定，但易氧化的例外，如维生素 A 在隔绝空气时，对热较稳定，但在空气中长时间加热的破坏程度会随时间延长而增加，尤其是油炸食品，因油温较高，会加速维生素 A 的氧化分解。

（4）酶的作用　在动植物性原料中，都存在多种酶，有些酶对维生素具有分解作用，如蛋清中的抗生物素酶能分解生物素，果蔬中的抗坏血酸氧化酶能加速维生素 C 的氧化作用。这些酶在 90~100℃ 下经 10~15min 的热处理，即可失去活性。如未加热的菜汁中维生素 C 因氧化酶的作用，氧化速度较快，而加热后，菜汁因氧化酶失活，维生素 C 氧化速度则相应地减慢。

此外，维生素的变化还受到光、酸、碱等因素的影响。

2. 维生素在烹饪过程中的损失

（1）洗涤和焯水引起的损失　绝大多数烹饪原料在烹制之前都要经过洗涤，有些原料还要进行焯水。在洗涤和焯水过程中，原料中的水溶性维生素，如维生素 B_1、维生素 B_2、维生素 B_3、维生素 PP、维生素 C 和叶酸等，有一部分会溶于水中造成维生素损失。

原料的比表面积越大、水量越多、水流速越快、水温越高，维生素的损失就越严重。如去皮的马铃薯，浸水 12h，未切碎和切碎的，维生素 B_1 的损失率分别为 8% 和 15%，维生素 C 的损失率分别为 9% 和 51%；蔬菜洗后再切比切后再洗，维生素的保存率要高得多，因此蔬菜宜先洗后切，做菜时勿浸泡、挤汁，以减少维生素的损失。

淘米时要合理洗涤，如反复使劲搓洗或长时间浸泡，也会造成水溶性维生素的大量损失，如维生素 B_1 可损失 30%~60%，维生素 B_2 和维生素 PP 可损失 20%~25%。

（2）烫漂和沥滤引起的损失　果蔬在食品加工中常需要烫漂以满足其卫生要求。烫漂时的维生素损失可能较大，主要是由食物的切面或其他易受影响的表面被萃取出来，以及水溶性维生素的氧化和加热破坏所引起。应当指出，尽管烫漂本身会引起维生素损失，但却又是食品保藏中保存维生素的一种方法。如果采用蒸汽烫漂，然后在空气中冷却就可减少水溶性维生素因沥滤所造成的损失。

以果蔬加工为例，把菜果放在沸腾的水中进行高温瞬时烫漂处理，由于沸水中几乎不含溶解的氧，而且此时氧化酶很快失去活性，则可以减少维生素 C 的损失。用这种方法烹制的马铃薯，其维生素 C 含量的损失要比普通方法减少 50%。

（3）烹调加热过程中引起的损失　食物在烹调时要经受高温，并在加热条件下与氧气、酸、碱和金属炊具接触，引起许多维生素被氧化与破坏，造成不同程度的损失。

①水溶性维生素的损失：水溶性维生素不仅易溶于水，而且不耐热和光，在碱性条件下很容易遭受破坏。

维生素 B_1 在干燥时较稳定，但在有水存在的情况下，就变得不稳定。谷类中的维生素 B_1 经蒸或烤约损失 10%，水煮则损失 25%，若受高温和碱的作用，则损失更大，如炸油条时，维生素 B_1 几乎全部被破坏。

维生素 B_2 对热比较稳定，水煮、烘烤、冷冻时损失都不大，在水溶液中短时间高压加热也不被破坏；但在碱性条件下或光照则容易被破坏。

维生素 PP 易溶于水，食物在高温油炸或加碱的条件下，游离型的维生素 PP 可损失 50% 左右。

维生素 C 不仅热稳定性差而且容易氧化，许多蔬菜、水果一旦切开或切碎暴露在空气中，维生素 C 就被氧化破坏。在烹制中，加热时间越长，维生素 C 的损失就越严重，如蔬菜旺火快炒 2min，损失率为 30%~40%，延长 10min，损失率达 50%~80%。维生素 C 在酸性介质中比较稳定，因此在烹调时加点醋，有利于保护维生素 C 少受损失。含维生素 C 较多的蔬菜在烹调时不宜放碱、矾，也不宜用铜或其他重金属炊具，否则会加速其破坏。

②脂溶性维生素的损失：脂溶性维生素对热比较稳定，也不溶解在水中受损失，但容易被氧化分解，特别是在高温的条件以及与酸败的油脂接触时，其氧化的速度会明显加快。

由于脂溶性维生素能溶于脂肪，所以在油炸食品时，有部分维生素会溶于油中而损失；而与脂肪一起烹制，则可大大提高脂溶性维生素的吸收利用率。

经过短时间的烹调。食物中维生素 A 和胡萝卜素的损失率不超过 10%，在水中加热，一般损失也不超过 30%。维生素 D 对热、氧、碱均较稳定，但对光则很敏感。维生素 E 容易被氧化，尤其是在高温、碱性介质和有铁存在的情况下，其破坏率可达到 70%~90%，使用酸败的油脂，则破坏率更高，即使不能被品尝出来的酸败油脂，也会对维生素 E 产生明显的破坏。

（五）无机盐与微量元素在烹饪中的变化

食物原料所含的无机盐在烹调过程中也可能因为物理或化学因素损失。

1. 物理因素

主要是许多矿物质以可溶性盐的形式存在于食物中，经洗涤、加汤、原料汁液流失而溶解流失。一般在酸性溶液里矿物质溶解量较大，溶解量还与原料切割大小、水的量、温度、水中浸泡或加热时间长短有关。试验表明，米粒在水中经过一次搓揉淘洗，所含蛋白质会损失 4%，脂肪会损失 10%，无机盐会损失 5%。普通大米淘洗 2~3 次后表层无机盐流失 15% 左右。所以比较科学的淘米方法是：淘米要用冷水，不要用热水和流水淘洗，并适当控制淘洗的遍数，以能淘去泥沙杂屑为度。淘米前不要把米在水中浸泡，淘米时也不能用力去搓，以防止米粒表层可溶性营养大量随水流失。

2. 化学因素

矿物质离子可以和食物中的草酸、植酸等弱酸形成难溶的盐，从而减少矿物质的吸收。比如豆腐在与菠菜同时烹调时，豆腐中的钙和菠菜中的草酸形成草酸钙沉淀，降低了钙的吸收率。这在菜肴搭配时必须要进行考虑，如果必须要做这样的搭配，则可以用焯水方法降低原料中草酸、植酸的含量。在烹调鲜的冬笋、菠菜等食物前，也应该先焯水，以减少对营养素及人体的危害。

拓展知识 ▶━━━━━━━━━━━━━━━

手撕蔬菜保营养

如果不是应付宴席、讲究美观的话，手撕菜是最好的办法。因为蔬菜中丰富的维生素 C 是非常容易损失的营养素，而这种营养素又是在别的食物中含量比较少的。维生素 C 不但怕热，还怕金属。在切菜的时候，蔬菜的细胞壁被破坏，金属的刀面就与细胞中的维生素 C 直接"碰了面"。这样一来，金属会加速维生素 C 的氧化，破坏其活性。所以，手撕菜更能保护营养素。除了卷心菜外，小白菜、蒜薹、油（油食品）麦菜、菠菜等脆嫩的蔬菜都适合用手掰。

西餐的沙拉肴制作时，西餐师傅就常用手来撕碎蔬菜，这样做不仅减少了维生素的损失，也使得菜肴形状各异，更有利于塑造出沙拉菜肴的不规则之美，可谓是一举两得。

二、烹饪过程中营养素保护

烹饪中，多数菜肴的制作步骤可描述为：选料－原料的初步加工－原料的切配－糊浆处理－原料熟处理－加热调味－烹调成菜－出锅装盘。

食物在烹调加工的每一过程中，都会发生理化变化，使一些营养素受到损失。因此，要求烹饪工作者在食品烹制的全过程中，既要认真选料，又要有得当的初加工、合理地切配，并选用正确熟处理的方法，科学地烹调，以使食物营养素的流失降低到最低限度，使食物发挥最大的营养效能，从而提高菜肴质量。

1. 初加工要合理

烹调的初加工主要包括宰杀、摘剔、洗涤、剖剥等。在初加工时应尽可能保存原料的营养成分，避免不必要的浪费。如一般的鱼初加工时须刮净鱼鳞，但新鲜的鲥鱼和白鳞鱼则不必刮去鱼鳞，因为它们的鳞片中含有一定量的脂肪，加热后熔化，可增加鱼的鲜美滋味，鳞片柔软且可食用。各种食品原料在烹饪前都要洗涤，洗涤能减少微生物，除去寄生虫和泥沙杂物，但洗涤也要合理。如米的淘洗次数不宜过多，不能用流水冲洗，不能用热水淘洗，更不可用力搓洗。各种蔬菜应先洗后切，这样可减少无机盐和维生素的流失。

2. 切配要科学

大部分烹饪原料都必须改刀切配后方可烹调和食用，切配是否科学将直接影响原料的营养价值的得失。若将原料切得过碎，则原料中易氧化的维生素就损失的多些，这是因为蔬菜切得碎，很多细胞膜被破坏，氧化酶与水和空气的接触面就增加，从而加速维生素的氧化。如小白菜，切段炒后维生素 C 的损失率为 31%，而切成丝炒后损失率为 51%。另外应现切现烹，现做现吃，以保护维生素少受氧化而损失。对烹调原料切配的数量要估计准确，若一次切配过多，不及时烹调或食用，则会使原料的维生素氧化，且放得时间越长，其损失就越大。因此要保存原料的营养素，就必须讲究科学地切配和切配后及时烹调，及时食用。

3. 焯水要适时

焯水可以去除蔬菜中的草酸，或使蔬菜色泽鲜艳，味美脆嫩；可使肉类排出血污，除去异味；也可调整不同性质原料的加热时间，使其正式烹调时成熟时间一致。但食物原料在焯水时，一定要控制好时间，掌握好成熟度。一般应用火大水沸、原料分次下锅、沸进沸出的方法，加热时间宜短，操作宜快，这样不仅能减轻原料色泽的改变，同时可减少维生素的损失。如蔬菜原料含有某些氧化酶，易使维生素 C 氧化破坏，而氧化酶仅在 50 ~ 60℃ 时活性最强，温度在 80℃ 以上时则活性减弱或被破坏，焯水可有效去除该氧化酶的影响，减少维生素破坏。另外，原料焯水后切勿挤去汁水，否则会使水溶性维生素大量流失。动物性原料也需用旺火沸水焯水法，因原料骤受高温，会使蛋白质凝固，从而保护营养素不致外溢。

4. 要以糊浆保护

烹饪原料经上浆挂糊，可使其表面形成一层保护外壳。首先使原料中的水分和营养素不致大量溢出；其次可避免营养素更多被氧化；还有，原料受浆糊层的保护，因传热间接，不会因直接高温而使蛋白质变性过度，又可使维生素少受高温分解而被破坏。这样烹制出来的菜肴不仅色泽好，味道鲜嫩，营养素保存的也多，而且消化吸收率也高。

5. 烹调方法要得当

我国的烹调方法繁多，为使原料中营养成分少受损失，应尽量选用较科学的方法，如蒸、煮、熘、炒、爆等。因这些烹调方法加热时间短，可使原料中营养素损失大大降低。如猪肉切成丝，旺火急炒，其维生素 B_1 的损失率为 13%、维生素 B_2 为 21%、维生素 PP 为 45%；而切成块用文火炖，则维生素 B_1 损失率为 65%、维生素 B_2 为 41%、维生素 PP 为 75%。特别是叶菜类蔬菜用旺火急炒的方法，可使维生素 C 的平均保存率为 60% ~ 70%；若用小火烹调，其营养素就会遭到氧化而大大流失。

6. 可适当加醋

许多维生素怕碱不怕酸。在菜肴烹制过程中，适当放些醋，除能增加鲜味、解腻去腥外，还能使维生素少受破坏，也可使食物中钙质分解，同时还能起到促进消化吸收的作用。

7. 勾芡保护

勾芡是指菜肴接近成熟时，将调好的淀粉汁淋入锅内使卤汁稠浓，增加卤汁对原料的附着力的一种方法。原料在加热过程中，部分营养成分流失在汤汁中，勾芡可以使这些营养物质裹在原料上，达到充分利用营养素的目的。另外，维生素 C 在加热过程中极易氧化，淀粉中含有丰富的多酚类物质，多酚类与原料中的金属离子络合，生成一种新的络合物，这种物质对维生素 C 的分解酶具有抑制作用，因此，勾芡不仅使汤汁浓稠，还可与菜肴融和，使菜肴既味美可口又保护了营养素。

拓展知识 ▶

烹饪工艺标准化科学烹调的另一出路

让我们用一种新的做法来炒土豆丝：各原料配比严格计算，土豆、青椒、香辛料及调味料定量添加；各种原料切配用机器完成，青椒、土豆丝粗细一致；制熟过程依照标准化程序，各工艺过程先后顺序完全固定；各种参数定量控制，油温、火力、烹调时间、菜肴搅拌或翻炒手法及次数完全一致。这样做出来的土豆丝，一百盘是一个风味，丝毫不差。这就是标准化烹饪。虽然在中国烹饪要不要标准化这个问题上仍然存在争议（因为标准化会消灭传统中国烹饪依赖经验、百菜百味的特点和优势，而这一特点被认为是中国烹饪的精髓），但行业中，标准化大旗已经打出。标准化的优势也是显而易见的，由于在原料、工艺诸方面都做到了标准化，使得管理标准化成为可能，采购、成本控制、质量控制都变得非常简单。更直接的是，由于涉及的烹饪工艺参数均可以调控，因此烹饪成品的风味乃至营养都可以得到优化的控制，科学烹调不再是遥不可及。

复习思考题 ▶

一、名词解释

1. 挂糊　　　　　　　2. 上浆　　　　　　　3. 勾芡

二、单项选择题

1. 烹调的含义是（　　　）。

    A. 等同于烹饪　　　　　　　　　B. 烹调是制成菜肴的一门技术

    C. 烹调是加热过程　　　　　　　D. 烹调是调味过程

2. 下列不是烹饪的作用的是（　　　）。

    A. 对食物消毒　　　　　　　　　B. 帮助食物消化

    C. 合成人体必需的营养素　　　　D. 调和滋味，促进食欲

3. 烹饪原料的合理初加工不可以（　　　）。

    A. 有助于营养素保护　　　　　　B. 增加营养素的吸收

    C. 消除不利于营养的因素　　　　D. 增加营养素

4. 下列不适用冷水焯的食物是（　　　）。

    A. 竹笋　　　　B. 萝卜　　　　C. 芋头　　　　D. 青菜

5. 下列适用沸水焯的原料是（　　　）。

    A. 猪蹄　　　　B. 菠菜　　　　C. 土豆　　　　D. 芋头

6. 淀粉糊化后（　　　）。

    A. 有利于消化　　　　　　　　　　B. 不利于消化

    C. 降低了营养价值　　　　　　　　D. 对消化没有影响

三、多项选择（至少选择两项）

1. 下列表述烹饪与烹调的关系正确的有（　　　）。

    A. 烹饪就是烹调

    B. 烹饪强调过程，烹调强调技术性

    C. 烹饪是制作菜肴的制作过程，烹调是制熟和调味菜肴的技术

    D. 烹饪与烹调关系不密切

    E. 烹饪是饮食的理论，烹调是饮食的制作技术

2. 烹饪的作用包括（　　　）。

    A. 杀菌消毒　　　　　　　　　　　B. 使生变熟

    C. 促进营养成分分解，利于消化　　D. 调解色泽、增加美感

    E. 调和滋味

3. 烹饪原料的初加工能够（　　　）。

    A. 有助于营养素保护　　　　　　　B. 增加营养素的吸收

    C. 消除不利于营养的因素　　　　　D. 增加营养素

    E. 增加美感

4. 碳水化合物在烹调过程中的变化有（　　　）。

    A. 淀粉的糊化　　　　　　　　　　B. 淀粉的老化

    C. 淀粉的焦化　　　　　　　　　　D. 焦化反应

    E. 水解作用

5. 下列那些措施可以保护和减少营养素的损失（　　　）。

    A. 加醋　　　B. 加碱　　　C. 勾芡　　　D. 焯水　　　E. 挂糊上浆

四、判断题

1. 烹调过程中，煮对糖类及蛋白质起部分水解作用，对脂肪影响不大，但会使水溶性维生素及矿物质溶于水中。（　　　）

2. 淘米要用冷水，不要用热水和流水淘洗。并适当控制淘洗的遍数，以能淘去泥沙杂屑为度。（　　　）

五、简答题

1. 烹饪的作用有哪些？

2. 简述合理营养的烹饪原则。

3. 请说明什么叫上浆、挂糊？上浆和挂糊对烹饪原料的营养价值有何影响？

项目四

▼

配 餐 基 础

【知识理论】

1. 了解膳食结构的定义，理解世界上四大膳食结构的特点及其优缺点。
2. 掌握一般人群膳食指南的基本内容并理解其意义。
3. 明确中国居民平衡膳食宝塔的结构及每层代表的含义。
4. 理解配餐的基础理论，学会营养调查的方法以及营养分析软件的应用。

【技能目标】

1. 学会24h回顾法等营养调查的方法，合理评价营养调查的结果，完成营养调查报告的撰写。能够应用营养分析软件为健康成人进行配餐设计。
2. 掌握餐饮成本核算的方法，能够独立完成菜点销售价格的计算，明确营养标签制作的要点。

案例导入 ▶

平衡膳食

《黄帝内经》提出了"五谷为养，五果为助，五畜为益，五菜为充，气味合而服之，以补精益气"的膳食配伍原则。同时还告诉人们不可暴饮暴食，避免五味偏嗜。几千年来，这些原则一直作为中华民族膳食结构的指导思想，为保障全民族的身体健康和繁衍昌盛发挥了重要的作用。

五谷为养：谷物含有丰富的糖类和纤维素，是人体热能的主要来源，这种膳食结构模式和以动物性食物为主食的膳食结构模式相比，其人群的心、脑、血管性疾病，高血压、糖尿病、癌肿等"现代文明病"的发病率明显低得多。

五畜为益：益为补益的意思，五畜有益于五脏精气。就是说动物性肉食，可以作为人体营养必要的补充。每天进食适量的肉、蛋、乳、鱼等食品，有利于儿童发育、生长，有助于孕妇和哺乳期妇女的营养补充，有利于营养缺乏及体衰病人恢复体质。

五菜为充、五果为助：是指蔬菜水果对脏腑有充养、辅助作用。果蔬含有人体必需的大量维生素和矿物质，还有与人体新陈代谢密切相关的一些重要的酶也主要依赖果蔬的供给。

饮食有节：饮食有节就是说吃饭要有规律，定时定量，以保持脾胃功能的正常运行。《饮膳正要》提出：日食以三餐为宜，早餐好，中餐饱，晚餐少。既不能暴饮暴食，也不能饥饱失度。如《内经》所云"谷不入，半日则气衰，一日则气少矣"，讲的是过饥的害处。《内经》还说"饮食自倍，肠胃乃伤"，说的则是过饱的弊端。中医认为进食过量，则脾胃负担过重，食积于胃肠，日久脾胃功能就会受到损害，水谷精微（营养物质）就不能化生，就会产生疾病。

谨和五味：药物有四气五味之分，食物也有寒热酸甜之别，人的体质又有虚实寒热之异。因此中医非常注重饮食的性味对健康的影响。四气是指药物或食物的寒、热、温、凉的不同特性。五味是指药物或食物的辛、甘、酸、苦、咸的不同味道。若过食辛热温燥之品，脂肥煎炸食物不绝于口，就容易助热化火生痰，煎灼津液，就会导滞"消渴病"的发生。《内经》指出："味过于酸，肝气以津，脾气乃绝。味过于咸，大骨气劳，短肌，心气抑。味过于甘，心气喘满，色黑，肾气不衡。味过于苦，脾气不濡，胃气乃厚。味过于辛，筋脉沮弛，精神乃央"。现代医学研究发现，甘味太过会因糖及淀粉摄入过多而导致糖尿病及肥胖等疾病的发生，咸味太过会因钠离子摄入过多而加重高血压、水肿等疾病。

天人相应：四季食养饮食调理应随着四季气候变化而更变。一般讲，春天万物萌生可食大葱、豆豉等食品以助阳升散；夏季阳盛，应少食辛甘燥烈食品以免伤阴，宜多食绿豆、西瓜等甘酸清润食物以清热、祛暑、生津；秋季气候干燥宜少食辛燥之品，多食芝麻、蜂蜜等油润之品以润燥；冬季寒冷，机体阴盛宜食羊肉、狗肉等温补之品以护阳气。

此外，由于人们所处地理位置不同，食养也存在着一定差异性。如冬季进补时，北方气候多严寒，食品可选用些大热大温之品，如羊肉、狗肉；而南方气候稍温和，食养品则可选用甘温补品如鸡肉等。又如长期居住在海边或水上作业者，多有湿邪内侵，食养时必须佐以健脾燥湿的中药，方可达到养生之目的。

任务一
膳食结构与膳食指南

自 1989 年以来，我国先后在 1989 年、1997 年、2007 年、2016 年、2022 年发布五版居民膳食指南，在不同时期对指导居民通过平衡膳食改变营养健康状况、预防慢性病、增强健康素质发挥了重要作用。

《中国居民膳食指南（2022）》是在《中国居民膳食指南（2016）》的基础上，根据营养学原理，紧密结合我国居民膳食消费和营养状况的实际情况制订的，其目标是指导生命周期的各类人群，对健康人群和有疾病风险的人群提出健康膳食准则，包括鼓励科学选择食物，追求终身平衡膳食和合理运动，以保持良好健康生活状态，维持适宜体重，预防或减少膳食相关慢性病的发生，从而提高我国居民整体健康素质。

一、膳食模式

由于地域、文化、资源和信仰等差异，世界上存在多种多样的膳食模式，膳食模式的变迁与社会发展和健康文化传播密切相关。

基于长期膳食不合理引起慢性病发病率和死亡率日益升高，世界卫生组织（WHO）发布了《用更少支出挽救生命：对非传染性疾病的战略性应对》，把"减少不健康膳食"作为 WHO 预防和控制非传染性疾病"最合算干预措施"之一。国民营养健康状况能够反映一个国家或地区的经济发展水平，也是地区人口身体素质的风向标。良好的膳食模式和习惯对于居民的身体健康有重要作用。

《中国膳食指南科学研究报告（2021）》表明，在传统膳食模式的演变过程中，我国不同地区居民逐渐形成了某些地域性的膳食模式。这些各具特色的膳食模式一方面满足居民营养与健康需要，另一方面也在慢性病的发病风险、死亡风险以及对预期寿命影响等方面综合表现出不同地区的较大区别。中国人群不同膳食模式对健康结局影响的研究结果显示，在浙江、上海、江苏、广东、福建等南方膳食模式特点的人群中发生超重肥胖、2 型糖尿病、代谢综合征和脑卒中等疾病的风险均较低。同时，心血管疾病和慢性疾病的死亡率较低，该地区居民期望寿命也较高。这种我国东南沿海一带的代表性饮食被称为东方健康膳食模式，其主要特点是：清淡少盐，食物多样，谷物为主，蔬菜水果充足，鱼虾等水产品丰富，奶类豆类丰富等，并具有较高的身体活动量。

二、膳食指南

《膳食指南》是根据平衡膳食理论制订的饮食指导原则，是合理选择与搭配食物的陈述性建议，目的在于优化饮食结构，减少与膳食失衡有关的疾病发生。

1968 年，瑞典提出名为《斯堪的那维亚国家人民膳食的医学观点》的膳食指导原则，产生了积极的社会效果。世界卫生组织（WHO）和联合国粮农组织（FAO）建议各国仿效。至今，全球已有 20 多个国家公布了各自的《膳食指南》。我国政府于 1989 年首次发布了《中国居民膳食指南》，并于 1997 年、2007 年和 2016 年对《中国居民膳食指南》进行了三次修订。为贯彻落实习近平总书记在全国卫生与健康大会上关于健康工作的重要指示精神和坚决制止餐饮浪费行为的重要指示精神，推进健康中国建设，依据营养科学原理和最新科学证据，结合当前疫情常态化防控等要求，中国营养学会修订完成了《中国居民膳食指南（2022）》。

《中国居民膳食指南（2022）》由一般人群膳食指南、特定人群膳食指南和平衡膳食模式和膳食指南编写说明三部分组成。与《中国居民膳食指南（2016）》相比，新版膳食指南增加了"高龄老年人"指导准则，突出了食物量化概念和营养的结合，更加强调了膳食模式、食物份量、分餐、不浪费等启迪新饮食方式变革的倡导，能更好地指导居民进行健康食物选择和平衡膳食设计。

一般人群膳食指南适用于 2 岁以上健康人群，共有 8 条核心推荐条目，在每个核心条目下设有提要、核心推荐、实践应用、科学依据、知识链接 5 个部分。特定人群膳食指南包括孕妇、乳母膳食指南，婴幼儿喂养指南（0 ~ 24 月龄），儿童膳食指南，老年人群膳食指南（新增高龄老人膳食指南）和素食人群膳食指南。

为方便百姓应用，还修订完成了《中国居民膳食指南（2022）》科普版，帮助百姓做出有益健康的饮食选择和行为改变。同时还修订完成了中国居民膳食宝塔（2022）、中国居民平衡膳食餐盘（2022）和中国儿童平衡膳食算盘（2022）等可视化图形，指导大众在日常生活中进行具体实践。《中国居民膳食指南（2022）》是近百名专家对营养和膳食问题的核心意见和科学共识，能为全体营养和健康教育工作者、健康传播者提供最新最权威的科学证据和资源，在落实健康中国行动中发挥重要作用。

（一）中国居民膳食指南（2022）

1. 食物多样，合理搭配

（1）坚持谷类为主的平衡膳食模式。

（2）每天的膳食应包括谷薯类、蔬菜水果、畜禽鱼蛋奶和豆类食物。

（3）平均每天摄入 12 种以上食物，每周 25 种以上，合理搭配。

（4）每天摄入谷类食物 200 ~ 300g，其中包含全谷物和杂豆类 50 ~ 150g；薯类 50 ~ 100g。

2. 吃动平衡，健康体重

（1）各年龄段人群都应天天进行身体活动，保持健康体重。

（2）食不过量，保持能量平衡。

（3）坚持日常身体活动，每周至少进行 5 天中等强度身体活动，累计 150min 以上；主动身体活动最好每天 6000 步。

（4）鼓励适当进行高强度有氧运动，加强抗阻运动，每周 2 ~ 3 天。

（5）减少久坐时间，每小时起来动一动。

3. 多吃蔬果、奶类、全谷、大豆

（1）蔬菜水果、全谷物和奶制品是平衡膳食的重要组成部分。

（2）餐餐有蔬菜，保证每天摄入不少于 300g 的新鲜蔬菜，深色蔬菜应占 1/2。

（3）天天吃水果，保证每天摄入 200 ~ 350g 的新鲜水果，果汁不能代替鲜果。

（4）吃各种各样的奶制品，摄入量相当于每天 300mL 以上液态奶。

（5）经常吃全谷物、大豆制品，适量吃坚果。

4. 适量吃鱼、禽、蛋、瘦肉

（1）鱼、禽、蛋类和瘦肉摄入要适量，平均每天 120 ~ 200g。

（2）每周最好吃鱼 2 次或 300 ~ 500g，蛋类 300 ~ 350g，畜禽肉 300 ~ 500g。

（3）少吃深加工肉制品。

（4）鸡蛋营养丰富，吃鸡蛋不弃蛋黄。

（5）优先选择鱼，少吃肥肉、烟熏和腌制肉制品。

5. 少盐少油，控糖限酒

（1）培养清淡饮食习惯，少吃高盐和油炸食品。成年人每天摄入食盐不超过 5g，烹调油 25 ~ 30g。

（2）控制添加糖的摄入量，每天不超过 50g，最好控制在 25g 以下。

（3）反式脂肪酸每天摄入量不超过 2g。

（4）不喝或少喝含糖饮料。

（5）儿童青少年、孕妇、乳母以及慢性病患者不应饮酒。成年人如饮酒，一天饮用的酒精量不超过 15g。

6. 规律进餐，足量饮水

（1）合理安排一日三餐，定时定量，不漏餐，每天吃早餐。

（2）规律进餐、饮食适度，不暴饮暴食、不偏食挑食、不过度节食。

（3）足量饮水，少量多次。在温和气候条件下，低身体活动水平成年男性每天喝水 1700mL，成年女性每天喝水 1500mL。

（4）推荐喝白水或茶水，少喝或不喝含糖饮料，不用饮料代替白水。

7. 会烹会选，会看标签

（1）在生命的各个阶段都应做好健康膳食规划。

（2）认识食物，选择新鲜的、营养素密度高的食物。

（3）学会阅读食品标签，合理选择预包装食品。

（4）学习烹饪、传承传统饮食，享受食物天然美味。

（5）在外就餐，不忘适量与平衡。

8. 公筷分餐，杜绝浪费

（1）选择新鲜卫生的食物，不食用野生动物。

（2）食物制备生熟分开，熟食二次加热要热透。

（3）讲究卫生，从分餐公筷做起。

（4）珍惜食物，按需备餐，提倡分餐不浪费。

（5）做可持续食物系统发展的践行者。

（二）平衡膳食模式

1. 中国居民平衡膳食宝塔

中国居民平衡膳食宝塔是根据《中国居民膳食指南（2022）》的准则和核心推荐，把平衡膳食原则转化为各类食物的数量和所占比例的图形化表示，体现了在营养上比较理想的基本食物构成。

平衡膳食宝塔提出了一个营养上比较理想的膳食模式。同时注意了运动的重要性。它所建议的食物量，特别是奶类和豆类食物的量可能与大多数人当前的实际摄入量有一定的距离，但为了改善中国居民的膳食营养状况，应把它看作是一个奋斗目标，努力争取，逐步达到。

中国居民平衡膳食宝塔共分5层，各层面积大小不同，体现了五大类食物和食物量的多少。五大类食物包括谷薯类、蔬菜水果、畜禽鱼蛋奶类、大豆和坚果类以及烹调用油盐。食物量根据不同能量需要量水平设计，宝塔旁边的文字注释，标明了在1600~2400kcal能量需要量水平时，一段时间内成年人每人每天各类食物摄入量的建议值范围。

中国营养学会制订的中国居民平衡膳食宝塔如图4-1所示。

（1）第一层：谷薯类食物。

谷薯类是膳食能量的主要来源（碳水化合物提供总能量的50%~65%），也是多种微量营养素和膳食纤维的良好来源。《中国居民膳食指南（2022）》中推荐2岁以上健康人群的膳食应做到食物多样、合理搭配。谷类为主是合理膳食的重要特征。在1600~2400kcal能量需要量水平下的一段时间内，建议成年人每人每天摄入谷类200~300g，其中包含全谷物和杂豆类50~150g；此外，每人每天摄入薯类50~100g，从能量角度，相当于15~35g大米。

谷类、薯类和杂豆类是碳水化合物的主要来源。谷类包括小麦、稻米、玉米、高粱等及其制品，如米饭、馒头、烙饼、面包、饼干、麦片等。全谷物保留

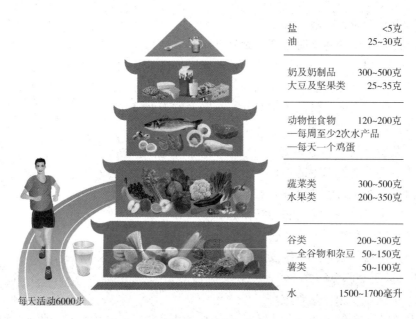

盐	<5克
油	25~30克
奶及奶制品	300~500克
大豆及坚果类	25~35克
动物性食物	120~200克
一每周至少2次水产品	
一每天一个鸡蛋	
蔬菜类	300~500克
水果类	200~350克
谷类	200~300克
一全谷物和杂豆	50~150克
薯类	50~100克
水	1500~1700毫升

每天活动6000步

图4-1 中国居民平衡膳食宝塔（2022）

了天然谷物的全部成分，是理想膳食模式的重要组成，也是膳食纤维和其他营养素的来源。杂豆包括大豆以外的其他干豆类，如红小豆、绿豆、芸豆等。我国传统膳食中整粒的食物常见的有小米、玉米、绿豆、红豆、荞麦等，现代加工产品有燕麦片等，因此把杂豆与全谷物归为一类。2岁以上人群都应保证全谷物的摄入量，以此获得更多营养素、膳食纤维和健康益处。薯类包括马铃薯、红薯等，可替代部分主食。

（2）第二层：蔬菜水果。

蔬菜水果是膳食指南中鼓励多摄入的两类食物。在1600~2400kcal能量需要量水平下，推荐成年人每天蔬菜摄入量至少达到300g，水果200~350g。蔬菜水果是膳食纤维、微量营养素和植物化学物的良好来源。蔬菜包括嫩茎、叶、花菜类、根菜类、鲜豆类、茄果瓜菜类、葱蒜类、菌藻类及水生蔬菜类等。深色蔬菜是指深绿色、深黄色、紫色、红色等有颜色的蔬菜，每类蔬菜提供的营养素略有不同，深色蔬菜一般富含维生素、植物化学物和膳食纤维，推荐每天占总体蔬菜摄入量的1/2以上。

水果多种多样，包括仁果、浆果、核果、柑橘类、瓜果及热带水果等。推荐吃新鲜水果，在鲜果供应不足时可选择一些含糖量低的干果制品和纯果汁。

（3）第三层：鱼、禽、肉、蛋等动物性食物。

鱼、禽、肉、蛋等动物性食物是膳食指南推荐适量食用的食物。在1600~2400kcal能量需要量水平下，推荐每天鱼、禽、肉、蛋摄入量共计120~200g。

新鲜的动物性食物是优质蛋白质、脂肪和脂溶性维生素的良好来源，建议每天畜禽肉的摄入量为 40 ~ 75g，少吃加工类肉制品。目前我国汉族居民的肉类摄入以猪肉为主，且增长趋势明显。猪肉含脂肪较高，应尽量选择瘦肉或禽肉。常见的水产品包括鱼、虾、蟹和贝类，此类食物富含优质蛋白质、脂类、维生素和矿物质，推荐每天摄入量为 40 ~ 75g，有条件可以优先选择。蛋类包括鸡蛋、鸭蛋、鹅蛋、鹌鹑蛋、鸽子蛋及其加工制品，蛋类的营养价值较高，推荐每天 1 个鸡蛋（相当于 50g 左右），吃鸡蛋不能丢弃蛋黄，蛋黄含有丰富的营养成分，如胆碱、卵磷脂、胆固醇、维生素 A、叶黄素、锌、B 族维生素等，无论对多大年龄人群都具有健康益处。

（4）第四层：奶类、大豆和坚果。

奶类和豆类是鼓励多摄入的食物。奶类、大豆和坚果是蛋白质和钙的良好来源，营养素密度高。在 1600 ~ 2400kcal 能量需要量水平下，推荐每天应摄入至少相当于鲜奶 300g 的奶类及奶制品。在全球奶制品消费中，我国居民摄入量一直很低，多吃各种各样的奶制品，有利于提高奶类摄入量。

大豆包括黄豆、黑豆、青豆，其常见的制品如豆腐、豆浆、豆腐干及千张等。坚果包括花生、葵花子、核桃、杏仁、榛子等，部分坚果的营养价值与大豆相似，富含必需脂肪酸和必需氨基酸。推荐大豆和坚果摄入量共为 25 ~ 35g，其他豆制品摄入量需按蛋白质含量与大豆进行折算。坚果无论作为菜肴还是零食，都是食物多样化的良好选择，建议每周摄入 70g 左右（相当于每天 10g 左右）。

（5）第五层：烹调油和盐。

油盐作为烹饪调料必不可少，但建议尽量少用。推荐成年人平均每天烹调油不超过 25 ~ 30g，食盐摄入量不超过 5g。按照 DRIs 的建议，1 ~ 3 岁人群膳食脂肪供能比应占膳食总能量 35%；4 岁以上人群占 20% ~ 30%。在 1600 ~ 2400kcal 能量需要量水平下脂肪的摄入量为 36 ~ 80g。其他食物中也含有脂肪，在满足平衡膳食模式中其他食物建议量的前提下，烹调油需要限量。按照 25 ~ 30g 计算，烹调油提供 10% 左右的膳食能量。烹调油包括各种动植物油，植物油如花生油、大豆油、菜子油、葵花子油等，动物油如猪油、牛油、黄油等。烹调油也要多样化，应经常更换种类，以满足人体对各种脂肪酸的需要。

我国居民食盐用量普遍较高，盐与高血压关系密切，限制食盐摄入量是我国长期行动目标。除了少用食盐外，也需要控制隐形高盐食品的摄入量。

酒和添加糖不是膳食组成的基本食物，烹饪使用和单独食用时也都应尽量避免。

（6）其他：身体活动和饮水。

身体活动和水的图示仍包含在可视化图形中，强调增加身体活动和足量饮水的重要性。水是膳食的重要组成部分，是一切生命活动必需的物质，其需要量主要受年龄、身体活动、环境温度等因素的影响。低身体活动水平的成年人每天至少饮水 1500 ~ 1700mL（7 ~ 8 杯）。在高温或高身体活动水平的条件下，应适当增加饮水量。饮水过少或过多都会对人体健康带来危害。来自食物中水分和膳食汤水大约占 1/2，推荐一天中饮水和整体膳食（包括食物中的水，汤、粥、奶等）水摄入共计 2700～3000mL。

身体活动是能量平衡和保持身体健康的重要手段。运动或身体活动能有效地消耗能量，保持精神和机体代谢的活跃性。鼓励养成天天运动的习惯，坚持每天多做一些消耗能量的活动。推荐成年人每天进行至少相当于快步走 6000 步以上的身体活动，每周最好进行 150min 中等强度的运动，如骑车、跑步、庭院或农田的劳动等。一般而言，低身体活动水平的能量消耗通常占总能量消耗的 1/3 左右，而高身体活动水平者可高达 1/2。加强和保持能量平衡，需要通过不断摸索，关注体重变化，找到食物摄入量和运动消耗量之间的平衡点。

2. 中国居民平衡膳食餐盘

中国居民平衡膳食餐盘是按照平衡膳食原则，描述了一个人一餐中膳食的食物组成和大致比例。餐盘更加直观，一餐膳食的食物组合搭配轮廓清晰明了。餐盘分成 4 部分，分别是谷薯类、动物性食物和富含蛋白质的大豆及其制品、蔬菜和水果，餐盘旁的一杯牛奶提示其重要性。此餐盘适用于 2 岁以上人群，是一餐中食物基本构成的描述。

与膳食平衡宝塔相比，平衡膳食餐盘更加简明，给大家一个框架性认识，用传统文化中的基本符号，表达阴阳形态和万物演变过程中的最基本平衡，一方面更容易记忆和理解，另一方面也预示着一生中天天饮食，错综交变，此消彼长，相辅相成的健康生成自然之理。2 岁以上人群都可参照此结构计划膳食，即便是对素食者而言，也很容易将肉类替换为豆类，以获得充足的蛋白质。图 4-2 所示为中国居民平衡膳食餐盘。

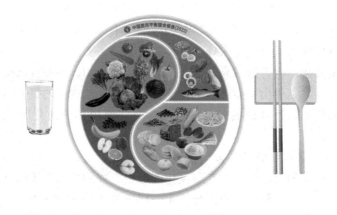

图 4-2　中国居民平衡膳食餐盘（2022）

3. 中国儿童平衡膳食算盘

平衡膳食算盘是根据平衡膳食的原则转化各类食物的份量图形化的表示，算盘主要针对儿童。与宝塔相比，在食物分类上，把蔬菜、水果分成两类，算盘分成6行，用不同色彩的彩珠标示食物多少（图4-3），橘色表示谷物，绿色表示蔬菜，蓝色表示水果，紫色表示动物性食物，黄色表示大豆和奶类，红色是油盐。此算盘份量为8~11岁儿童中等活动水平计算，宣传和知识传播中可以寓教于乐，与儿童很好沟通和记忆一日三餐食物基本构成的多少。"平衡膳食算盘"简单勾画了膳食结构图，给儿童一个大致膳食模式的认识，跑步的儿童身挎水壶，表达了鼓励喝白开水、不忘天天运动、积极活跃的生活和学习。

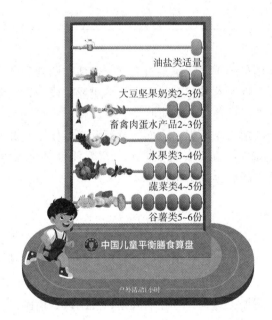

图 4-3　中国儿童平衡膳食算盘（2022）

拓展知识 ▶

十大膳食平衡理论

（1）主食与副食的平衡　食物搭配要多、远、杂，即每天吃25种左右食物，一天内所吃食物的种属越远越好，尽量同时食用。

（2）呈酸性食物与呈碱性食物的平衡　酸碱平衡方能维持体液平衡。

（3）荤与素的平衡　以植物性食物为主、动物性食物为辅。

（4）精细与粗杂的平衡　尽量选择一些粗粮杂粮，使食物互补，防止长期食用精米精面导致的维生素缺乏。

（5）干与稀的平衡　每餐应有干有稀，以利于消化。

（6）饥与饱的平衡　过饥伤肠，过饱则伤胃。

（7）寒与热的平衡　食物有寒、凉、温、热四性，力求达到寒者以热补之，热者以寒补之的平衡。

（8）动与静的平衡　食前忌动，食后忌静。

（9）摄入与排出的平衡　摄入的总能量要与体力活动的能量消耗大致均等。

（10）情绪与食物的平衡　进餐时应保持心情愉悦，促进各种消化液的分泌，以利于消化。

任务二
营 养 调 查

营养调查是运用科学手段了解某一人群或个体的膳食和营养水平，以此来判断其膳食结构是否合理和营养状况是否良好的重要手段。营养调查可以了解与营养状况有密切关系的居民体质与健康状态，发现营养不平衡的人群，为进一步营养监测和研究营养政策提供依据。全面的营养调查工作由 4 部分内容组成：膳食调查、体格测量、临床检查、实验室检测。营养评价是全面评价这 4 部分的内容，并对发现的营养问题提出解决措施。

一、膳食调查

膳食调查是指通过对群体或个体儿童每天进餐次数、摄入食物的种类和数量等调查，再根据食物成分表计算出每人每日摄入的能量和其他营养素，然后与推荐供给标准进行比较，评价出膳食质量能否满足儿童生长所需，并了解膳食计划、食物分配和烹调加工过程中存在的问题，提出改进措施。

（一）膳食调查的方法

根据具体情况膳食调查可采用记账法、称重法、询问法、膳食史法及熟食采样分析法等方法。

1. 称重法

称重法是对食物量进行称重或估计。每餐食用前对各种食物进行记录并称重，吃完后将剩余或废弃部分称重加以扣除，还要对三餐之外所摄入的各种食物进行称重记录。

需要准确掌握两方面的资料：一是称量厨房中每餐所用的各种食物的生重和烹调后熟食的重量，得出各种食物的生熟比值；二是称量个人摄入熟食重量，然后按照上述生熟比算出所摄入各种食物原料的生重。

步骤如下。

（1）每天各餐的主、副食物先称后做。如馒头，在发面前称出面粉重量，加入多少面粉，面和好后仍留出相同重量的面粉。如面条，则按 1kg 面条减去 0.25kg 水分计算。副食则称取可食部分的生食重量，不可食的部分弃去不称。

（2）称主、副食出锅后的熟食重及剩余熟食重（包括丢弃的残渣重），换算出主、副食的净食生重。主、副食净食生重除以就餐人数即为每人各种主、副品的食用量。求出一日每人各种主、副食品的食用量，将结果填入食物重量调查调查登记表（表4-1）中。

例如：中餐大米干饭用大米 30kg，煮成熟饭后重 81kg，吃后剩余 10.5kg，丢弃 3kg，则净食熟重为：$81 - 10.5 - 3 = 67.5$（kg）

81kg 熟饭用大米 30kg，则 67.5kg 熟饭用大米：$67.5 \times 30/81 = 25$（kg）

该单位中餐中净食大米生重 25kg，以人数 100 除之，并换算成克即为 250g，再将早、中、晚餐大米量相加，即得当日每人吃大米量。

其他食物生重的算法依次类推。

（3）根据调查天数，求出每人每日各种主、副食物的平均食入量。根据每人平均食入量，查食物营养成分表（参见附录），计算出所食各种营养素的含量，登记在膳食营养素摄取量表（表4-2）内，即得出每人每日各种营养素的摄取量。

表4-1 食物重量调查登记表 （kg）

单位： 就餐人数： 日期：

餐别	食物名称	毛重	净重	熟重	剩余量	净重量	摄入生食重量	人均摄入生食重

表4-2 每人每日营养素摄入量计算表

种类	名称	重量	能量	蛋白质	脂肪	碳水化合物	维生素A	维生素C	钙	铁	胆固醇	备注
谷类												
蔬菜												
肉类												
乳豆类												
油												
其他												

续表

种类	名称	重量	能量	蛋白质	脂肪	碳水化合物	维生素A	维生素C	钙	铁	胆固醇	备注
平均日摄入量												
与 AI 比较												

（4）烹调方法调查，因为烹调方法对膳食营养素摄取量影响很大，所以必须同时进行调查。

（5）厨房、食堂卫生调查，可结合膳食调查同时进行。

（6）注意事项　调查前向被调查单位或个人说明调查目的、方法和注意事项，以求得主动配合。查食物成分表计算营养素含量，尽可能使用本地区测定数据。食物重量一律按可食部分计算。

食用油和各种调味品如盐、味精等均应在每日早餐前称一次，晚餐后再称一次，二者之差即为全日食用的数量。被调查的单位中如有妇女就餐，可将成年女子数折合为成年男子数，其折算方法是女子总人数乘以 0.83，即为成年男子数。

称重法调查的时间最好是一周，如膳食组成每天变化不大时，也不得少于 3d。调查时不应包括节日。

2. 记账法

记账法是最早、最常用的营养调查方法。这种方法是由称量记录一定时期内的食物消耗总量，研究者通过查这些记录再结合同一时期进餐人数，计算每人每日各种食物的平均摄入量。

这种方法可以调查较长时期的膳食，如 1 个月或更长。该法适合于建有膳食账目的团体人群，如托幼机构、中小学校或部队的调查。

（1）食物消耗量的记录　开始调查前称量家庭结存或集体食堂库存的所有食物，然后详细记录每日购入的各种食物和每日各种食物的废弃量，在调查周期结束后称量剩余的食物。将每种食物的最初结存或库存量，加上每日购入量，减去每种食物的废弃量和最后剩余量，即为调查阶段该食物的摄入量。

（2）进餐人数登记　计算营养素摄入量时需要计算平均每人每日所吃食物的量，即计算以"人口"为单位。调查时登记每日进餐的准确人数，调查结束时将每餐人数加起来。如果各餐人数相同，则一餐的总和就是人口数；如果三餐中有一餐或两餐的人数较少，且三餐的食物量不相同时，大多数情况下可以以主食的消耗量来估计，折算人口数。

例如：某单位在调查期间早餐就餐人数为 300 人，中餐为 265 人，晚餐为 240 人；早餐用粮 25kg，中餐用粮 30kg，晚餐用粮 20kg。则该单位总人口数 = 300 × 25/（25 + 30 + 20）+ 265 × 30/（25 + 30 + 20）+ 240 × 20/（25 + 30 + 20）= 270。

（3）平均每人每日食物的消耗量　平均每人每日食物的消耗量为每种食物的消耗量除以总人口数。如调查期间大米的总消耗量为90kg，总人口数300人，则平均每人每日大米的消耗量为0.3kg，即300g。

（4）每人每日膳食中营养素供给量的计算　按照食物分类和平均每人每日各种食物的消耗量，通过查食物成分表或应用相应的计算机软件，计算出各种营养素的摄入量。

3. 24h 膳食回顾法

此法由受试者尽可能准确地回顾调查前一段时间，如前一日至数日的食物消耗量。询问调查前一天的食物消耗情况，称为24h膳食回顾法。一般选用3d连续调查方法，连续3个24h回顾所得的结果经与全家食物称重记录法相比较差别不明显。不管是大型的全国调查还是小型的研究课题，都可采用这一方法来估计个体的膳食摄入量。

该法适合一些散居的特殊人群调查，简便易行，但是由于是被调查者通过回忆得到资料，调查主要依靠应答者的记忆能力来回忆、描述他的膳食，因此不适合于年龄在7岁以下儿童及70岁以上老年人；而且食物数量为估算值，结果也不太准确。调查者必须接受专门的培训，掌握询问的技巧与方式，以鼓励和帮助调查对象对膳食进行回顾；同时调查者还必须借助食物模型（或实物）和测量工具，对食物摄入量定量核算。调查时建议不要事先通知被调查者是否要或在什么时候来询问其食物摄入，因为有些人会因此而改变他们的日常膳食。

24h回顾法也可用于家庭中个体的食物消耗状况的调查，近年来我国全国性的住户调查中个体食物摄入状况的调查也采用此方法，即采用24h回顾法对所有家庭成员进行连续3d个人食物摄入量调查，记录消耗的所有食物量（在外用餐也包括在内），计算每人营养素的摄入量，可以得到比较准确的结果。

此调查方法对调查员的要求很高，需要掌握一定的调查技巧，如要了解市场上主副食供应的品种和价格，食物生熟比和体积之间的关系，即按食物的体积能准确估计其生重值。在家庭就餐时，一般是一家人共用几盘菜肴，因而在询问时要耐心询问每人摄入的比例，这样在掌握每盘菜所用原料的基础上，即能算出每人的实际摄入量。在询问过程中，要求调查人员不但要有熟练的专业技巧，还要有诚恳的态度，才能获得较准确的食物消耗资料。

4. 化学分析法

化学分析法的主要目的常常不仅是收集食物消耗量，而且要在实验室中测定调查对象一日内全部食物的营养成分，准确地获得各种营养素的摄入量。

样品收集方法最准确的是双份饭菜法，即制作2份完全相同的饭菜，一份供食用，另一份作为分析样品；也可采用收集相同成分的方法，收集整个研究期间消耗的各种未加工的食物或从当地市场上购买相同食物作为样品。

（二）膳食调查结果评价

1. 平均每日食物摄入量的计算

（1）就餐人日数　人日数是代表被调查者用餐的天数，一个人吃早、中、晚3餐为1个人日。在现场调查中，不一定能收集到整个调查期间被调查者的全部进餐次数，应根据餐次比（早、中、晚3餐所摄入的食物量和能量占全天摄入量的百分比）来折算。

若规定餐次早餐占20%、中餐晚餐各占40%，如家庭中某一成员仅询问到早中2餐，则其当日人日数为：$1 \times 20\% + 1 \times 40\% = 0.6$ 人日。

人日数是指一个人24h所有餐次为一人日。

人日数 = 早餐餐次总人数 × 早餐餐次比 + 中餐餐次总人数 × 中餐餐次比 + 晚餐餐次总人数 × 晚餐餐次比。常规餐次比为 0.2∶0.4∶0.4 或 0.3∶0.4∶0.3。

（2）平均每日食物摄入量的计算　将调查对象在调查期间所消耗的各种食物量被人日数除所得即是平均食物摄入量，换算成千克数，以便于查食物成分表。

（3）各类食物的进食量　在进行食物归类时，有些食物要进行折算才能相加，如计算乳类摄入量时，不能将鲜乳与乳粉直接相加，应按蛋白质含量将乳粉算出一个系数，相乘折算成鲜乳量再相加。常用的食物分类见表4-3。

表4-3　　　　　　　　　　　　　　　常用的食物分类

食物类别	米及其制品	面及其制品	其他谷类	干豆类	豆制品	蔬菜	腌菜	水果	干果	猪肉	其他畜肉	动物内脏	禽肉	乳及乳制品	蛋及其制品	鱼虾	植物油	动物油	淀粉及糖	食盐	酱油
质量																					

2. 平均每日营养素摄入量的计算

（1）平均每人每日营养素摄入量的计算　根据食物成分表中各种食物的能量及营养素的含量来计算。要注意调查食物是生重还是熟重，若食物编码中有熟食编码，尽量采用，食物的重量也要按熟重记录。还要注意调查的食物是净重还是市品（毛重），如为市品先按食物成分表中各种食物的"可食部"换算成净重。食物成分表中查不到的食物可用近似食物的营养成分代替，但要注明。

（2）能量与蛋白质、脂肪的食物来源评价

①能量的食物来源可分为谷类、豆类、薯类、其他植物性食物、动物性食物及纯能量食物共6组。

②蛋白质的食物来源分为谷类、豆类、薯类、动物性食物和其他4组。

③能量的营养素来源分为碳水化合物、蛋白质和脂肪3组。

④脂肪的食物来源分为植物性食物和动物性食物2组。

3. 膳食模式分析

根据中国居民平衡膳食宝塔提供的膳食模式数据对人群的膳食模式进行评价。

4. 与 DRIs 比较评价

能量的推荐摄入量等于其平均需要量，蛋白质和其他营养素的推荐摄入量等于平均需要量加 2 倍标准差，没有制订推荐摄入量的营养素有时可以用适宜摄入量代替推荐摄入量，但它的准确性低于推荐摄入量。

对个体膳食评价的核心是比较他/她的日常摄入量和需要量。在任何情况下一个人的真正需要量和日常摄入量只能是一个估算结果，因此对个体膳食适宜性评价都是不精确的。正确描述摄入量资料和恰当选择参考值对评价有重要意义。对结果进行解释需要谨慎，必要时应当结合该个体其他方面的材料，如体格测量或生化测定结果进行综合评价，以确定某些营养素的摄入量是否足够。

对群体的评价主要是评估人群中摄入不足或摄入过多的流行情况，以及亚人群间摄入量的差别。方法是比较日常营养素摄入量与需要量以评估摄入不足。对于有 EAR 的营养素，摄入量低于 EAR 者在群体中占的百分数即为摄入不足的比例数。对于有 AI 的营养素只能比较群体平均摄入量或中位摄入量和 AI 的关系。但当平均摄入量低于 AI 时，没有办法判断摄入不足的比例。日常摄入量超过 UL 者所占的百分数就是人群中有过量摄入风险的比例。

5. 标准人食物和营养素摄入量的计算

由于被调查人不同人群的年龄、性别和劳动强度有很大差别，所以无法用营养素的平均摄入量进行相互间的比较，一般将各个人群都折合成标准人进行比较。折合的方法是以体重 60kg 成年男子从事轻体力劳动者为标准人，以其能量供给量 10.03MJ（2400kcal）作为 1，其他各类人员按其能量推荐摄入量与 10.03MJ 之比得出各类人的折合系数。然后将一个群体各类的人折合系数乘以其人日数之和被其总人日数除即得出该群体的折合标准人的系数（混合系数）。

人均食物或营养素摄入量除以混合系数即可得出该人群折合成标准人的食物和营养素摄入量。

二、体格测量

人体测量资料可以很好地反映营养状况，体格测量数据是评价群体或个体营养状况的有用指标。常用的测量指标有：身高（身长）、体重、上臂围、腰围、臀围及皮褶厚度等。

身体的生长发育和正常体形的维持受遗传影响，也受营养等环境因素的影响，一般要测量以下指标。

1. 体重

我国常用的标准体重计算公式为：

Broca 改良公式：标准体重（kg）= 身高（cm）- 105

平田公式：标准体重(kg) = [身高(cm) − 100] ×0.9

2. 皮褶厚度

皮褶厚度是推断全身脂肪含量、判断皮下脂肪发育情况的一项重要指标。随着人年龄的变化，体脂也出现规律性的变化。不同的人群，由于其遗传素质、生活环境、饮食习惯等不同，体脂分布及其占体重百分比均可能呈现各自的特点。

皮褶厚度可用 X 光、超声波、皮褶卡钳等方法测量。

▎拓展知识 ▶

皮褶厚度的测定

用卡钳测量皮褶厚度最为简单而经济，测得结果和 X 光片测量值的相关度可达 0.85 ~ 0.90，对人体亦无放射性伤害。但是此方法需要操作者熟悉仪器的调试和检测方式，技术的差异不可避免地产生误差，其主要偏差的来源是检测者用手捏皮褶时施加的压力的稳定性、卡钳头的夹皮时间的长短被测者的皮褶厚度的厚薄等。

测量皮褶厚度的常用部位有上臂肱三头肌部（代表四肢）和肩胛下角部（代表躯体），这些部位组织均衡、松弛，皮下脂肪和肌肉能充分分开，测点明确，测量方便，测值重复率高。另外还可以测量肱二头肌部、髂上、腹壁侧等。

3. 体质指数

BMI 指数又称体质指数，是目前国际上常用的衡量人体胖瘦程度以及是否健康的一个标准。主要用于统计用途，当我们需要比较及分析一个人的体重对于不同高度的人所带来的健康影响时，BMI 值是一个中立而可靠的指标，最理想的体重指数是22。中国成年人身体质量指数评价表见表 4 − 4。

表 4 −4　　　　　　　　　中国成年人体质指数评价表

BMI 范围	评价
<18.5	轻体重
18.5 ≤ BMI <23.9	健康体重
24 ≤ BMI <28	超重
28 ≤ BMI	肥胖

三、实验室检测

实验室检测是借助生化试验手段，发现人体临床营养不足、营养储备水平低下或营养素过量状况，可以较早掌握营养失调征兆和变化动态，及时采取必要的预防措施。

四、临床检查

临床检查主要是检查营养缺乏病的相应体征和症状，是运用临床医学知识，借助于感官或有关的检查器材来了解机体营养以及健康状况的一组检查方法，检查后做出营养正常或失调的临床诊断。营养缺乏症临床表现与营养素的关系见表4－5。

表4－5　　　　　　　　营养缺乏症临床表现与营养素的关系
（季兰芳．临床营养测评与膳食指南．2009）

部位	体征症状	缺乏营养素
全身	消瘦、发育不良	能量、蛋白质、维生素、锌
	肥胖症	多种营养失调
	贫血	蛋白质、铁、叶酸、维生素 B_{12}、维生素 B_6、维生素 C
神经	多发性神经炎、球后神经炎、精神病	维生素 B_1
	中枢神经系统失调	维生素 B_1、维生素 PP、维生素 B_{12}、维生素 B_6
骨	鸡胸、串珠胸、O 形腿、X 形腿、骨软化症	维生素 D、钙
循环	水肿	维生素 B_1、蛋白质
	右心肥大	维生素 B_1
皮肤	毛囊角化症	维生素 A
	皮炎（红斑摩擦疹）	维生素 PP、其他
	脂溢性皮炎	维生素 B_2
	出血	维生素 C、维生素 K
眼	角膜干燥、夜盲	维生素 A
	角膜边缘充血	维生素 B_2
	睑缘炎、羞明	维生素 B_2、维生素 A
唇	口唇炎、口角裂、口角炎	维生素 PP、维生素 B_2
口腔	舌炎、舌猩红	维生素 PP、维生素 B_2
	舌质红、地图舌、舌水肿、口内炎	维生素 B_{12}、维生素 B_2、维生素 PP
	牙龈炎、出血	维生素 C
颈	甲状腺肿	碘

任务三

食谱编制的方法

一、营养食谱的编制原则

根据营养配餐的上述理论依据，营养食谱的编制可遵循以下原则。

（一）保证营养平衡

（1）按照《中国居民膳食指南》的要求，膳食应满足人体需要的能量、蛋白质、脂肪及各种矿物质和维生素　不仅品种要多样，而且数量要充足，膳食既要能满足就餐者需要又要防止过量。对于一些特殊人群，如生长儿童和青少年、孕妇和乳母，还要注意易缺营养素如钙、铁、锌等的供给。

（2）各营养素之间的比例要适宜　膳食中能量来源及其在各餐中的分配比例要合理，要保证膳食蛋白质中优质蛋白质占适宜的比例。要以植物油作为油脂的主要来源，同时还要保证碳水化合物的摄入。各矿物质之间也要配比适当。

（3）食物的搭配要合理　注意呈酸性食物与呈碱性食物、主食与副食、杂粮与精粮、荤与素等食物的平衡搭配。

（4）膳食制度要合理　一般应该定时定量进餐，成人一日三餐，儿童三餐以外再加一次点心，老人也可在三餐之外加点心。

（二）照顾饮食习惯，注意饭菜的口味

在可能的情况下，既使膳食多样化，又照顾就餐者的膳食习惯。同时注重烹调方法，做到色香味美、质地宜人、形状优雅。

（三）考虑季节和市场供应情况

主要是熟悉市场可供选择的原料，并了解其营养特点。

（四）兼顾经济条件

既要使食谱符合营养要求，又要使进餐者在经济上有承受能力，才会使食谱有实际意义。

二、营养食谱的制订方法

（一）计算法

1. 确定用餐对象全日能量供给量

能量是维持生命活动正常进行的基本保证。能量不足，人体中血糖下降，就会感觉疲乏无力，进而影响工作、学习的效率；能量若摄入过多，则会在体内贮存，使人体发胖，也会引起多种疾病。因此，编制食谱首先应该考虑的是保证能从食物中摄入适宜的能量。

确定成年人每日营养供给量目标有 2 种方法：第一种方法为直接查表法，根据用餐对象的劳动强度、年龄、性别等查询《中国居民膳食营养素参考摄入量(2013)》表中能量的推荐摄入量（RNI）确定。例如办公室男性职员按轻体力劳动计，其能量供给 10.03MJ（2400kcal）。集体就餐对象的能量供给量标准可以以就餐人群的基本情况或平均数值为依据，包括人员的平均年龄、平均体重以及 80% 以上就餐人员的活动强度。如就餐人员的 80% 以上为中等体力活动的男性，则每日所需能量供给量标准为 11.29MJ（2700kcal）。原则上健康成年人能量供给量可直接查表。第二种方法为计算法，即根据体力活动量和标准体重及体

型参考表4-6按照图4-4流程计算出营养供给量目标值。

能量供给量只是提供了一个参考的目标，在编制食谱前应对用餐对象的基本情况有一个全面的了解，应当清楚就餐者的人数、性别、年龄、机体条件、劳动强度、工作性质以及饮食习惯等；实际应用中还需参照用餐人员的具体情况加以调整，允许±10%浮动变化范围。因为在实际操作中，很难完全符合设定的目标数值。

表4-6	成年人每日能量供给量		单位：kcal/kg 标准体重	
体型	体力活动			
	极轻体力活动	轻体力活动	中体力活动	重体力活动
消瘦	35	40	45	45~55
正常	25~30	35	40	45
超重	20~25	30	35	40
肥胖	15~20	20~25	30	35

注：年龄超过50岁者，每增加10岁，比规定值酌减10%左右。

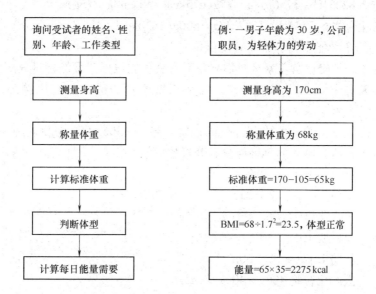

图4-4 成人膳食能量目标计算流程

2. 计算宏量营养素全日应提供的能量

能量的主要来源为蛋白质、脂肪和碳水化合物，为了维持人体健康，这3种能量营养素占总能量比例应当适宜，一般蛋白质占10%~15%，脂肪占20%~30%，碳水化合物占55%~65%，具体可根据本地生活水平调整上述3种能量营养素占总能量的比例，由此可求得3种能量营养素的全日能量供给量。

如已知某人每日能量需要量为11.29MJ(2700kcal)，若3种产能营养素占总能量的比例取中等值分别为蛋白质占 15% 、脂肪占 25% 、碳水化合物占 60% ，则 3 种能量营养素各应提供的能量如下：

蛋白质 11.29MJ（2700kcal）×15% ＝1.6935MJ（405kcal）

脂肪 11.29MJ（2700kcal）×25% ＝2.8225MJ（675kcal）

碳水化合物 11.29MJ（2700kcal）×60% ＝6.774MJ（1620kcal）

3. 计算 3 种能量营养素每日需要数量

知道了 3 种产能营养素的能量供给量，还需将其折算为需要量，即具体的质量，这是确定食物品种和数量的重要依据。食物中产能营养素产生能量的多少按如下关系换算：即 1g 碳水化合物产生能量为 16.7kJ（4.0kcal），1g 脂肪产生能量为 37.6kJ（9.0kcal），1g 蛋白质产生能量为 16.7kJ（4.0kcal）。根据三大产能营养素的能量供给量及其能量折算系数，可求出全日蛋白质、脂肪、碳水化合物的需要量。

如根据上一步的计算结果，可算出三种能量营养素需要量如下：

蛋白质 1.6935MJ÷16.7kJ/g＝101g（405kcal÷4kcal/g＝101g）

脂肪 2.8225MJ÷37.6kJ/g＝75g（675kcal÷9kcal/g＝75g）

碳水化合物 6.774MJ÷16.7kJ/g＝406g（1620kcal÷4kcal/g＝405g）

4. 计算 3 种能量营养素每餐需要量

知道了 3 种能量营养素全日需要量后，就可以根据三餐的能量分配比例计算出三大能量营养素的每餐需要量。一般三餐能量的适宜分配比例为：早餐占 30% ，午餐占 40% ，晚餐占 30% 。

如根据上一步的计算结果，按照 30% 、40% 、30% 的三餐供能比例，其早、中、晚三餐各需要摄入的 3 种能量营养素数量如下：

早餐：蛋白质 101g×30% ＝30g

　　　脂肪 75g×30% ＝23g

　　　碳水化合物 406g×30% ＝122g

中餐：蛋白质 101g×40% ＝40g

　　　脂肪 75g×40% ＝30g

　　　碳水化合物 406g×40% －162g

晚餐：蛋白质 101g×30% ＝30g

　　　脂肪 75g×30% ＝23g

　　　碳水化合物 406g×30% ＝122g

5. 主副食品种和数量的确定

已知 3 种能量营养素的需要量，根据食物成分表，就可以确定主食和副食的品种和数量了。

（1）主食品种、数量的确定　由于粮谷类是碳水化合物的主要来源，因此主食的品种、数量主要根据各类主食原料中碳水化合物的含量确定。

主食的品种主要根据用餐者的饮食习惯来确定，北方习惯以面食为主，南方则以大米居多。根据上一步的计算，早餐中应含有碳水化合物122g，若以小米粥和馒头为主食，并分别提供20%和80%的碳水化合物。查食物成分表得知，每100g小米粥含碳水化合物8.4g，每100g馒头含碳水化合物44.2g，则：

所需小米粥重量 = 122g×20%÷(8.4/100) = 290g

所需馒头重量 = 122g×80%÷(44.2/100) = 220g

（2）副食品种、数量的确定　根据3种产能营养素的需要量，首先确定了主食的品种和数量，接下来就需要考虑蛋白质的食物来源了。蛋白质广泛存在于动植物性食物中，除了谷类食物能提供的蛋白质，各类动物性食物和豆制品是优质蛋白质的主要来源。因此副食品种和数量的确定应在已确定主食用量的基础上，依据副食应提供的蛋白质质量确定。

计算步骤如下。

①计算主食中含有的蛋白质重量。

②用应摄入的蛋白质重量减去主食中蛋白质重量，即为副食应提供的蛋白质重量。

③设定副食中蛋白质的2/3由动物性食物供给，1/3由豆制品供给，据此可求出各自的蛋白质供给量。

④查表并计算各类动物性食物及豆制品的供给量。

⑤设计蔬菜的品种和数量。

仍以上一步的计算结果为例，已知该用餐者午餐应含蛋白质40g、碳水化合物162g。假设以馒头（富强粉）、米饭（大米）为主食，并分别提供50%的碳水化合物，由食物成分表得知，每100g馒头和米饭含碳水化合物分别为44.2g和25.9g，按上一步的方法，可算得馒头和米饭所需重量分别为184g和313g。

由食物成分表得知，100g馒头（富强粉）含蛋白质6.2g，100g米饭含蛋白质2.6g，则：主食中蛋白质含量 = 184g×(6.2/100) + 313g×(2.6/100) = 20g

副食中蛋白质含量 = 40g - 20g = 20g

设定副食中蛋白质的2/3应由动物性食物供给，1/3应由豆制品供给，因此：

动物性食物应含蛋白质重量 = 20g×66.7% = 13g

豆制品应含蛋白质重量 = 20g×33.3% = 7g

若选择的动物性食物和豆制品分别为猪肉（脊背）和豆腐干（熏），由食物成分表可知，每100g猪肉（脊背）中蛋白质含量为20.2g，每100g豆腐干（熏）的蛋白质含量为15.8g，则：猪肉（脊背）重量 = 13g÷(20.2/100) = 64g，豆腐干（熏）重量 = 7g÷(15.8/100) = 44g。

确定了动物性食物和豆制品的重量，就可以保证蛋白质的摄入。最后是选择蔬菜的品种和数量。蔬菜的品种和数量可根据不同季节市场的蔬菜供应情况，以及考虑与动物性食物和豆制品配菜的需要来确定。

⑥确定纯能量食物的量。油脂的摄入应以植物油为主，有一定量动物脂肪摄入，因此以植物油作为纯能量食物的来源。由食物成分表可知每日摄入各类食物提供的脂肪含量，将需要的脂肪总含量减去食物提供的脂肪量即为每日植物油供应量。

6. 食谱的评价与调整

根据以上步骤设计出营养食谱后，还应该对食谱进行评价，确定编制的食谱是否科学合理。应参照食物成分表初步核算该食谱提供的能量和各种营养素的含量，与 DRIs 进行比较，相差在 10% 以内，可认为合乎要求，否则要增减或更换食品的种类或数量。值得注意的是，制订食谱时，不必严格要求每份营养餐食谱的能量和各类营养素均与 DRIs 保持一致。一般情况下，每天的能量、蛋白质、脂肪和碳水化合物的量出入不应该很大，其他营养素以一周为单位进行计算、评价即可。

根据食谱的制订原则，食谱的评价应该包括以下几个方面。

（1）食谱中所含五大类食物是否齐全，是否做到了食物种类多样化？

（2）各类食物的量是否充足？

（3）全天能量和营养素摄入是否适宜？

（4）三餐能量摄入分配是否合理，早餐是否保证了能量和蛋白质的供应？

（5）优质蛋白质占总蛋白质的比例是否恰当？

（6）3 种产能营养素（蛋白质、脂肪、碳水化合物）的供能比例是否适宜？

以下是评价食谱是否科学、合理的过程。

（1）首先按类别将食物归类排序，并列出每种食物的数量。

（2）从食物成分表中查出每 100g 食物所含营养素的量，算出每种食物所含营养素的量，计算公式为：

食物中某营养素含量 = 食物量（g）× 可食部分比例 × 100g 食物中营养素含量/100

（3）将所用食物中的各种营养素分别累计相加，计算出一日食谱中 3 种能量营养素及其他营养素的量。

（4）将计算结果与《中国居民膳食中营养素参考摄入量》中同年龄同性别人群的水平比较，进行评价。

（5）根据蛋白质、脂肪、碳水化合物的能量折算系数，分别计算出蛋白质、脂肪、碳水化合物三种营养素提供的能量及占总能量的比例。

（6）计算出动物性及豆类蛋白质占总蛋白质的比例。

（7）计算三餐提供能量的比例。

以下以 10 岁男生一日食谱（表 4 - 7）为例，对食谱进行评价。

表 4 - 7　　　　　　　　　　　　　　　10 岁男生一日食谱

餐次	食物名称	用量	餐次	食物名称	用量
早餐	面包	面粉 150g			植物油 5g
	火腿	25g		馒头	面粉 150g
	牛乳	250g	晚餐	番茄炒鸡蛋	番茄 125g
	苹果	100g			鸡蛋 60g
午餐	青椒肉片	青椒 100g			植物油 5g
		瘦猪肉 45g		韭菜豆腐汤	韭菜 25g
		植物油 6g			南豆腐 30g
	熏干芹菜	熏干 30g			植物油 3g
		芹菜 100g		米饭	大米 125g

（1）按类别将食物归类排序，看食物种类是否齐全。

谷类薯类　　　　　面包 150g，面粉 150g，大米 125g

禽畜肉及鱼类　　　火腿 25g，瘦猪肉 45g

豆类及其制品　　　熏干 30g，南豆腐 30g

乳类　　　　　　　牛乳 250g

蛋类　　　　　　　鸡蛋 60g

蔬菜水果　　　　　苹果 100g，青椒 100g，芹菜 100g，番茄 125g，韭菜 25g

纯热能食物　　　　植物油 19g

（2）食物所含营养素的计算　首先从食物成分表中查出各种食物每 100g 的能量及各种营养素的含量，然后计算食谱中各种食物所含能量和营养素的量。

以计算 150g 面粉中所含营养素为例，从食物成分表中查出小麦粉 100g 食部为 100%，含能量 1439kJ（344kcal），蛋白质 11.2g，脂肪 1.5g，碳水化合物 73.6g，钙 31mg，铁 3.5mg，维生素 B_1 0.28mg，维生素 B_2 0.08mg，故 150g 面粉可提供：

能量：$1439 \times 150/100 = 2158.5$kJ（$344 \times 150/100 = 516$kcal）

蛋白质 $= 11.2 \times 150/100 = 16.8$g

脂肪 $= 1.5 \times 150/100 = 2.25$g

碳水化合物 $= 73.6 \times 150/100 = 110.4$g

钙 $= 31 \times 150/100 = 46.5$mg

铁 $= 3.5 \times 150/100 = 5.25$mg

维生素 $B_1 = 0.28 \times 150/100 = 0.42$mg

维生素 $B_2 = 0.08 \times 150/100 = 0.12$mg

其他食物计算方法和过程与此类似。计算出所有食物分别提供的营养素含量，累计相加，就得到该食谱提供的能量和营养素。如此食谱可提供：能量 8841kJ（2113kcal），蛋白质 77.5g，脂肪 57.4g，钙 602.9mg，铁 20.0mg，维生素 A 341.4μg，维生素 B₁ 0.9mg，维生素 C 70mg。

参考 10 岁男生每日膳食营养素参考摄入量（DRIs）：能量 8800kJ（2100kcal），蛋白质 70g，钙 800mg，铁 12mg，维生素 A 600μg，维生素 B₁ 0.9mg，维生素 C 80mg。比较可见，除维生素 A 和维生素 C 不足之外，能量和其他营养素供给量基本符合需要。维生素 A 不足可通过 1~2 周补充一次动物肝脏来弥补，维生素 C 不足可用富含维生素 C 的蔬菜水果来补充，以弥补此食谱的不足之处。

（3）3 种供能营养素的供能比例　由蛋白质、脂肪、碳水化合物 3 种营养素的能量折算系数可以算得：

蛋白质提供能量占总能量比例 = 77.5g × 16.710kJ/g ÷ 8841kJ = 14.7%

脂肪提供能量占总能量比例 = 57.4g × 37.6kJ/g ÷ 8841kJ = 24.4%

碳水化合物提供能量占总能量比例 = 1 − 14.7% − 24.4% = 60.9%

蛋白质、脂肪、碳水化合物适宜的供能比分别为 10%~15%，20%~30%，55%~65%。该例食谱的蛋白质、脂肪、碳水化合物的摄入比例还是比较合适的。

（4）动物性及豆类蛋白质占总蛋白质比例　将来自动物性食物及豆类食物的蛋白质累计相加，本例结果为 35g，食谱中总蛋白质含量为 77.5g，可以算得：

动物性及豆类蛋白质占总蛋白质比例 = 35 ÷ 77.5 = 45.2%

优质蛋白质占总蛋白质的比例超过 1/3，接近一半，可认为优质蛋白质的供应量比较适宜。

（5）三餐提供能量占全天摄入总能量比例　将早、中、晚三餐的所有食物提供的能量分别按餐次累计相加，得到每餐摄入的能量，然后除以全天摄入的总能量得到每餐提供能量占全天总能量的比例：

早餐：2980 ÷ 8841 = 33.7%

午餐：3181 ÷ 8841 = 36.0%

晚餐：2678 ÷ 8841 = 30.3%

三餐能量分配接近比较适宜的 30%、40%、30%。

总的看来，该食谱种类齐全，能量及大部分营养素数量充足，3 种产能营养素比例适宜，考虑了优质蛋白质的供应，三餐能量分配合理，是设计比较科学合理的营养食谱。需要强调的是以上的食谱制订和评价主要是根据宏量营养素的状况来进行讨论。在实际的食谱制订工作中还必须对各种微量营养素的适宜性进行评价，而且需要检测就餐人群的体重变化及其他营养状况指标，对食谱进行调整。

7. 营养餐的制作

有了营养食谱还必须根据食谱原料，运用合理的烹饪方法进行营养餐的制作。在烹饪过程中，食物中的蛋白质、脂肪、碳水化合物、维生素、矿物质、水等营养素发生着多种变化，了解这些变化，对于合理选用科学的烹调方法，严格监控烹饪过程中食物的质量，提高营养素在食物中的保存率和在人体中的利用率都有着重要作用。此外，营养餐的制作还应保证食物的色、香、味俱全，这样才能保证食物的正常摄入，达到营养配餐预期的营养素摄入量。

8. 食谱的总结、归档管理等

编制好食谱后，应该将食谱进行归档保存，并及时收集用餐者及厨师的反馈意见，总结食谱编制的经验，以便以后不断改进。

（二）食物交换份法

食物交换份法简单易行，易于被非专业人员掌握。该法是将常用食物按其所含营养素量的近似值归类，计算出每类食物每份所含的营养素值和食物质量，然后将每类食物的内容列出表格供交换使用，最后，根据不同能量需要，按蛋白质、脂肪和碳水化合物的合理分配比例，计算出各类食物的交换份数和实际重量，并按每份食物等值交换表选择食物。本法对病人和正常人都适用，此处仅介绍正常人食谱的编制。

1. 根据膳食指南，按常用食物所含营养素的特点划分为五大类食物

第一类：谷类及薯类。谷类包括米、面、杂粮；薯类包括马铃薯、甘薯、木薯等，主要提供碳水化合物、蛋白质、膳食纤维、B 族维生素。

第二类：蔬菜水果类。包括鲜豆、根茎、叶菜、茄果等，主要提供膳食纤维、矿物质、维生素 C 和胡萝卜素。

第三类：动物性食物。包括肉、禽、鱼、乳、蛋等，主要提供蛋白质、脂肪、矿物质、维生素 A 和 B 族维生素。

第四类：豆类及制品。包括大豆及其他干豆类，主要提供蛋白质、脂肪、膳食纤维、矿物质和 B 族维生素。

第五类：纯能量食物。包括动植物油、淀粉、食用糖和酒类，主要提供能量。植物油还可提供维生素 E 和必需脂肪酸。

2. 各类食物的每单位食物交换代量表

（1）谷类、薯类 表 4-8 中所列各份谷、薯类食物大约可提供能量 756kJ（180kcal），蛋白质 4g、碳水化合物 38g。

表 4-8　　　　　　　　　　谷类和薯类食物交换代量表

食物	重量/g	食物	重量/g
面粉	50	挂面	50
大米	50	面包	75
玉米面	50	干粉丝（皮、条）	40
小米	50	马铃薯（食部）	250
高粱米	50	凉粉	750

（2）蔬菜、水果类　表 4 - 9 每份蔬菜、水果大约可提供能量 336kJ（80kcal）、蛋白质 5g、碳水化合物 15g。

表 4 - 9　　　　　　　　　蔬菜、水果类食物交换代量表

食物（可食部）	重量/g	食物（可食部）	重量/g
大白菜、油菜、圆白菜、韭菜、菠菜等	500 ~ 750	鲜豇豆	250
		鲜豌豆	100
芹菜、莴笋、雪里蕻（鲜）、空心菜等	500 ~ 750	倭瓜	350
		胡萝卜	200
西葫芦、番茄、茄子、苦瓜、冬瓜、南瓜等	500 ~ 750	萝卜	350
		蒜苗	200
菜花、绿豆芽、茭白、蘑菇（鲜）等	500 ~ 750	水浸海带	350
		李子、葡萄、香蕉、苹果、桃、	200 ~ 250
柿子椒	350	橙子、橘子等	

（3）动物性食物　表 4 - 10 中所列各份动物性食物大约可提供能量 378kJ（90kcal）、蛋白质 10g、脂肪 5g、碳水化合物 2g。

表 4 - 10　　　　　　　　　动物性食物交换代量表

食物（食部）	重量/g	食物（食部）	重量/g
瘦猪肉	50	肥瘦羊肉	25
瘦羊肉	50	肥瘦牛肉	25
瘦牛肉	50	鱼虾	50
鸡蛋（500g，约 8 只）	1	酸乳	200
禽	50	牛乳	250
肥瘦猪肉	25	乳粉	30

（4）豆类及制品　表 4 - 11 中所列各份豆类食物大约可提供能量 188kJ（45kcal）、蛋白质 5g、脂肪 1.5g、碳水化合物 3g。

表 4 - 11　　　　　　　　　豆类食物交换代量法

食物	重量/g	食物	重量/g
豆浆	125	熏干	25
豆腐（南）	70	腐竹	5
豆腐（北）	42	千张	14
油豆腐	20	豆腐皮	10
豆腐干	25	豆腐丝	25

（5）纯能量食物　表4-12每份食物大约可提供能量188kJ（45kcal）、脂肪5g。

表4-12　　　　　　　　　纯能量食物交换代量表

食物	重量/g
菜籽油	5
豆油、花生油、棉籽油、芝麻油	5
牛油、羊油、猪油（未炼）	5

3. 根据不同能量的各种食物需要量（表4-13），参考食物交换代量表，确定不同能量供给量的食物交换份数

按照中国居民平衡膳食宝塔上标出的数量安排每日膳食。如对于在办公室工作的男性职员，按照2400kcal膳食能量参考摄入量，需要摄入谷类350g、豆类40g、蔬菜450g、水果400g、肉类75g、水产品75g、乳类300g、蛋类50g、油脂30g，这相当于7（350/50）份谷薯类食物交换份、1~2份果蔬类交换份、4份肉蛋乳等动物性食物交换份、1份豆类食物交换份、5份油脂类食物交换份。值得注意的是，食物交换代量表的交换单位不同，折合的食物交换份数也不同。这些食物分配到一日三餐中可以如下安排。

表4-13　　　　　　按照7个不同能量水平建议的食物摄入量　　　　　单位：g/d

食物	能量						
	1600kcal	1800kcal	2000kcal	2200kcal	2400kcal	2600kcal	2800kcal
谷类	225	250	300	300	350	400	450
豆类	30	30	40	40	40	50	50
蔬菜	300	300	350	400	450	500	500
水果	200	200	300	300	400	400	500
肉类	50	50	50	75	75	75	75
水产品	50	50	75	75	75	100	100
乳类	300	300	300	300	300	300	300
蛋类	25	25	25	50	50	50	50
烹调油	25	25	25	25	30	30	30

早餐：牛乳250g、白糖20g、面包100g、大米粥25g、凉拌黄瓜100g

加餐：苹果200g

午餐：饺子200g（瘦猪肉末70g、白菜300g）、小米粥25g、炝芹菜200g、北豆腐50g

加餐：梨200g

晚餐：米饭100g、鸡蛋1个、炒莴笋150g（全日烹调用油30g）

还可以根据食物交换表，改变其中的食物种类。

　　早餐：糖三角 100g、高粱米粥 25g、煎鸡蛋 1 个、咸花生米 15g

　　加餐：苹果 200g

　　午餐：米饭 150g、瘦猪肉丝 70g、炒菠菜 200g、红烧带鱼 75g

　　加餐：梨 200g

　　晚餐：烙饼 100g、大米粥 25g、炖大白菜 250g、南豆腐 70g（全日烹调用油 20g）

　　4. 食物交换份法使用的基本原则

　　食物交换份法是一个比较粗略的方法，使用食物交换份法进行食物交换时，只能是同类食物之间进行互换，不同类食物之间不能进行互换，否则将增大得到食谱营养素含量额差别和不确定性。

　　实际应用中，可将计算法与食物交换份法结合使用，首先用计算法确定食物的需要量，然后用食物交换份法确定食物种类及数量。通过食物的同类互换，可以一日食谱为模板，设计出一周、一月食谱。

三、富含各种不同营养的食谱举例

　　1. 富含维生素 A 的一日食谱

　　维生素 A 的食物来源有 2 个：一个来自动物性食物，如动物肝脏、鱼肝油、乳及乳制品、禽蛋等；另一个来自植物性食物中的胡萝卜素，它在体内可转化为维生素 A。绿色蔬菜、黄色蔬菜以及黄红色水果中富含胡萝卜素，如菠菜、豌豆苗、红心甜薯、胡萝卜、西蓝花、芒果、杏等。从表 4-14 食物中，可以获得 800μg 左右视黄醇当量的维生素 A。

表 4-14　　　　　　　　　　富含维生素 A 的食物

食物名称	用量/g	食物名称	用量/g
羊肝	4	牛肝	4
鸡肝	8	猪肝	16
鹅肝	13	鸡心	90
奶油	80	鹌鹑蛋	240
鸡蛋黄	183	鸭蛋黄	40
胡萝卜	116	菠菜	164
冬寒菜	70	茴香	200
芥蓝	140	西蓝花	66
芒果	60		

　　富含维生素 A 的一日食谱举例见表 4-15。

表 4 – 15　　　　　　　　　　　富含维生素 A 的一日食谱举例

餐次	食物名称	用量	餐次	食物名称	用量
早餐	面包	100g		酸辣汤	瘦肉丝、玉兰片各适量
	牛乳	250g		米饭	大米 150g
	西瓜	200g	晚餐	菠菜拌腐竹	菠菜 100g
午餐	爆三样	猪肝 25g			水发腐竹 25g
		猪腰花 25g		蒜蓉西蓝花	西蓝花 100g
		肥瘦猪肉 25g		花卷	面粉 100g
		黄瓜片 50g		绿豆汤	绿豆 15g
		水发木耳 5g			小米 15g
	干煸扁豆	扁豆 100g		全日烹调用油	20g

2. 富含铁的一日食谱

膳食中铁的良好来源为动物肝脏、全血、肉类、鱼类等动物性食物，不仅铁含量高，而且生物利用率高，植物性食物中含铁量不高，仅油菜、菠菜、黑玉米、黑米等含铁量较高，但其生物利用率低。从表 4 – 16 食物中，可以获得10mg 左右的铁。

表 4 – 16　　　　　　　　　　　富含铁的食物

食物名称	用量/g	食物名称	用量/g
猪血	115	鸭血	30
鸡血	40	鸡肝	80
猪肝	45	鸭肝	40
猪肾	160	牛肾	106
牛肉干	60	猪心	233
瘦猪肉	330	鸡蛋	500
鲜扇贝	140	海参（鲜）	80
蚌肉	20	虾米	90
芹菜	150	菠菜	300

富含铁的一日食谱举例见表 4 – 17。

3. 富含钙的一日食谱

乳和乳制品是钙的主要来源，其含量和吸收率均很高；虾皮、海带、芝麻酱含钙量也很高；豆类、绿色蔬菜虽含钙较高，但人体吸收差。另外，禽、畜骨中含钙也十分丰富。从表 4 – 18 食物中，可以获得800mg 左右的钙。

表 4-17   富含铁的一日食谱举例

餐次	食物名称	用量	餐次	食物名称	用量
早餐	面包	125g	晚餐	米饭	大米 150g
	芝麻酱	10g		尖椒炒肝	猪肝 60g
	牛乳	250g			尖椒 30g
	香蕉	100g		番茄鸡蛋汤	番茄 50g
午餐	猪瘦肉炒柿子椒	猪瘦肉 30g			鸡蛋 15g
		柿子椒 50g		馒头	面粉 100g
	香菇炒油菜	香菇 25g		红枣粥	红枣 15g
		油菜 50g			小米 25g
	海米冬瓜汤	虾米 10g		全日烹调用油	20g
		冬瓜 50g			

表 4-18   富含钙的食物

食物名称	用量/g	食物名称	用量/g
牛乳	770	乳粉（全脂）	118
乳酪	100	虾皮	80
虾米	150	河虾	240
白米虾	200	石螺	20
鲜海参	175	小香干	80
北豆腐	400	海带	200
木耳	300	芝麻酱	68
黄豆	400	黑豆	350

富含钙的一日食谱举例见表 4-19。

表 4-19   富含钙的一日食谱举例

餐次	食物名称	用量	餐次	食物名称	用量
早餐	面包	125g			油菜心 25g
	乳酪	15g		米饭	大米 150g
	蛋花牛乳	牛乳 250g	晚餐	黄瓜拌千张	黄瓜 50g
		鸡蛋 60g			千张 30g
	苹果	100g		虾皮炒小白菜	虾皮 15g
午餐	猪肉炖海带	肥瘦猪肉 30g			小白菜 100g
		海带 25g		紫菜瘦肉汤	紫菜 15g
		粉条 15g			猪瘦肉 25g
	木须汤	鸡蛋 25g		花卷	面粉 125g
		水发木耳 15g		全日烹调用油	20g

4. 富含维生素 B_1 的一日食谱

维生素 B_1 广泛存在于天然食物中，含量较丰富的有动物内脏、肉类、豆类、花生及未加工的粮谷类，食品加工越细，维生素 B_1 含量越低。从表 4 – 20 所列的食物中，可获得 1.0mg 左右的维生素 B_1。

表 4 – 20 富含维生素 B_1 的食物

食物名称	用量/g	食物名称	用量/g
稻米（粳米）	300	黑米	300
小麦粉	360	小米	300
燕麦片	300	玉米面（白）	290
豆腐丝（皮）	300	豌豆	250
黄豆（干）	250	橘子	400
花生仁（生）	140	火腿	200
猪肉	200	猪肝	500
鸡肝	300	鸡心	200
鸭肝	400	牛肝	500

富含维生素 B_1 的一日食谱举例见表 4 – 21。

表 4 – 21 富含维生素 B_1 的一日食谱举例

餐次	食物名称	用量	餐次	食物名称	用量
早餐	馒头	面粉 125g		馒头	面粉 150g
	豆腐干	25g	晚餐	木耳炒鸡蛋	水发木耳 15g
	牛乳	250g			鸡蛋 50g
	橘子	100g		香菇炒油菜	香菇 25g
午餐	里脊肉末炒豌豆	猪里脊肉 50g			油菜 100g
		豌豆 150g		番茄炒菠菜	番茄 50g
	羊杂汤	羊肚 25g			菠菜 50g
		羊腰花 25g		米饭	大米 125g
		羊肝 25g		全日烹调用油	20g

5. 富含维生素 B_2 的一日食谱

维生素 B_2 含量较高的食物为动物内脏、乳及蛋类，大豆和各种绿叶菜也有一定含量，从表 4 – 22 所列的食物中，可获得 1.0mg 左右的维生素 B_2。

表 4 – 22   富含维生素 B₂ 的食物

食物名称	用量/g	食物名称	用量/g
猪肝	50	鸡蛋	200
猪肾	90	鹌鹑蛋	200
猪心	200	扁豆（干）	200
鸡肝	100	黑豆	300
鸭肝	100	芸豆	380
牛肝	80	苜蓿	140
羊肝	60	枸杞菜	300
羊肾	60	芹菜	500
羊乳粉（全脂）	60	茄子	500
蘑菇（干）	100	蘑菇（鲜）	286

富含维生素 B₂ 的一日食谱举例见表 4 – 23。

表 4 – 23   富含维生素 B₂ 的一日食谱举例

餐次	食物名称	用量	餐次	食物名称	用量
早餐	馒头	100g		蒜苗炒豆干	蒜苗50g
	茶鸡蛋	鸡蛋1个			豆腐干25g
	牛乳	250g		米饭	大米125g
	香蕉	80g	晚餐	炒菠菜	菠菜50g
午餐	鱼香猪肝	猪肝75g		肉片炒柿子椒	柿子椒75g
		黑木耳20g			肥瘦肉25g
		黄瓜50g		花卷	面粉125g
	番茄蛋花汤	番茄25g		玉米渣粥	玉米渣50g
		鸡蛋15g		全日烹调用油	20g

6. 富含维生素 C 的一日食谱

维生素 C 的主要来源为新鲜蔬菜与水果。从表 4 – 24 列举的每份食物中，可以获得 50mg 左右的维生素 C。

表 4 – 24   富含维生素 C 的食物

食物名称	用量/g	食物名称	用量/g
红笼椒	70	尖辣椒	35
芫荽	100	圆白菜	125

续表

食物名称	用量/g	食物名称	用量/g
红果	100	小白菜	180
柠檬	225	大白菜	180
鲜枣	20	菜花	80
蜜枣	100	豆角（白）	125
鲜荔枝	125	油菜	140
柚子	225	藕	100
橙	150	雪里蕻	160

富含维生素 C 的一日食谱举例见表 4 – 25。

表 4 – 25　　　　　　　　　　富含维生素 C 的一日食谱举例

餐次	食物名称	用量	餐次	食物名称	用量
早餐	馒头	面粉 100g		米饭	大米 125g
	蛋花牛乳	牛乳 250g	晚餐	韭菜炒豆干	韭菜 50g
		鸡蛋 60g			豆腐干 25g
	柑	100g		素炒菜花	菜花 75g
午餐	肉丝炒青椒	青椒 100g		馒头	面粉 100g
		瘦猪肉 50g		加餐	红果 50g
	鲜蘑炒油菜	鲜蘑 25g		全日烹调用油	20g
		油菜 100g			
	菠菜鸡蛋汤	菠菜 50g			
		鸡蛋 25g			

四、营养分析软件的应用

随着计算机技术的发展，营养食谱的确定和评价也可以通过计算机实现。目前出现了许多膳食营养管理系统软件，使用者只要掌握基本的电脑技能，就可以方便快捷地确定营养食谱，并且得出营养素的营养成分。膳食营养管理系统软件有很多种，一般膳食营养管理系统软件都具有如下功能。

（1）提供自动挑选食物种类界面，和挑选出的食物自动编制出代量食谱，计算出各类食物的用量并自动将其合理地分配到一日三餐或三餐一点中。

（2）进行食谱营养成分的分析计算，并根据计算结果进行调整。

（3）分析膳食的食物结构和计算分析各种营养素的摄入量、能量和蛋白质的食物来源等。许多软件采取开放的计算机管理方式，可随时扩充食物品种及营养成分。有的软件还可对个体和群体的膳食营养状况做出综合评价，针对儿童青少年还可实现生长发育状况的评价。另外，特殊营养配餐应用软件还有减肥配餐的设计功能及常见病病人膳食的设计功能。

拓展知识▶

食物成分表中符号、 缩写及说明

"…"表示"未检出"，就是说这种营养素未能检测出来，但不表示这种食物中绝对没有这种营养素，而是含量太少了，测不出来。

"—"表示未测定，即这种营养素未做检测，但不表示该食物中没有这种营养。

"Tr"表示测出的营养素含量太少，因表格位置的限制无法将具体数值列入表中。

"0"表示该食物中不含这种营养素。

食物成分表中数据的获得主要是采集有代表性的食物或食品，所检测的食物样品不一定是现在居民所消费的同种食品，即表中数据与消费食物的营养素含量之间可能有一定差距。食物成分表中没有的食物，可以用相似食物代替，但是要注明。

任务四

餐饮成本的核算

餐饮业是指专门从事加工、烹饪和出售餐饮制品，并提供消费场所、设备和服务的劳动，以满足顾客需要的行业。

一、餐饮业成本核算的有关概念

1. 成本

成本是从事某种生产或经营时企业本身所耗用的费用和支出的总和，包括企业在生产过程中原材料、燃料、动力的消耗，劳动报酬的支出，固定资产的损耗等。

2. 产品成本

产品成本是生产或制作成本，主要包括生产产品所消耗的生产资料及支付劳动者的工资。

3. 餐饮产品成本

用于制作餐饮产品的消费支出，即是该种产品的成本。

4. 单位成本

单位成本是指每个菜点单位所具有的成本，如元/kg、元/份等。

5. 总成本

总成本是指全部产品的生产费用总和或全部菜点的成本之和。

餐饮成本是指制作和销售餐饮产品所发生的各项费用，一般指单位产品成本，其构成要素及参考比例如表4-26所示。

表4-26　　　　　　　　　　　　餐饮成本构成

费用项目	比重/%	费用项目	比重/%
原材料（食品、饮料）	45~55	水电费及燃料	3
低值易耗品	3~10	企业管理费用	1
工资管理费用（基本工资、奖金津贴、附加工资）	15~25	其他支出费用	5
		合计	76~100
福利	4		

二、餐饮业成本核算的特点

由于餐饮业具有生产加工、劳动服务、商业零售于一体的独特的行业特点，除原材料成本外，其他如职工工资、固定资产的折旧等，很难分清用于哪个环节。所以，计算中就习惯以原材料作为其成本要素，即构成菜点的原材料耗费之和，它包括食品原料的主料、配料和调料。

三、餐饮成本的核算方法

（一）净料单位成本的计算

原料在最初购进时，多为毛料，大多要经过加工处理后成为净料。由于原料经加工处理后重量发生了变化——损耗或增长，其单位成本也发生了变化，所以必须进行净料成本的核算。净料是指经过初步加工处理的原料。如：芹菜去叶洗净后为净料；木耳涨发后为净料；肉类经过分档取料后为净料。净料单位成本的计算方法大致有2种，一料一档和一料多档。

1. 一料一档的单位成本计算

一料一档的原料是加工前是一种生料，加工后还是一种生料或半制品，且下脚料无作价价款、加工后原料单元成本为：毛料总值（加工前原料的进货总值）除以加工后原料的重量，计算公式为：

$$净料单位成本 = 毛料总值/净料重量$$

例：某厨房购进冬瓜50kg，进货价款为1.2元/kg。去皮后得到净冬瓜37.5kg，求净冬瓜的单位成本。

解：净冬瓜单位成本 = 1.2×50/37.5 = 1.6（元/kg）

答：净冬瓜的单位成本为每千克 1.6 元。

2. 一料多档的净料单位成本计算

（1）毛料加工后还是一种原料或半制品，但下脚料有作价价时，其生料单位成本的计算方法是：首先从加工前原料总值中扣除下脚料的作价部分然后除以加工后原料重量，计算公式为：

净料单位成本 =（毛料总值 − 下脚料价款）/ 净料重量

例：肉鸡一只，重 2kg，每千克单价为 11.2 元，经加工得生光鸡 1.4kg，下脚料头、爪作价 1.5 元，鸡血 0.6 元，鸡内脏 2.2 元，废料鸡肫皮 0.3 元，求生光鸡的单位成本。

解：生光鸡单位成本 =（11.2×2 − 1.5 − 0.6 − 2.2 − 0.3）/1.4 = 12.7（元/kg）

答：生光鸡的单位成本为每千克 12.7 元。

（2）加工前是一种原料，加工后是若干种原料或半制品。净料单位成本的计算有 3 种方法。

①如果加工后所有净料的单位成本都是从来没有计算过的，则根据这些原料的重量逐一确定它们的单位成本，然后使各档成本相加，求出进货总值。即：净料（1）总值 + 净料（2）总值 + ……净料（n）总值 = 一料多档的毛料总值。

②在所有净料中，如果有些净料的单位成本是已知的，应首先把已知的原材料总成本计算出来，从毛料的进货总值中扣除，然后再计算未知原料的单位成本。具体计算公式为：

原料单位成本 =（原料总值 − 其他各档原料价款总和）/ 原料重量

例：鲤鱼一条，重 2kg，每千克 11.2 元，下脚料鱼杂回收价为 1.46 元，全鱼经炸熟后为 1.4kg，耗油 200g，油价每千克 10.8 元，求熟鱼的单位成本。

解：熟鱼单位成本 =（11.2×2 − 1.46 + 10.8×0.2）/1.4 = 16.5 （元/kg）

答：熟鱼的单位成本为每千克 16.5 元。

3. 净料成本核算的分类

根据加工方法和处理程度的不同，净料可分为生料、半制品（无味半制品、调味半制品）和熟制品 3 类。

（1）生料成本的核算 生料是指经过加工和处理，而没有经过调味和成熟处理的净料。计算公式为：

生料单位成本 =（毛料总值 − 其他各档价款）/ 生料重量

例：饭店购进羊腿 80kg，单价 12.6 元，经拆卸处理后得骨头 14kg，单价 4.3 元，碎肉 3.5kg，单价 12.4 元，求净羊肉单位成本。

解：净羊肉单位成本 =（12.6×80 − 14×4.3 − 3.5×12.4）/62.5 = 14.47 （元/kg）

答：净羊肉单位成本为每千克 14.47 元。

（2）半制品（熟品）单位成本的计算　半制品是经过初步熟处理或调味的净料。根据在加工过程中是否耗用了调味品，可分为无味半制品和调味半制品。

①无味半制品成本计算：无味半制品单位成本计算公式为：

无味半制品单位成本 = 生料总值/无味半制品（熟品）重量

例：购进鲜猪肝 40kg，每千克 7 元，经过加工后，损耗 20%，求猪肝加工后的单位成本。

解：猪肝单位成本 = $7 \times 40/40 \times (1 - 20\%) = 8.75$（元/kg）

答：猪肝加工后的单位成本为每千克 8.75 元。

②调味半制品（熟品）成本计算：调味半制品是指加放了调料的净料或经过调味和熟制的净料。调味半制品（熟品）单位成本计算公式为：

熟品单位成本 = （生料总值 + 调味品总值）/调味半制品（熟品）重量

例：猪蹄 5kg，每千克进价 10.4 元，经煮熟后得熟猪蹄 4kg，所用调味品作价 1.84 元，求熟猪蹄的单位成本。

解：熟猪蹄单位成本 = $(10.4 \times 5 + 1.84)/4 = 13.46$ （元/kg）

答：此熟猪蹄的单位成本为每千克 13.46 元。

（二）净料率及其应用

1. 净料率

（1）净料率的定义　净料率是指原材料加工后的重量与加工前毛料总重量的比率。

净料率也称出材率、拆卸率、涨发率等。它是餐饮业在长期经营过程中总结出的规律，在净料处理技术水平和原料规格质量相同的情况下，原料的净料重量和毛料重量间形成一定的比例关系，通过这种比例关系来计算净料重量。

（2）净料率的计算　净料率的计算公式为：

净料率(%) = 净料重量/毛料重量 × 100%

例：购进马铃薯 30kg，经加工得净马铃薯 24kg，求马铃薯的净料率。

解：马铃薯净料率 = $(24/30) \times 100\% = 80\%$

答：马铃薯的净料率为 80%。

例：干蘑菇 0.5kg，经水发后得净料 1kg，求蘑菇的涨发率。

解：蘑菇涨发率 = $(1/0.5) \times 100\% = 200\%$

答：蘑菇涨发率为 200%。

（3）影响净料率的因素　原材料的规格质量和净料的处理技术是决定净料率的两大因素。这两大因素如有变化，净料率就会发生变化。如果品种、规格、质量相同的原料，由于处理者的技术水平不同，净料率就不相同；如果处理者技术水平相同，但原料的规格、质量不同，净料率也会发生变化。

（4）净料率的应用

①根据净料率是净料重量与毛料重量的比率这个定义，可在已知净料重量和净料率的情况下求出毛料重量或在已知毛料重量和净料率的情况下求出净料重量。公式为：

$$净料重量 = 毛料重量 × 净料率$$

$$毛料重量 = 净料重量/净料率$$

②可利用净料率，直接由毛料成本单价计算出净料成本单价。这样可以大大方便各种主配料成本的计算。公式为：

$$净料单位成本 = 毛料单位成本/净料率$$

$$毛料单位成本 = 净料单位成本 × 净料率$$

例：购活鳝鱼8kg，每千克28元，经宰杀处理后加工成鳝丝，净料率为50%，求鳝鱼丝的单位成本。

解：鳝鱼丝单位成本 = 28/50% = 56（元/kg）

答：鳝鱼丝单位成本为每千克56元。

2. 损耗率

损耗率与净料率相对应，是指原料在加工处理后损耗的原料重量与加工前原料重量的比率。计算公式为：

$$损耗率 = 原料损耗重量/毛料重量 × 100\%$$

净料率与损耗率的关系：

$$净料率 + 损耗率 = 100\%$$

净料重量与损耗重量的关系：

$$损耗重量 = 毛料重量 - 净料重量$$

例：某饭店购进茄子5kg，经加工损耗率为10%，求茄子的净料重量。

解：茄子净料重量 = 5 × （1 - 10%） = 4.5（kg）

答：茄子的净料重量为4.5kg。

（三）餐饮业成本核算的方法

餐饮业的成本是指它所耗用的各种原料的成本之和。

1. 先总后分法菜点成本的计算

先总后分法适用于成批产品的成本核算，如凉菜、主食点心等。计算方法是先求出构成单一菜肴、点心所耗用的主料成本、配料成本和调味品的成本之和，然后根据产品的件数或份数求出每一单位产品的平均成本。计算公式为：

$$单位产品成本 = 本批产品所耗用的原料总成本/产品数量$$

例：猪肉包子60个，用料：面粉1kg，进价为2元/kg；猪肉500g，单价为15元/kg；酱油150g，单价为4元；味精3g，葱末50g，姜末5g，作价0.45元，求猪肉包子单位成本。

解：猪肉包子每个成本 = (2×1+15×0.5+4×0.15+0.45)/60 = 0.18（元/个）

答：猪肉包子每个成本为0.18元。

2. 先分后总法菜点成本的计算

先分后总法适用于单件制作的菜点成本的计算。计算方法是分别求出菜点所耗用的各种原料成本，然后逐一相加各种原料成本即为单一菜点成本。计算公式为：

单件菜点成本 = 单件菜点所用的主料成本 + 配料成本 + 调味品成本

例：某饭店制作葱爆羊肉，每份用羊肉片200g，单价18元/kg，用葱计价0.6元，其他辅料成本0.2元，求此菜每份成本。

解：葱爆羊肉每份成本 = 18×0.2+0.6+0.2 = 4.4（元）

答：葱爆羊肉成本为4.4元。

（四）菜点销售价格的计算

1. 餐饮业价格构成

由于餐饮业的经营特点是产、销、服务一体化，所以菜点价格的构成应当包括菜点从加工制作到消费各个环节的全部费用。菜点的价格构成，通常用下面2个公式计算：

菜点销售价格 = 原料成本 + 生产经营费用 + 利润 + 税金

菜点销售价格 = 原料成本 + 毛利

因为产品成本的可变性较小，所以价格主要由毛利的高低来体现。

2. 毛利率和利润率

（1）毛利率的定义及计算　产品毛利率是菜点毛利额与成本或销售价格的比率，分为成本毛利率和销售毛利率2种。

成本毛利率是菜点毛利额与菜点成本之间的比率，又称外加毛利率。公式为：

成本毛利率 = 产品毛利/产品成本×100%

销售毛利率是菜点毛利额与菜点价格之间的比率，又称内扣毛利率。公式为：

销售毛利率 = 产品毛利/产品销售价格×100%

例：已知鱼香肉丝每份售价12元，成本为7元，分别求鱼香肉丝的成本毛利率和销售毛利率。

解：产品毛利 = 产品售价 - 产品成本 = 12-7 = 5（元）

成本毛利率 = 5/7×100% ≈ 71%

销售毛利率 = 5/12×100% ≈ 42%

答：鱼香肉丝的成本毛利率为71%，销售毛利率为42%。

菜点价格是根据菜点成本和毛利率制订的。毛利率的高低直接决定价格水平，决定着企业的盈亏，关系着消费者的利益。因此，在确定菜点价格前必须要确定合理的毛利率标准。

根据价格构成公式，销售毛利率与成本率有下述关系：

$$销售毛利率 + 成本率 = 1$$

（2）利润率的定义及计算　产品利润率是产品利润与产品成本或产品销售价格的比率，分为成本利润率和销售利润率2种。

成本利润率是菜点利润额与菜点成本之间的比率。公式为：

$$成本利润率 = 产品利润/产品成本 \times 100\%$$

销售利润率是菜点利润与菜点价格之间的比率。公式为：

$$销售利润率 = 产品利润/产品销售价格 \times 100\%$$

（3）毛利率间的换算　在菜点的销售价格和原材料成本一致的情况下，销售毛利率与成本毛利率之间换算公式为：

$$成本毛利率 = 销售毛利率/（1 - 销售毛利率）$$

$$销售毛利率 = 成本毛利率/（1 + 成本毛利率）$$

例：某餐馆的炒肝尖的销售毛利率为43%，在成品成本不变的条件下，试换算成本毛利率。

解：成本毛利率 = 43%/（1 - 43%）= 75%

答：炒肝尖的成本毛利率为75%。

例：某菜品的成本毛利率为85%，在成品成本不变的条件下，其销售毛利率是多少？

解：销售毛利率 = 85%/（1 + 85%）= 46%

答：该菜品的销售毛利率是46%。

3. 菜点销售价格的计算

（1）成本毛利率法　成本毛利率法又称外加法，计算公式为：

$$菜点销售价格 = 菜点原料成本 \times （1 + 成本毛利率）$$

例：某饭店制作"清炒虾仁"每份成本17.3元，若成本毛利率为85%，求每份菜点的售价。

解：菜点售价 = 17.3 \times （1 + 85%）= 32 （元）

答：此菜点的售价为每份32元。

利用成本毛利率法计算产品售价的公式，可以在已知售价和成本毛利率的情况下求出产品成本。计算公式为：

$$菜点成本 = 菜点销售价格/（1 + 成本毛利率）$$

例："甜烧白"一份，销售价格是18元，成本毛利率为60%，求该菜成本。

解：菜点成本 = 18/（1 + 60%）= 11.25 （元）

答：此菜每份成本为11.25元。

（2）销售毛利率法　销售毛利率法又称为内扣法，计算公式为：

菜点销售价格 = 菜点原料成本/(1 - 销售毛利率)

例：肉丝炒蒜苗的成本为每份 5.5 元，若按销售毛利率 36% 计算，求每份肉丝炒蒜苗的售价。

解：菜点售价 = 5.5/(1 - 36%) = 8.6（元）

答：肉丝炒蒜苗的售价为每份 8.6 元。

利用销售毛利率法计算产品售价的公式，可以在已知售价和销售毛利率的情况下计算产品成本。计算公式为：

菜点成本 = 菜点销售价格 ×(1 - 销售毛利率)

例："芫爆肉丝"每份售价 13 元，销售毛利率为 45%，求每份芫爆肉丝的成本。

解：菜点成本 = 13 ×(1 - 45%) = 7.15（元）

答：芫爆肉丝的成本为每份 7.15 元。

复习思考题 ▶

一、名词解释

1. 膳食结构　　　　　2. 膳食指南　　　　　3. 营养调查
4. 24h 回顾法　　　　5. 体质指数　　　　　6. 标准人日数
7. 净料率　　　　　　8. 毛利率

二、简答题

1. 简述 2022 版膳食指南的基本内容。
2. 简述东方健康膳食模式及其营养特点。
3. 中国居民平衡膳食宝塔对指导我们的日常饮食有哪些指导意义？

三、计算题

1. 某女大学生早餐吃了一个鸡蛋（50g）、200g 牛乳，假如再配以 120g 油菜，请根据下表计算她还应吃多少主食（馒头）？已知该女大学生的日能量供给量为 2400kcal。

下列食物每 100g 含有的蛋白质、脂肪和碳水化合物

食物	蛋白质/g	脂肪/g	碳水化合物/g
鸡蛋	12.9	9.1	1.5
牛乳	3.0	2.9	4.1
馒头	6.2	1.2	43.2
油菜	1.2	0.3	1.2

2. 今购买一条 600g 的新鲜鲤鱼，做成红烧鲤鱼，消耗植物油 30g，糖 10g，已知 100g 鲤鱼肉含蛋白质 17.6g，脂肪 4.1g，碳水化合物 0.5g，鲤鱼的可食部

为 52% 。

（1）试计算该份红烧鲤鱼提供的总能量。

（2）若新鲜鲤鱼 12 元/kg，植物油 12 元/kg，糖 8 元/kg，其他辅料总价 2 元，假定销售毛利率为 40% ，则该份红烧鲤鱼售价为多少元？

四、能力训练题

1. 通过了解基本信息及简单的营养调查，给身边的同学或亲属分别运用计算法及食物交换份法编制一日食谱。

2. 随着人们生活水平的提高，人们的饮食结构也发生了很大的变化，请根据自己的了解并结合本课程的内容说说生活中哪些饮食习惯需要调整？

3. 24h 回顾法膳食调查的主要步骤有哪些？调查前需要做哪些准备工作？

项目五

▼

健康个体和群体配餐设计

【知识理论】

1. 了解满足特定人群（孕妇、乳母、儿童、青少年、老人）的营养需要的膳食指南。
2. 掌握满足特定人群（孕妇、乳母、儿童、青少年、老人）的营养需要的膳食指南。
3. 理解孕妇、乳母、儿童、青少年、老人的膳食特点与合理食物组成。
4. 了解孕妇、乳母、儿童、青少年、老人的生理特点与营养需要。

【技能目标】

1. 掌握孕妇及乳母的营养需要，并学会为其进行配餐设计。
2. 掌握婴幼儿、儿童、青少年的营养需要，并学会为其进行配餐设计。
3. 学会为成年人、老年人等进行配餐设计的方法，掌握老年人营养宣教的要点。

案例导入 ▶

　　方某，男，大学二年级在读，身高 175cm，体重 80kg，每天 7：30 起床，8：00 上课，常常不吃早餐，有时课间吃些饼干、面包、奶茶等零食。中午多在学校食堂吃套餐，晚餐经常和同学一起去学校门口吃烧烤，喜欢喝啤酒，爱吃辣，不喜欢绿叶蔬菜，晚餐后很少参加体育运动，一般玩网络游戏至深夜，经常再吃一份方便面后才入睡。

　　请问：方某的饮食习惯是不是也经常会出现在你们的身上？有哪些需要改进的地方？如何为他进行配餐设计，我们将在本项目中讨论。

任务一

孕妇及乳母的配餐设计

妇女从妊娠开始到哺乳终止期间，由于孕育胎儿、分娩及分泌乳汁的需要，母体要经受一系列的生理调整过程，对多种营养素的需要较正常时增加。孕妇及乳母的营养不仅与本身健康有关，还直接影响到胎儿、婴儿、青少年直至成人体力、智力的全面发展，是与整个社会、民族兴衰有着密切关系的重大问题。

一、孕妇营养和膳食

（一）孕期生理变化

1. 代谢改变

内分泌系统多种激素水平的改变导致身体发生生理变化，如人绒毛膜促性腺激素（HCG）、人绒毛膜生长素（HCS）、雌激素、孕激素及其他激素。

内分泌的改变使母体合成代谢增加、基础代谢升高，后半期平均增高15%～20%,约150kcal；对碳水化合物、脂肪和蛋白质的利用也有改变。性腺激素下降，甲状腺功能上升，碘需要量增加。

2. 消化系统功能改变

消化液分泌减少，胃肠蠕动减慢，常出现胃肠胀气及便秘；对某些营养素的吸收加强，后半期对钙、铁、维生素 B_{12} 和叶酸的吸收较孕前高；早期常有食欲下降、恶心、呕吐等症状，12 周后逐渐消失。

3. 肾脏负担增加

孕妇需排出自身及胎儿的排泄物，使肾脏负担增加，肾血流量及肾小球滤过率增加。常出现糖尿和水溶性维生素损失。

4. 血容量及血液成分的改变

孕期血容量增加，血浆增加 50%，红细胞增加 20%，孕期血容量增加幅度大于红细胞的幅度，使血液相对稀释，可出现生理性贫血。孕早期血清总蛋白降低，孕期除血脂及维生素 E 以外，几乎血浆中所有营养素均降低，血浆营养素水平的降低可能与将营养素转运至胎儿有关，其中胎盘起着生化阀而有利于胎儿的作用。

5. 水潴留增加

正常妊娠母体内逐渐潴留较多钠，除供胎儿需要外，其余分布在母体细胞外液中，随 Na^+ 潴留体内水分潴留增加。整个妊娠过程中母体含水量增加 6.5～7kg。

6. 体重增加

健康妇女若不限制饮食，孕期体重一般增加 10～12.5kg。孕早期（1～3 个月）增重较少，而孕中期（4～6 个月）和孕后期（7～9 个月）则每周稳定地增加 350～400g。

（二）孕前营养

孕前营养状况好，可为妊娠提供良好条件。平时营养较差的孕妇，易患妊娠毒血症，胎儿死亡率高，新生儿体重低。

口服固醇类避孕药停药后怀孕者，应注意叶酸、维生素 B_{12}、维生素 B_6、维生素 B_2 的补充。

（三）孕期营养和膳食

孕妇前 3 个月营养素需要量增加不大，3 个月以后，胎儿的迅速生长和体内一系列变化，对营养素的需要量增大，尤其是最后 3 个月。

分期：一般 1～3 月称为早期，4～6 月为中期，7～9 月称为晚期。

1. 热能

婴儿的生长和母体相关组织的增长，孕期能量储备的总量约为 2500kcal，此值对应 8.5kg 组织和 4kg 的脂肪储备，故孕妇体重增加约为 12.5kg。

前 3 个月，热能的增加并不明显，第 4 个月后，各种营养素和热能的需要增加，《中国居民膳食营养素参考摄入量（2013 版）》建议孕初期的孕妇每日能量摄入较正常妇女增加 300kcal，孕中期的孕妇每日能量摄入较正常妇女增加 450kcal。

2. 蛋白质

我国建议：前 3 个月蛋白质的推荐摄入量可保持不变；在 4～6 个月，蛋白质推荐摄入量增加 15g；在第 7～9 月，蛋白质推荐摄入量增加 20g。研究证明，孕妇缺乏蛋白质，除了容易造成流产外，还会影响胎儿脑细胞的正常发育，造成婴儿发育障碍。蛋白质供应不足，还会造成妊娠贫血、营养性水肿及妊娠高血压综合征的发生。孕妇必须摄入足够的蛋白质以满足自身消耗及胎儿正常生长发育需要。世界卫生组织建议，妇女妊娠后半期应该每日至少增加 9g 优质蛋白质营养，相当于 300mg 的牛乳，如果以植物性食物为主，则需要增加 15g 蛋白质，相当于大豆 40g，豆腐干 75g，或主粮 200g。可见，孕妇在妊娠中、后期应尽可能多食瘦肉、禽、鱼、蛋等富含蛋白质的动物类食物，如经济条件有限，则需要多吃大豆类制品。

3. 无机盐

（1）钙和磷　我国建议妊娠中期，钙的日推荐摄入量为 1000mg，同时注意供给充足的维生素 D。可耐受最高摄入量为 2000mg。胎儿的骨骼成长需要大量的钙和磷，因此，母亲身体中就必须供给胎儿足够的钙和磷。如果孕妇的钙磷摄入不足，可导致孕妇骨质软化和婴儿先天性佝偻病或低钙性惊厥，也将严重地影响婴幼儿的身体与智力的发育。孕妇每天钙的需要量是正常人的 1 倍以上。牛乳、蛋黄、豆制品、虾仁、虾皮等含钙较多，而磷存在于麦片、大豆、羊肉、鸡肉等食物中，食用以上食物可以增加孕妇所需要的钙和磷等。孕妇怀孕到5个月以后，可多喝些骨头汤，或将小鱼油炸后连肉带骨一起吃掉，这样可以补充更多的钙与磷。

（2）铁　胎儿在母体内发育每天都需要5mg左右的铁，而孕妇在怀孕期间血容量增加，分娩时也要失掉一部分血，因此，孕妇对铁的需要量很大。如果铁的供应量不足，孕妇就会贫血，继而影响胎儿的发育，使新生儿贫血。我国建议铁的日推荐摄入量为中期24mg，晚期29mg，可耐受最高摄入量为42mg。妊娠后期可补充铁剂，以硫酸亚铁用得较多。因此，孕妇应该多吃一些含铁量较丰富的食物，如鸡蛋、瘦肉、肝、心等，其中鸡蛋为最好，可全部被利用。在主食中，面食含铁一般比大米多，吸收率也高于大米，因而有条件时应鼓励孕妇多吃些面食，如面条、面包等。

（3）碘　妊娠期碘的需要量增加，容易发生甲状腺肿，应注意碘的供应，但不宜大剂量服用碘化钾。我国建议孕妇碘的每日推荐摄入量为230μg，每日可耐受最高摄入量为600μg。最好由蔬菜、海产品供给碘，如海带、紫菜等。

（4）镁　在一般条件下，孕妇镁的摄入往往不足，我国建议镁的每日摄入量在普通人的基础上增加40mg，即孕妇每日应摄入370mg镁。膳食中的草酸和植酸影响镁的吸收，动物内脏中镁的含量丰富。

（5）锌　动物试验发现孕鼠缺锌，仔鼠畸形增加，死胎增多。伊朗乡村病表现为性功能低下。我国建议孕妇每日锌推荐摄入量为9.5mg，每日可耐受最高摄入量40mg。一般来说贝壳类海产品、红色肉类、动物内脏类都是锌的极好来源。

4. 维生素

孕妇还应该注意补充多种维生素。孕妇对叶酸的需要量比正常人高4倍，缺乏叶酸，孕妇易发生巨幼红细胞性贫血，严重者可引起流产；维生素C如果供应不足，会增加孕妇患缺铁性贫血的可能性，维生素C还对胎儿的骨骼、牙齿的正常发育，造血系统的健全和增强机体抵抗力有促进作用；维生素D有调节钙磷代谢的作用，可预防和治疗佝偻病；维生素A能帮助胎儿正常生长和发育，防止新生儿出现角膜软化症。不过，摄取维生素D等过量，也会导致胎儿中毒。因此，要在医生指导下补充，不要过分乱服。此外，B族维生素对于孕妇和胎儿都很重要，也要注意补充。

（1）维生素A和胡萝卜素　2013版DRIs建议孕妇在孕中期和孕晚期维生素A的推荐摄入量增加70μgRAE/d，因为胎儿要在肝脏中储备一定的维生素A，但注意不宜过多摄入维生素A，可耐受最高摄入量为3000μgRAE/d。

（2）维生素D　维生素D对调节母体和胎儿的钙磷代谢有重要作用，妊娠期对维生素D的需要增加，除多晒阳光外，还应补充富含维生素D的食物。缺乏维生素 D 可致婴儿佝偻病和孕妇骨质软化症。孕期推荐摄入量为 $10\mu g/d$，可耐受最高摄入量为 $50\mu g/d$。

（3）维生素 E　维生素 E 在大鼠缺乏时，可发生死产和流产。孕妇适宜摄入量与成人一样，均为 $14\mu g/d$。

（4）维生素 B_1 和维生素 B_2　由于维生素 B_1 和维生素 B_2 主要与能量代谢有关，孕妇热能的需要量增加，则维生素 B_1 和维生素 B_2 的需要量也增加。维生素 B_1 还与食欲、肠蠕动和乳汁分泌有关，故应供给足够量的维生素 B_1 和维生素 B_2。维生素 B_1 缺乏时，孕妇易发生便秘、呕吐、肌肉无力、分娩困难。

我国建议孕妇维生素 B_1 推荐摄入量约为 $1.5mg/d$，维生素 B_2 为 $2.2mg/d$。

（5）维生素 B_6　由于蛋白质摄入量的增加，孕妇维生素 B_6 的推荐摄入量为 $2.2mg/d$，比成年女性多 $0.8mg/d$。

（6）维生素 C　胎儿生长需要大量的维生素 C，维生素 C 对母体和胎儿都十分重要。我国建议孕期的维生素 C，中、晚期的摄入量 $115mg/d$，较平时增加 $15mg/d$。孕妇应保证蔬菜和水果的供应。

（7）叶酸和维生素 B_{12}　由于孕妇体内合成代谢的增加，对叶酸和维生素 B_{12} 的需要量增加，二者缺乏易发生贫血。我国叶酸推荐摄入量较平时增加 $200\mu gDFE/d$，即孕妇供给量为 $600\mu gDFE/d$，可耐受最高摄入量为 $1000\mu gDFE/d$，而维生素 B_{12} 则增加 $0.5\mu g/d$，为 $2.9\mu g/d$。

（8）烟酸　孕期烟酸的推荐摄入量可以维持孕前水平，为 $12mgNE/d$。

孕妇如果食欲较好，那么，维生素及其他营养素应尽可能通过合理安排膳食而获得，而不要过多地去服用药物。近些年来，不时有报告一些孕妇由于大量服用鱼肝油、钙制剂、各种含激素的保健品，而使新生儿长出牙齿或其他畸形的病例，应引以为戒。

（四）孕期营养不良对胎儿的影响

（1）低出生体重　新生儿出生体重小于 2500g。

（2）早产儿及小于胎龄儿　早产儿指妊娠期小于 37 周即出生的婴儿，小于胎龄儿是指胎儿大小与妊娠月份不符，小于该孕期应有的大小。

（3）围生期新生儿死亡率增高　一些调查资料表明，低出生体重儿的围生期死亡率明显高于出生体重正常的新生儿。

（4）脑发育受损　胎儿脑细胞数的快速增殖期是从孕 30 周至出生后 1 年，随后脑细胞数量不再增加而体积增大，脑重量增加至 2 岁左右。因此，妊娠期间的营养状况特别是孕后期母亲蛋白质的摄入量是否充足，关系到胎儿脑细胞的增殖数量和大脑发育，并影响到日后的智力发育。

（五）孕妇膳食

大多数孕妇在确认自己怀孕后，便开始操心起自己的营养来。担心营养不够，怕胎儿发育不良。

1. 三阶段补充营养原则

（1）孕早期　大多数孕妇在孕早期会出现恶心、呕吐、食欲不振等妊娠反应，吃什么都不香。处于孕早期的孕妇大多受妊娠反应困扰，胃口不佳，这个阶段，孕妇并不用刻意让自己多吃些什么，与其每天对着鸡鸭鱼肉发愁，不如多选择自己喜欢的食物，以增进食欲。对于油腻、抑制食欲的食物，大可不必勉强吃下去。

营养原则1：孕早期的膳食以清淡、易消化吸收为宜。

营养原则2：孕妇应当尽可能选择自己喜欢的食物。

营养原则3：为保证蛋白质的摄入量，孕妇可适当补充乳类、蛋类、豆类、硬果类食物。

营养原则4：在孕早期注意摄入叶酸，因为叶酸关系到胎儿的神经系统发育。若怀孕时缺乏叶酸，容易造成胎儿神经管的缺陷，如无脑儿或脊柱裂，并且发生兔唇、颚裂的机会也升高。许多天然食物中含有丰富的叶酸，各种绿色蔬菜（如菠菜、生菜、芦笋、小白菜、花椰菜等），及动物肝肾、豆类、水果（香蕉、草莓、橙子等）、乳制品等都富含叶酸。

营养原则5：维生素的供给要充足。如果孕妇的妊娠反应严重影响了正常进食，可在医生建议下适当补充综合维生素片。

饮食安排：根据自己的胃口进食，不必刻意多吃或少吃什么。少吃多餐，能吃就吃，是这段时期孕妇饮食的主要方针。

（2）孕中期　进入孕中期，孕妇的食欲逐渐好转，这时，不少孕妇在家人的劝说及全力配合下，开始了大规模的营养补充计划，不仅要把前段时间的营养损失补回来，还要在孕晚期胃口变差之前，把营养储存个够。

孕中期是胎儿迅速发育的时期，处于孕中期的孕妇体重迅速增加。这时，孕妇要补充足够的热能和营养素，才能满足自身和胎儿迅速生长的需要。当然，孕妇也不能不加限制地过多进食，过度进食不仅会造成孕妇身体负担过重，而且还可能导致妊娠糖尿病的产生。

营养原则1：荤素兼备、粗细搭配，食物品种多样化。

营养原则2：避免挑食、偏食，防止矿物质及微量元素的缺乏。

营养原则3：避免进食过多的油炸、油腻的食物和甜食（包括水果），防止出现自身体重增加过快。

营养原则4：适当注意补充含铁丰富的食物，如动物肝、血和牛肉等，预防缺铁性贫血；同时补充维生素C也能增加铁的吸收。

营养原则5：孕妇对钙的需求有所增加，多食用含钙较多的食物，如乳类、豆制品、虾皮和海带等。

饮食安排：这段时期孕吐已消失，孕妇食欲较好，胎儿生长发育较快，因此，孕妇要充分吸取营养以保证母婴的需要，但对碳水化合物类食物不要摄入过多，要充分保证钙、磷、铁、蛋白质、维生素的摄入量，并适当增加粗粮及含钙食品。

（3）孕晚期 进入最后的冲刺阶段，营养的贮存对孕妇来说显得尤为重要。安全、健康、合理的饮食，是胎儿健康出生的必要前提。不过，有些体重增长过快的孕妇在医生要求下开始控制饮食，防止胎儿长得过大。

最后3个月是胎儿生长最快的阶段，孕妇的膳食要保证质量、品种齐全。由于各个孕妇的具体情况不同，产科医生通常会根据孕晚期的营养特点，结合孕妇的具体情况，让孕妇的饮食做出相应调整。

营养原则1：饮食保证质量、品种齐全。

营养原则2：适当增加热能、蛋白质和必需脂肪酸的摄入量（多吃海鱼可利于DHA的供给），适当限制碳水化合物和脂肪的摄入（即减少米、面等主食的量），少吃水果，以免胎儿长得过大，影响顺利分娩。

营养原则3：增加钙和铁的摄入。经常摄取乳类、鱼和豆制品；虾皮、动物的肝脏和血液含铁量很高，应经常食用。

营养原则4：注意控制盐分和水分的摄入量，以免发生浮肿，甚至引起孕毒症。

营养原则5：对于一些含能量高的食物，如白糖、蜂蜜等甜食宜少吃，以防止食欲降低，影响其他营养素的摄入量。

营养原则6：多选择体积小、营养价值高的食物，如动物性食品；减少营养价值低而体积大的食物，如马铃薯、红薯等。

饮食安排：孕妇根据自身体重的增加来调整食谱，为分娩储存必要的能量。饮食的调味要尽量清淡，少吃盐和酱油，实在难以下咽时，可以用果酱、醋来调味。平时可少吃多餐。

2. 注意事项

（1）营养过量对自身和胎儿的影响 许多孕妇一旦发现自己怀孕后，就开始担心自己是否缺这缺那，担心胎儿的营养不够齐全。在她们看来，只要是对胎儿有帮助的东西，都应该尽量的吃，这样才不会让自己肚子里的宝宝输在身体发育的起跑线上。其实，有些营养补充太多也不好。孕妇吃得过多，补得过头，还会影响到胎儿的健康发育。更何况有些孕妇只是自己不断发胖，肚子里的胎儿却没享到多少"福"。营养过量，会带来很多不良后果。

①维生素过量：孕妇若每天服用超过一万单位（IU）的维生素A，则有1/4机会造成胎儿畸形，如先天性心脏病以及眼睛、颚裂、耳朵的畸形，另外有1/4机会造成智障。若维生素D补充过多（每日超过15mg），容易造成孕妇软组织的钙化。

②补锌过量：如果孕妇对于锌的补充超过每日45mg，容易造成早产。

③铁的补充要谨慎：建议孕妇在怀孕3个月以上时再补充铁。一般来说，孕

妇每天补充 30mg 铁即可（除非有严重贫血），服用铁剂应在空腹时且不要同时服用钙及镁，因为钙、镁会抑制铁的吸收。

④水果过量：许多孕妇为了生个健康、漂亮的婴儿而拼命吃水果，甚至还把水果当蔬菜来吃。她们都相信：吃水果多多益善。其实，水果并不能代替蔬菜。水果中的纤维素成分并不高，但是蔬菜里的纤维素成分却很高。有些水果中糖分含量很高（如西瓜、葡萄等），摄入过多，可能引发妊娠糖尿病。

⑤过度饮食，体重超标：怀孕不是生病，一些孕妇把自己当成了长期病号，在怀孕的 280d 里，吃得太多、太好，而运动又太少，结果造成体重大大超标。孕妇超重带来的后果是不可轻视的，不仅在孕期会造成孕妇并发症增高，不利于胎儿成长，而且在分娩时，也会有困难。

⑥根据个人体质补充营养：大多数孕妇都是健康的。一个孕前身体健康、营养均衡的女性，她只需在医生的指导下适当补充孕期所需的食物和营养，保证优质蛋白、维生素、矿物质、微量元素的摄入即可，完全不必刻意地大补特补。进入怀孕中后期，含脂肪及糖类较高的食物不但无须过多食用，还要适量控制。

而对于身体瘦弱、体重少于正常值的孕妇，怀孕期间应尽量多吃，增加食物摄入量，这样才能使身体有足够的体能和热量，负担得起孕育健康宝宝的使命。对于生多胞胎的孕妇应尽量多吃，以满足每个孩子的营养需求。

对于那些有糖尿病史或怀孕期间血糖过高的孕妇，她们在孕期应严格监测并控制血糖，严格按照医生的指导来安排每日食谱。

（2）孕妇营养不良对胎儿的影响　胚胎学的研究发现，人类神经系统发育的关键时期是妊娠最后 3 个月至出生后 6 个月。在胎儿大脑及神经系统的发育过程中，孕妇的营养直接关系到胎儿大脑和神经系统其他结构的发育。构成大脑的主要营养成分有蛋白质、脂质、碳水化合物、B 族维生素、维生素 C、维生素 E 和钙等。

怀孕早期是胎儿细胞分裂期，这一阶段的营养素缺乏，可使胎儿脑细胞的分裂期缩短，直接影响脑细胞的数量。

怀孕的中期与晚期，是胎儿脑细胞的增殖期和肥大期，此时如果营养素缺乏，可使脑细胞的体积减少。

由于人体的适应能力很强，如果营养素的缺乏没有引起明显的临床症状，常常会被人们忽略。因此，注意孕妇的营养摄入与平衡，是促进胎儿智力发育的基本措施。

脂质是胎儿大脑构成中非常重要的成分，胎脑的发育需要 60% 的脂质、35% 的蛋白质和其他营养素。脂质包括脂肪酸、胆固醇、磷脂、糖脂以及其他脂类。

在脑细胞分化增殖期，需要有充足的蛋白质、热量等营养素的供给。如母体摄入不足，会导致细胞分化迟滞，使细胞数目不足，且这种细胞数量的减少即使在改善营养后也是无法纠正的，形成永久性缺陷。

产前营养不良主要影响大脑皮质神经母细胞的发育。对不同部位脑组织脱氧核糖核酸含量的测定发现，营养不良导致的胎儿脑组织脱氧核糖核酸的减少主要发生在大脑或前脑部位。

总之，各期营养不良对小儿神经系统发育有极大的危害，患儿表现为出生后神经系统功能缺陷和智力低下。这种婴儿体质虚弱、语言能力较差、说话时间延迟，不可避免地对婴幼儿的智能和其他方面的发育产生极大的危害。

拓展知识 ▶━━━━━━━━━━━━

孕妇饮食禁忌和注意事项

1. 饮食禁忌

（1）山楂果及其制品，孕妇不吃为宜。现代医学证实：山楂对妇女子宫有收缩作用，如果孕妇大量食用山楂食品，就会刺激子宫收缩，甚至导致流产。

（2）孕妇应避免进食热性食物，因为热性食物使人体内热加重，有碍机体聚血养胎，荔枝和桂圆恰恰属于这类水果。

（3）不要饮酒。少量酒精对于大人的健康影响不大，但是对于尚在发育中的胎儿却是危险的。因此医生告诫，孕妇最好不要饮酒，否则有可能导致胎儿发育不良。如果要食用维生素片或钙片之类的补药或其他一些中草药，均要预先向医生咨询，因为其中所含的某些物质对于胎儿来说可能是危险的。少喝含有咖啡因的饮料，如咖啡、可乐等。因为研究结果发现，咖啡因可能会导致流产。不要吃生鸡蛋、生肉、生鱼以及生奶酪等，蔬菜要洗干净，水果要削皮。因为这些食物可能携带各种病菌。

2. 注意事项

（1）注意供给动物性食物。

（2）注意供给新鲜水果和蔬菜。

（3）注意供给海产品。海产品含丰富的碘、钙、锌等无机盐，可满足孕妇对这些无机盐的需要。

（4）注意孕妇的口味特点。

（5）克服偏食习惯。由于孕妇对食物挑剔，易偏食，应予克服。

（6）有条件时，适当供给坚果类食物，如核桃、花生、芝麻等食物。

（7）尽量减少和避免食用含有食品添加剂的食物，如含糖精、人工合成色素、香料的食物，这些食品添加剂对胎儿可能有不良影响。

二、乳母营养和膳食

母乳是婴儿生长发育最理想的食品，产后有条件哺乳的母亲，应力争母乳喂养，保证婴儿健康成长。乳母的膳食营养直接影响乳汁的质和量，若乳母膳食中某些营养素供给不足，则首先动用母体的营养贮备稳定乳汁营养成分，并逐渐使乳汁分泌量减少，因此在哺乳期中应重视乳母的合理营养，保证母婴健康。

（一）授乳期的营养

母乳是婴儿最好的食物，能满足婴儿的需要并易于消化，应尽量争取用母乳喂养婴儿。乳汁中的营养素全部来自母体，母体营养不良，乳汁的分泌将发生变化，影响婴儿健康。

1. 热能

乳母能量需要较大，我国建议乳母每日应多摄入热量 2.09MJ。

2. 蛋白质

母乳蛋白质的质量分数为 1.2%，膳食蛋白质转变为乳汁蛋白质的转化效率为 70%，全日乳中含蛋白质为 10～15g，考虑到其转化效率则需蛋白质 16g 左右，再考虑到膳食蛋白质的利用率，加上 30% 的安全系数，再考虑到个体差异，我国建议每日乳母应增加 20～25g 蛋白质。

3. 无机盐

我国建议乳母钙的推荐摄入量为 1000mg/d，可耐受最高摄入量 2000mg/d。我国膳食中钙的质量不高，吸收率较低，应适当补充钙。此外，应注意供给维生素 D。

乳汁中铁和铜的浓度较低，但胎儿在肝脏中有铁储蓄，可供婴儿 6 个月使用。乳母应供给富含铁的食物。锌的推荐摄入量为 12mg/d，较成人增加 4.5mg/d。

4. 维生素

授乳期各种维生素需要都增加，脂溶性维生素不易通过乳腺，故乳汁中脂溶性维生素受膳食中脂溶性维生素的影响较小。值得注意的是，乳汁中维生素 D 很少，故婴儿应注意补充维生素 D 或晒太阳。我国建议乳母维生素 A 的每日推荐摄入量为 1300 视黄醇当量（μg）。

水溶性维生素易通过乳腺，乳汁中维生素 B_1、维生素 B_2、维生素 C 和烟酸都与膳食中这些维生素密切相关。其膳食推荐摄入量硫胺素和核黄素为 1.5mg/d，烟酸为 15mg/d，维生素 C 为 150mg/d。

5. 水分

泌乳需要大量的水分，水分不足，会影响乳汁分泌量。除喝饮料外，在每天的食物中应增加肉汤、骨头汤和粥等含水较多的食物以供给水分。

（二）授乳期的膳食

乳母对营养素的需要量增加，为从食物获得足够的营养素，达到合理膳食的要求，应注意以下几点。

（1）保证蛋白质和钙的供应。选用动物性食物和大豆制品作为蛋白质来源，有利泌乳，适当选用骨粉或乳类食物供给足够的钙。

（2）注意供给新鲜水果和蔬菜，并且要有足够的数量，保证维生素、无机盐及部分水分供应。

（3）注意供给肉、骨头汤、鸡鸭汤、鲫鱼汤。这些汤滋味鲜美，可供给足够的水分；炖汤时，可在汤中加两滴醋，有利钙溶出。

（4）我国传统医学和民间有一些行之有效的方法可增进泌乳，值得重视。如产后吃鸡蛋、红糖和鸡鸭汤等都是经济实惠的方法；又如花生米炖猪蹄汤可催乳。还有很多偏方，如炒川芎，当归、童木通、王不留行各9g用猪蹄汤煎药服；又如通草2g与猪蹄炖汤；再如王不留行6g与猪蹄炖汤食用。

总之，孕妇和乳母营养对下一代的生长发育极为重要，应用科学的方法来指导配膳。

任务二
婴幼儿和儿童的配餐设计

一、婴幼儿营养与膳食

1月以内称为新生儿，一般1岁以内称婴儿，1~4岁称为幼儿。

（一）婴幼儿的营养需要

营养是维持生命与生长发育的物质基础，同时也是健康成长的关键。婴幼儿（0~3岁）生长发育迅速，是人一生中身心健康发展的重要时期，需要大量的营养素，营养与热能的供给合宜与否，对体力、智力的发育有直接作用。但婴幼儿各种生理机能尚未发育成熟，消化吸收功能较差，故对食物的消化吸收及排泄均有一定限制。所以，婴幼儿膳食有一定特殊要求，食物供给不仅要保证营养需要，且要适合婴幼儿的生理特点，合理喂养。

1. 热能

婴儿出生后头几个月能量的1/4~1/3用于生长发育。要使三大热源质之间保持合理比例，保证蛋白质需要时，要注意碳水化合物及脂肪等主要产能营养素的供给，后二者不足使蛋白质利用率降低，生长发育迟缓或停止。小儿蛋白质、脂肪和碳水化合物供给量在热能供给适宜的前提下，按热能计算，蛋白质为15%、脂肪为30%~35%、碳水化合物50%~55%。

膳食热能供给不足，其他营养素就不能在体内被很好地利用，影响生长发育；热能供给过多又会引起肥胖症。

我国建议0~0.5周岁的婴儿每日能量的需要量为0.38MJ/（d·kg体重），0.5~1周岁的婴儿每日能量的需要量为0.33MJ/（d·kg体重）。

2. 蛋白质、脂肪和碳水化合物

脂肪和碳水化合物的主要作用是供给能量，而脂肪内的不饱和脂肪酸对婴儿有重要作用，以母乳或牛乳喂养基本能满足需要；但若以配方食物喂养时，要加一定的植物油以获得不饱和脂肪酸。碳水化合物可供给能量，但不宜过多，原因是碳水化合物在婴儿肠内发酵，产生大量低级脂肪酸，刺激肠的蠕动而引起腹泻。不宜让婴幼儿养成吃糖或甜食的习惯，否则会促进龋齿的发生。

（1）蛋白质　以占摄入总能量的15%为宜。0~0.5周岁的婴儿蛋白质推荐摄入量为9g/d，0.5~1周岁的婴儿蛋白质推荐摄入量为20g/d，1~3周岁的婴儿蛋白质推荐摄入量为25g/d。

（2）脂肪　婴幼儿约需4g/（d·kg体重），以占总能量的30%~35%为宜。1~6岁3g/（d·kg体重）。

（3）碳水化合物　一般占50%~55%为宜。4个月左右的婴儿能较好地消化淀粉食品，早期添加适量淀粉可刺激唾液淀粉酶分泌。充足的碳水化合物对保证体内蛋白质很重要。

3. 水

婴幼儿发育尚未成熟，调节功能和代偿功能差，易出现脱水等水代谢障碍，应注意婴幼儿水的补充。水的需要量取决于热能的需要，并与饮食的质和量、肾脏浓缩功能等有关。小儿年龄越小，需水量越大；进食量大、摄入蛋白质、无机盐多者需要量增加。婴儿需水约150mL/（d·kg体重）；1~3岁120mL/（d·kg体重）；4~6岁100mL/（d·kg体重）。

4. 无机盐

极重要又较易缺乏的有钙、铁、碘、锌、铜等。

（1）钙和磷　婴幼儿骨骼生长和牙齿钙化都需要大量的钙和磷。除乳汁可提供钙、磷以外，还可以补偿一定的钙剂。

我国每日膳食推荐摄入量为6个月200mg，1~3岁为600mg，并注意维生素D的营养状况。

（2）铁　乳中铁质量分数较低，胎儿在肝脏内储留了大量的铁，可供出生后6个月使用，在4个月后就应该添加含铁的食物，否则可能出现缺铁性贫血。给婴儿每日喂一点蛋黄、肝膏汤，可补充铁。

我国每日膳食中半岁以上婴儿铁的推荐摄入量为10mg。

5. 维生素

膳食中应特别注意维生素A、维生素D、维生素B_1、维生素B_2、维生素PP、维生素C的供给。

（1）维生素A和维生素D　维生素D可调节钙磷代谢，缺乏时可发生佝偻病。维生素A和维生素D摄入过多可引起中毒，我国建议维生素A婴幼儿推荐摄入量约为 300μgRAE/d，维生素 D 则为 10μg/d。

（2）B 族维生素　硫胺素、核黄素和烟酸都随能量需要量而变化，可从乳中获得；硫胺素和核黄素 1 岁以上婴儿推荐摄入量为 0.6mg/d，烟酸则为 6μgRAE/d。

（3）抗坏血酸　乳中抗坏血酸受母乳的影响，人工喂养则需要补充，婴儿出生后 2 周便可开始补充。可采用菜汤、橘子水、番茄汁和其他水果、蔬菜等。我国建议维生素 C 膳食推荐摄入量为 40mg/d。

（二）婴儿的生理特点

婴儿期是人类生命生长发育的第一高峰期，12 月龄时婴儿体重将增加至出生时的 3 倍，身长增加至出生时的 1.5 倍。婴儿期的头 6 个月，脑细胞数目持续增加，至 6 个月龄时脑重增加至出生的 2 倍（600～700g），后 6 个月脑部发育以细胞体积增大及树突增多和延长为主，神经髓鞘形成并进一步发育，至 1 岁时，脑重达 900～1000g，接近成人脑重的 2/3。婴儿消化器官幼稚，功能亦不完善，不恰当的喂养易致功能紊乱和营养不良。

1. 小儿生长发育特点

生长发育包括整个身体器官形态上的增长、细胞组织的成熟和生理功能的完善等。小儿生长发育迅速，新陈代谢旺盛，不同年龄按一定规律分阶段进行：胎儿期（怀孕—出生，约 280d）；新生儿期（出生至 1 个月）；婴儿（满月—周岁）；幼儿期（1～3 岁）；学龄前（4～6 岁）；学龄期（7～12 岁）。

体重：半岁前体重 = 出生时体重 + 月龄 ×0.6；半岁后体重 = 出生时体重 + 月龄 ×0.5；

1 岁后体重 = 年龄 ×2 +8。12 岁后为青春发育期，体重增加较快，不按上式计算。

身长：是从头到足的垂直长度，反映骨骼发育的一个重要指标。

头围：是眉弓上方最突出处经枕后结节绕头一周的长度，反映脑及颅骨发育状态。

胸围：与胸部骨骼、肌肉及肺的发育有关。

牙齿：6 个月左右出牙，2 岁内小儿乳齿数 = 月龄 −（4～6）。

腹壁和皮下脂肪厚度：正常小儿应大于 0.8cm，以腹部脐旁乳头线上以拇指食指相距 3cm 处与皮肤表面成 90°角，将皮脂层捏起测上缘厚度，一度营养不良 0.8～0.4cm；二度低于 0.4cm；三度消失。

神经精神发育：小儿生长中，神经系统不断发育逐渐成熟。

2. 消化系统特点

婴儿口腔黏膜柔软，面颊部脂肪发育好，舌短而宽，有助于吸吮。婴儿胃呈水平位，贲门括约肌发育不完善，关闭作用不够强；幽门肌肉发育良好但植物神经调节功能不成熟，易紧闭，吸饱奶后，略受震动或吞咽过多空气就易吐奶。婴儿肠管总长度约为身长的 6 倍（成人为 4.5 倍），利于食物消化吸收。母乳喂养婴儿（未加辅食）则粪便金黄色糊状，偶尔稀薄略带绿色；牛奶喂养因蛋白质较多，粪便呈中性或碱性反应，为淡黄或土灰色。添加淀粉食品，大便量增加为暗褐色。

（三）婴儿喂养方法

对人类而言，母乳是世界上唯一的营养最全面的食物，是婴儿的最佳食物，可供婴儿食用 4 个月不会出现营养不良。

1. 母乳喂养

母乳中营养素齐全，能满足婴儿生长发育的需要，并能随婴儿成长改变其成分质量。母奶蛋白质、脂肪和糖比例适宜，各种营养素的种类、数量、比例优于任何代乳品，易消化吸收。母乳中的营养素与婴儿消化功能相适应，亦不增加婴儿肾脏负担，是婴儿的最佳食物。

（1）母乳的特点

①人乳含乳蛋白多，遇胃酸生成小凝块，易消化。含优质蛋白质，人乳含乳白蛋白多，约占蛋白总量 2/3，酪蛋白比例低，在胃内遇胃酸生成小凝块，易消化，且母乳中必需脂肪酸含量与组成优于牛乳。另外含有较多的牛磺酸，利于婴儿生长发育，特别是大脑的生长发育。

②人乳的脂肪球小，易消化吸收，不饱和脂肪酸的质量分数也高。含丰富的必需脂肪酸，母乳中含有较多的脂肪酶，脂肪颗粒小易消化吸收。母乳含有大量的亚油酸（LA，约占脂肪酸组成的 12.8%）及 α-亚麻酸（ALA），可防止婴儿湿疹的发生。母乳中还含有花生四烯酸（AA）和 DHA，可满足婴儿脑部及视网膜发育的需要。

③母乳内乳糖的质量分数高，对婴儿脑的发育有利，能使进肠道乳酸杆菌的生成，抑制大肠杆菌的繁殖，减少腹泻的发生。母乳中乳糖高约 7.09%，易被婴儿吸收，且可增强钙镁等多种矿物质的吸收，乳糖可促进肠内生成乳酸杆菌，抑制大肠杆菌的繁殖，减少腹泻的发生，对婴儿的大脑发育有利。母乳中 Ca/P 为 2:1 适宜，易吸收。

④人乳中无机盐的质量分数较牛乳少，新生儿肾功能不健全，人乳喂养婴儿不致肾负荷过度。母乳喂养易出现维生素 K 的缺乏而出现凝血改变。同时，母乳维生素 D 较少，可能发生佝偻病，应注意补充这两种维生素。

⑤人乳内有双叉乳杆菌，可抑制肠道致病细菌的生长。

⑥人乳中含有免疫球蛋白，和非特异性免疫物质（吞噬细胞、乳铁蛋白、溶菌酶、乳过氧化氢酶、补体因子 C3 及双歧杆菌因子等），可抑制病毒，杀灭细菌，对婴儿有保护作用。可增加母乳喂养儿的抗感染能力，不易发生胃肠道疾病。

⑦乳喂养有利于建立母子感情。母乳喂养易出现维生素 K 的缺乏而出现凝血改变。同时，母乳维生素 D 较少，可能发生佝偻病，应注意补充这两种维生素。

（2）母乳喂养的方法和时间 产后 12h 开始哺乳，12h 前可喂少量 5% 葡萄糖。最初 3d 内喂奶时间要短，第 1d 每次喂 2min 即可；第 2d 每次喂 4min；第 4d 以后每次可喂 15～20min，每隔 3～4h 哺乳 1 次。哺乳要定时和有规律，如 3h 哺喂 1 次，可以按如下安排：6 时、9 时、12 时、15 时、18 时、21 时、0 时，然后再到早晨 6 时哺乳，新生儿夜间 3 时要增哺 1 次。婴儿稍大后可以 4h 喂 1 次，5 个月以内的婴儿可以每隔 4h 喂 1 次。

哺乳时，母亲将婴儿斜抱起，让婴儿躺在怀里吃奶。哺乳后将婴儿直立抱起，让头靠在母亲肩上，用手轻轻地拍其背部，使咽到胃里的空气溢出，以免吐奶。白天在 2 次喂奶中间可以喂少量的菜汤、温开水、番茄汁、橘子汁等。

（3）断奶 随着婴儿年龄的增长，母乳已不能满足婴儿对营养素的需要，同时，婴儿消化机能增强和牙齿的长出，对食物有了新的要求。这时应添加辅助食物，补充婴儿的营养需要，为断奶作准备。一般从 7、8 个月到 1 岁左右逐渐完成。

2. 混合喂养及人工喂养

混合喂养是指母乳不足时添加其他代乳品喂养婴儿的方法，如果全部用代乳品喂养则称人工喂养。代乳品的必需营养成分和能量应尽可能与母乳相似，易消化吸收，清洁卫生无菌。

（1）常用代乳品

①鲜牛乳：与人乳比较，牛乳有以下缺点：A. 牛乳的酪蛋白质量分数高，遇胃酸形成的凝块较大，不易消化；B. 牛乳的亚油酸低，挥发性脂酸多，脂肪球较大，刺激肠胃道，难以消化吸收；C. 牛乳低级脂肪酸较多，对肠道有刺激作用；D. 牛乳中乳糖少，要另外加糖或淀粉以补充热量；E. 牛乳无机盐含量偏高，Ca/P 不适宜，不利于钙的吸收。

牛乳被污染的机会多，需煮沸消毒。牛乳喂养 3～4 个月婴儿需稀释降低蛋白质和无机盐，加 5%～8% 糖类，使其接近人乳，成为良好的代乳品。全脂乳粉可为婴儿提供所需营养素，是较好的婴儿主食品，稀释到牛乳的浓度营养成分与鲜乳同，但在加工中热敏性物质维生素 B、维生素 C、赖氨酸等可有损失，长期食用全脂奶粉的婴儿应注意补充这些营养素。

②鲜羊乳：羊乳与牛乳比较有以下特点：A. 羊乳中乳白蛋白的质量分数较牛奶高，其蛋白质疑块比牛乳细和软，易于消化；B. 羊乳脂肪球的大小接近人乳，也易于消化；C. 羊乳中叶酸的质量分数不足，长期服用要补充叶酸。其他与牛乳类似，服用也应煮沸以杀菌和有利于消化。

③乳制品：A. 乳粉（牛乳或羊乳）：乳粉便于保存和携带，同时其酪蛋白颗粒变细，较鲜乳易于消化。加适宜的水分可配成原乳，市场上有专门的婴儿配方乳粉。B. 蒸发乳：有淡乳和炼乳 2 种，前者加水稀释便成为原乳，后者含糖量较高，蛋白质和脂肪的质量分数相对较低，不宜单独作为婴儿代乳品使用。

④其他代乳品：我国目前还有豆制代乳粉、鸡蛋米粉、米面糊等，在农村和边远山区使用较多。

豆浆脯氨酸的营养价值低于牛乳，但取材方便，价格便宜，其他代乳品如鸡蛋米粉等可因地制宜。

拓展知识 ▶────────────────────

婴儿配方乳粉

1. 婴儿配方乳粉的基本要求

婴儿配方乳粉依据母乳的营养素含量及其组成模式进行调整生产。

（1）增加脱盐乳清粉。

（2）添加与母乳同型的活性顺式亚油酸，增加适量 α - 亚麻酸。

（3）α - 乳糖与 β - 乳糖按 4:6 比例添加。

（4）脱去牛乳中部分 Ca、P、Na 盐。

（5）强化维生素 D、维生素 A 及适量其他维生素。

（6）强化牛磺酸、肉碱、核酸。

（7）对牛乳过敏的婴儿，用大豆蛋白作为蛋白质来源。

2. 婴儿配方乳使用

（1）混合喂养　对母乳不足者可作为部分替代物每日喂 1~2 次，最好在每次哺乳后加喂一定量。6 月前可选用蛋白质 12%~18%、6 个月后可选用大于 18% 的配方乳粉。

（2）人工喂养　对不能用母乳喂养者可完全用配方乳粉替代。6 月前选用蛋白质 12%~18%、6 个月后选用大于 18% 的配方奶粉。

（2）断乳食品和辅助食品

无论用人乳、牛乳或代乳品喂养，随婴儿发育将逐渐不能满足婴儿正常生长发育的需要，需及时增加各种辅食以弥补奶类的不足。添加时无论品种和数量都必须由少到多，循序渐进，并随时观察婴儿的消化适应情况，原则有四：婴儿身体健康、消化正常，结合月龄适时添加；一种辅食应少量开始，适应后逐渐增加，不能勉强；每次只能添加 1 种，习惯后再加；最好在喂奶前婴儿有高度饥饿感时较易接受。

断奶食品和辅助食品添加顺序：维生素 C 和维生素 D 含量较多的食品首先补充。其次是含铁丰富的食物。含淀粉丰富的食物如稀粥等半岁后可添加，7~8 个月可喂烤馒头片、面包片培养小儿的咀嚼能力，有利于牙齿的发育。蛋白质丰富的食物鱼肉、肉末、豆腐、切碎煮烂的蔬菜等 8 个月后逐渐添加。

添加辅助食物应从一种到多种，由少到多，先液体后固体。

①1~3 个月：主要添加含维生素 C、维生素 D 的食物，可用菜汤（绿色蔬菜切细或制成泥状后煮汤）、番茄汁、鲜橘子汁、橙子汁等供给维生素 C；补充

鱼肝油以供给维生素 A、维生素 D，一般出生后 2 周便可添加鱼肝油。

②4 ~ 6 个月：婴儿体内铁的储备已快耗尽，添加含铁的食物，可添加蛋黄；此时，婴儿开始长牙，可给婴儿菜泥、水果泥等。

③7 ~ 8 个月：可以喂饼干、馒头，锻炼婴儿咀嚼，帮助牙齿的生长。

④9 ~ 10 个月：可逐渐喂肉末、肝泥和鱼肉等，还可喂 1 ~ 2 次稠粥或较好的断乳食品，为断奶作准备。

⑤11 ~ 12 个月：每日可吃 2 ~ 3 次断奶食品，如吃馒头、饼干和肉末、碎菜等，食物应尽量多样化。

断奶食品要适宜，不宜过硬，而应注意营养质量。断奶食品应经济实惠，营养丰富。

（四）幼儿营养与膳食

1 ~ 3 周岁为幼儿期，此期生长旺盛，体重每年增加约 2kg，身长第二年增长 11 ~ 13cm，第三年增长 8 ~ 9cm。蛋白质需要 40g/d，能量需要 5.02 ~ 5.43MJ/d，对矿物质和维生素的需要量高于成人，且易患缺乏症。

1. 幼儿饮食的特点

（1）幼儿膳食营养素应齐全，各种营养素易于消化吸收。

（2）照顾幼儿的口味特点。

（3）注意食物的卫生。

2. 培养幼儿良好的膳食习惯

（1）儿童的饮食习惯要从小培养。

（2）饮食要定时定量，不要暴饮暴食。

（3）培养孩子吃多样化食物的习惯，不养成偏食习惯。

（4）教孩子正确使用餐具并养成良好的卫生习惯，注意餐具、餐桌卫生和保护餐桌整洁，饭前、饭后、便后都要洗手。

（5）孩子吃饭时，要集中精力，不要边吃边玩；孩子吃不完的食物，也不要勉强。

（6）不要在吃饭前或吃饭时责备孩子。

（7）家里在配膳时，应尽量考虑孩子，但是，除孩子生病或其他特殊情况外，不要给孩子开小灶。

3. 幼儿膳食

幼儿膳食是从婴儿期以乳类为主，过渡到以乳、蛋、鱼、禽、肉及蔬菜、水果为辅的混合膳食，最后为一谷类为主的平衡膳食。其烹调方法应与成人有别，以与幼儿的消化、代谢能力相适应，故幼儿膳食以软饭、碎食为主。根据营养需要，膳食中需要增加富含钙、铁的食物及增加维生素 A、维生素 D、维生素 C 等的摄入，必要时补充强化铁食物、水果汁、鱼肝油及维生素片。2 岁后，如身体健康且能得到包括蔬菜、水果在内的较好膳食，则不需额外补充维生素。膳食安排可采用三餐两点制。

4. 幼儿膳食（1～3 岁）

（1）优先保证富蛋白质、维生素、无机盐等保护性食品 牛奶是首选食品，每日牛乳 250～500g；瘦肉类（畜禽鱼兔）25～50g，鸡蛋 1 个；动物肝或血液 1～3 次/周；常吃豆腐或豆干；动物蛋白质占总蛋白质量的 1/3 以上（或动物及豆类蛋白占 1/2 以上）。维生素 A、维生素 C、铁、钙的摄入：多食黄绿色蔬菜，有条件的摄入鲜水果。

（2）适量产能食品 碳水化合物及油脂。谷粮除供给能量外，还有蛋白质、维生素 B_1、维生素 PP、钙、铁等。油脂供能量、脂溶性维生素及必需脂肪酸，益于调味，不宜过多。

（3）注意烹调方法 既保证营养，又要色香味美，多样化，要细软煮烂。

5. 3 岁以上正常幼儿（4～6 岁）

可逐渐由软食过渡到普食，饮食品种及烹制方法不必限制太严，每日三餐外，可加餐 1 次。牛乳仍是 4 岁以上幼儿首选食品，每日至少 250g，蛋半个到 1 个，瘦肉 50～75g，动物肝脏或血液 100～125g/周，豆制品 50～75g，蔬菜 250g 左右，以保证蛋白质、维生素的需要。

二、儿童营养与膳食

分段：一般 4～6 岁为学龄前儿童，学龄儿童为 7～11 岁。

1. 儿童的营养需要

（1）热能 儿童对热能的需要相对较成人高，因为儿童的基础代谢率高，要维持生长与发育，另外，儿童还好动。如果热能供给不足，其他营养素也不能有效地发挥作用。儿童能量需要见表 5-1。

表 5-1 儿童能量需要

年龄	能量需要量/（MJ/d）		能量需要量/（kcal/d）	
	男	女	男	女
3 岁～	5.23	5.02	1250	1200
4 岁～	5.44	5.23	1300	1250
5～6 岁	5.86	5.44	1400	1300

（2）蛋白质 儿童生长发育，对蛋白质的需要较多，蛋白质的推荐摄入量与蛋白质的质量有关，质量高，则推荐摄入量较少；质量差，则推荐摄入量较多。蛋白质的需要量与热能摄入量有关，我国儿童蛋白质所供热量占总热能的 13%～15% 较为合适。

（3）无机盐 儿童骨骼的生长发育需大量的钙、磷。我国 4 岁以上儿童每日钙的膳食推荐摄入量为 800mg，7～11 岁为 1000mg，并注意维生素 D 的营养状况。

儿童生长发育，对碘和铁的需要增加，我国建议铁的推荐摄入量 4 岁以上儿童为 10mg/d，7~11 岁为 13mg/d。

另外，锌和铜对儿童生长发育十分重要，应注意这些微量元素的供给。

（4）维生素　硫胺素、核黄素和烟酸的需要量与能量有关，儿童对热能的需要较多，故对 3 种维生素的需要也增加。

维生素 D 对儿童骨骼和牙齿的正常生长影响较大，我国建议儿童每日膳食维生素 D 的推荐摄入量为 10mg。维生素 A 可以促进儿童生长，其膳食推荐摄入量 4 岁以上儿童为 360μgRAE/d。我国膳食中，这两种维生素的质量分数偏低，必要时可适当补给鱼肝油。

维生素 C 对儿童生长发育十分重要，并且维生素 C 易在烹调加工过程中损失。我国建议 4 岁以上儿童维生素 C 每日膳食推荐摄入量为 50mg，7 岁以上为 65mg。

2. 儿童的膳食

（1）儿童的咀嚼和消化能力较成人低，故儿童膳食要细嫩、软熟、味道清淡，避免刺激性太强的食物。

（2）儿童活泼好动，体内糖原储备又有限，故每天可加餐 2 次。

（3）培养良好饮食卫生习惯，避免偏食或零食吃得太多，注意食物、餐具和进餐环境的卫生及保持进餐环境整洁。

（4）食物的花色品种应多样化，注重食物的色、香、味等感官性状。

（5）注意独立生活能力的培养，教儿童一些洗餐具、做菜饭和布置餐桌的知识，使他们能尽早自食其力。

三、婴幼儿和儿童的配餐实例

1. 婴幼儿配餐

前 5 个月正常是不需要额外补充太多食物的。

6~7 个月，煮熟的蛋黄增至每天 1 只，过渡到蒸鸡蛋羹，每天半只。稀粥可由稀增至半稠，每天 3 汤匙，分 2 次给，逐步增加至 5~6 汤匙。粥中可加菜泥 1 汤匙，可稍加些调味品，如果断奶食品吃得好，可减去 1 次奶。

7~8 个月，过渡到整只蛋羹。每天喂稠粥 2 次，每次 1 小碗（6~7 汤匙），加菜泥 2~3 汤匙，逐渐增至 3~4 汤匙。粥里可轮换加少许肉末、鱼肉。给宝宝随意啃馒头片（1/2 片）或饼干，促进牙齿发育。母乳（或其他乳品）每天 2~3 次，必须先喂辅食，然后喂奶。

9~10 个月，可参考下列程序进食：

上午——晨 6 时，喝母奶或配方奶，10 时稠粥 1 碗，菜泥 2~3 汤匙，蛋羹半只；

下午——2 时喂母奶或配方奶；

晚上——6 时喂稠粥或烂面条 1 碗，蛋羹半只，除菜泥，还可在粥中加豆腐末、肉末、肝泥等；10 时喂奶。如果辅食吃得好，可少喂 1 次奶或考虑断奶。

11 ~ 12 个月，可以吃接近大人的食品，如软饭、烂菜（指煮得较烂的菜）、水果、碎肉和容易消化的点心。如果处于春秋凉爽季节可考虑断奶。断奶后，每天要保持喝 1 ~ 2 次牛乳。婴儿添加辅食的时间见表 5 - 2。

表 5 - 2　　　　　　　　　　　　婴儿添加辅食的时间

月龄	辅食
4 ~ 5	米糊、水果泥、菜泥、蛋黄泥、鱼泥等
6 ~ 9	饼干、面条、全蛋、肝泥、肉糜、水果泥、菜泥等
10 ~ 12	稠粥、烂饭、面包、馒头、碎菜、肉末等

2. 学龄前儿童营养食谱的设计

（1）营养食谱的设计原则　在膳食调配过程中应遵循营养平衡、饭菜适口、食物多样、定量适宜和经济合理的原则。针对学龄前儿童的具体膳食选配的原则如下。

①选择富含优质蛋白质、多种维生素、粗纤维和无机盐的食物，多吃时令蔬菜、水果。

②配餐要注意粗细粮搭配、主副食搭配、荤素搭配、干稀搭配、咸甜搭配等，充分发挥各种食物营养价值上的特点及食物中营养素的互补作用，提高其营养价值。

③少吃油炸、油煎或多油的食品，以及刺激性强的酸辣食品等。

④经常变换食物种类，烹调方法多样化、艺术化。饭菜色彩协调，香气扑鼻，味道鲜美，可增进食欲，有利于消化吸收。

（2）营养食谱的设计

①根据学龄前儿童能量需求，确定各年龄段、男女能量需求量。

②各餐次热能的合理分配。根据学前儿童排空时间和胃的容积，膳食要定时定量，每日供应三餐一点或两点，即午睡后一次点心。早餐要供给高蛋白食物，脂肪、碳水化合物也应多一点，食物的供热量为全天总热量的 25% ~ 30%；中餐应有含蛋白质、脂肪和碳水化合物较多的食物，供热量为总热量的 35% ~ 40%，加餐占总热量的 10% ~ 15%；晚餐宜清淡一些，可以安排一些易于消化的谷类、蔬菜和水果等，供热量占总热量的 25% ~ 30%。

③三大热能营养素摄入量的确定。蛋白质、脂肪、碳水化合物摄入量比值为 1:1:(4 ~ 5)，这种比值可使三者占总热量的百分比分别为：蛋白质占 10% ~ 15%，脂肪占 30% ~ 35%（不超过 35%），碳水化合物占 50% ~ 60%。

④食物量的确定。A. 主食的品种与数量的确定：主食的品种与数量主

要根据各类主食选料中碳水化合物的含量确定，一天的主食主要保证两种以上的粮谷类食物原料。B. 副食的品种与数量的确定：计算出主食中含有的蛋白质量；用应摄入的蛋白质量减去主食中蛋白质量，即为副食应提供的蛋白质量；副食中蛋白质的 2/3 由动物性食物提供，1/3 由豆制品供给，据此可求出各自蛋白质的供给量，每日选择 2 种以上动物性原料，1～2 种豆制品；查表并计算各类动物性食物及豆制品的供给量；设计蔬菜的品种与数量，一餐选择 3～4 种蔬菜。

（3）制作营养食谱的注意事项　根据以上步骤计算出主食与副食的品种与数量，根据所学的烹调知识，制作成适合学前儿童食用的，并受他们喜欢的美味可口的菜肴。在设计营养食谱时，还应充分考虑以下几个方面。

①食谱设计过程中应考虑营养素在烹调过程中的损失。在设计食谱计算的过程中，必须要考虑到水溶性维生素、可溶性无机盐在烹调过程中的损失，其中维生素 C 在烹调过程中会损失 80% 以上。为了保证在此过程中营养素的损失不会影响儿童总的摄入量，就要在设计食谱的过程中，提供多于营养素推荐摄入量的数量。

②营养食谱的调整。当食谱设计出来时，主副食的品种与数量已确定，但可能有的营养素供给量无法达到标准要求。此时就要结合食谱设计的实际情况，对个别的菜品原料进行调整，以达到营养素供给平衡。

学龄前儿童一周饮食示例见表 5－3。

表 5－3　　　　　　　　　　学龄前儿童一周饮食示例

日期	早餐	午餐	加餐	晚餐
周一	大米粥，鸡蛋面饼	软米饭，肉末炒胡萝卜，虾皮紫菜汤	牛乳，饼干	肉末碎青菜面
周二	牛乳，面包夹果酱	豆沙包，小米粥，猪肝炒黄瓜	水果，点心	软米饭，油菜炒香菇，海米冬瓜汤
周三	玉米面粥，小烧饼，蒸蛋羹	软米饭，红烧鱼，炒青菜，番茄鸡蛋汤	豆浆，饼干	馒头，炒绿豆芽、青菜肉丸汤
周四	牛乳，葱油花卷	菜肉小包子，豆腐小白菜汤	水果，点心	软米饭，番茄炒鸡蛋，炒碎菠菜
周五	碎菜粥，面包片，煮鸡蛋	馒头，红烧鸡块，炒青菜，菠菜粉丝汤	牛乳，饼干	菜肉馄饨
周六	牛乳，煎鸡蛋馒头片	葱油饼，肉末炒青菜，丝瓜蘑菇汤	水果，饼干	菜包，葱油蛋花汤
周日	面片肉松粥，枣泥包	菜肉水饺	牛乳，点心	软米饭，肉末蒸蛋羹

任务三
青少年的配餐设计

一、青少年营养与膳食

该期包括少年期和青春发育期，相当于初中和高中学龄期。

（一）性格及性的发育特点

此期儿童体格发育速度加快，尤其是青春期，身高、体重的突发性增长是其主要特征。青春发育期被视为生长发育的第二高峰期，此期生殖系统发育，第二性征逐渐明显，充足的营养是生长发育、增强体魄、获得知识的物质基础。当营养不良时可推迟青春期 1~2 年。

（二）营养需要

1. 能量

热能需求相对成人高，其能量需要与生长速度呈正比。我国建议 11 岁以上的少年女子膳食中每日热能推荐摄入量为 8.58MJ，男子为 9.83MJ；14 岁以上的青年女子为 9.62MJ，男子为 11.92MJ。

2. 蛋白质

此期一般增重 30kg，16% 为蛋白质。蛋白质功能应占总热能的 13%～15%，每天 75~85g。

我国建议青少年女子的每日蛋白质摄入量为 60g，男子为 75g，超过普通成人的推荐摄入量。

3. 矿物质及维生素

为满足生长发育的需要，钙的 RNI 为：1000mg/d，铁的 RNI 为：男16mg/d、女 18mg/d，锌的 RNI：男 11.5mg/d、女 8.5mg/d。由于体重、身高增加加速，Ca、Fe 等供应要充足，Zn、I_2、维生素等均与组织生长有关，青少年应注意钙、磷、铁、碘和锌的供应。

我国青少年维生素 A 和维生素 D 的供给量与成人相同。

（三）青少年的营养与膳食原则

一日主食应包括：谷类 400~600g，瘦肉类 100g，鸡蛋 1~2 个，大豆制品适量，蔬菜 500~700g，烹调用油 30~50g。膳食安排基本与成人同，早、午、晚餐分别为 30:（35~40）:（30~35）。

（1）合理的膳食构成　在热能供给充分的前提下，注意保证脯氨酸的摄入量和提高利用率。主副食搭配，充分发挥脯氨酸的互补作用。

（2）注意保证富含 Ca、Fe 及维生素 A、维生素 B_2、维生素 C 摄入　应设法摄食鲜牛羊乳（富 Ca、脯氨酸、维生素 A、维生素 B_2），并经常供给黄绿红色蔬菜，以保证各种维生素及无机盐供给。

（3）定期更换食谱，力争膳食多样化　粗细搭配、干稀适度。

（4）培养良好的饮食习惯　定时定量，不乱吃零食，不偏食、不暴饮暴食。

拓展知识 ▶────────────────

青少年应注意膳食量和质两个方面：量要足，质要优。

（1）养成良好的膳食习惯，不挑食、不偏食、不吃零食。

（2）注意早餐的质量和数量，有条件时，课间应加餐 1 次。

（3）注意供给动物性食物，如动物肝脏、瘦肉、鸡蛋等，以供给蛋白质、维生素 A、维生素 D、维生素 B_1、维生素 B_2 和烟酸，另外还供给优质的铁和锌等无机盐，预防缺铁性贫血的发生和促进性器官的发育。注意供给新鲜的蔬菜和水果，满足对维生素 C 和无机盐的需要，适当供给海带等海产品，预防甲状腺肿的发生。

（4）考试期间，学生应多补给维生素 A、维生素 B_2 和维生素 C、卵磷脂、蛋白质和脂肪，以补充消耗。

二、大学生的营养与膳食

处于生长发育的最后阶段，营养供给也十分重要，近年一些高校膳食调查发现大学生的膳食结构不合理，一些营养素维生素 A、维生素 B_2 明显不足，优质脯氨酸比例偏低，部分女生热能达不到应有水平，部分学生脂肪摄入过高，高年级学生不重视早餐甚至有不吃早餐的习惯，这些都大大影响了学生的健康状况和全面发展。

要提高学生素质，需要一面向大学生宣传普及营养学知识，另一方面大力改进膳食管理，并大力向学生宣传早餐的重要性，提供可供迅速加以利用的糖。

大学生存在的营养问题如下。

（1）大学生普遍对早点不重视。

（2）核黄素缺乏。

（3）不良饮食习惯。

任务四

老年人的配餐设计

随着医学的不断进步，人类寿命逐渐延长，老年人口比例不断增大，按 2002 年的统计，中国 60 岁以上的老龄人已占总人口的 10% 以上。因此，如何加强老年保健、延缓衰老进程、防治各种老年常见病，提高生命质量，已成为当前生物医学研究领域的研究课题之一。而老年营养是其中至关重要的一部分，合理的营养有助于延缓衰老、预防疾病，而不合理的营养（如营养不良或营养过剩、紊乱）则有可能加速衰老的速度和疾病发生的进程。

一、老年人的生理及代谢改变

（一）身体成分改变

1. 脂肪增多

随着年龄的增长，体内脂肪组织逐渐增加，并呈向心性分布的趋势。

2. 水分减少

主要为细胞内液减少，影响体温调节，降低老年人对环境温度改变的适应能力。

3. 细胞数量下降

突出表现为肌肉组织的重量减少而出现肌肉萎缩。

4. 骨密度降低

骨矿质减少，骨质疏松，尤其是钙减少，女性绝经期后更明显。

（二）代谢功能降低

与中年人相比，老年人的基础代谢降低 15% ~ 20%。合成代谢降低，分解代谢增高，二者失去平衡，引起细胞功能下降。

（三）器官功能改变

1. 消化系统功能减退

（1）牙齿脱落，影响对食物的物理性消化。

（2）味觉、嗅觉钝化而影响食欲。

（3）胃酸、内因子、胃蛋白酶、胆汁分泌减少，影响营养素的消化吸收利用。

（4）胃肠蠕动能力减弱，食物滞留时间延长，容易引起食物在胃内发酵而导致胃肠胀气；粪便滞留时间延长，导致老年人习惯性便秘。

（5）肝脏体积萎缩而影响食物的消化吸收。

（6）肾脏功能下降而影响代谢废物排出。

2. 呼吸系统功能下降

老年人由于呼吸肌及胸廓骨骼、韧带萎缩，肺泡弹性下降，气管及支气管弹性下降，常易发生肺泡经常性扩大而出现肺气肿，使肺活量及肺通气量明显下降，肺泡数量减少，有效气体交换面积减少，静脉血在肺部氧气更新和二氧化碳排出效率下降。另外，血流速度减慢，毛细血管数量减少，组织细胞功能减退及膜通透性的改变，使细胞呼吸作用下降，对氧的利用率下降。

3. 心血管系统功能减退

（1）心脏生理性老化主要表现在心肌萎缩，发生纤维样变化，使心肌硬死及心内膜硬化，导致心脏泵效率下降，使每分钟有效循环血量减少。心脏冠状动脉的生理性和病理性硬化，使心肌本身血流减少，耗氧量下降，对心功能产生进一步影响，甚至出现心绞痛等心肌供血不足的临床症状。

（2）血管也会随着年龄增长发生一系列变化。50岁以后老年人血管壁生理性硬化渐趋明显，管壁弹性减退，而且许多老年人伴有血管壁脂质沉积，使血管壁弹性更趋下降、脆性增加。结果使老年人血管对血压的调节作用下降，血管外周阻力增大，使老年人血压常常升高；脏器组织中毛细血管的有效数量减少及阻力增大，使组织血流量减少，易发生组织器官的营养障碍；血管脆性增加，血流速度减慢，使老年人发生心血管意外的机会明显增加，如脑溢血、脑血栓等的发病率明显高于年青人。

（四）其他方面的改变

1. 皮肤及毛发的变化

因皮下血管发生营养不良性改变，毛发髓质和角质退化可发生毛发变细及脱发；黑色素合成障碍可出现毛发及胡须变白；皮肤弹性减退，皮下脂肪量减少，细胞内水分减少，可导致皮肤松弛并出现皱纹。

2. 骨骼的变化

随着年龄增加，骨骼中无机盐含量增加，而钙含量减少；骨骼的弹性和韧性减低，脆性增加。故老年人易出现骨质疏松症，极易发生骨折。

3. 泌尿系统的变化

肾脏萎缩变小，肾血流量减少，肾小球滤过率及肾小管重吸收能力下降，导致肾功能减退。加上膀胱逼尿肌萎缩，括约肌松弛，老年人常有多尿现象。

4. 生殖系统的变化

性激素的分泌自40岁以后逐渐降低，性功能减退。老年男性前列腺多有增生性改变，因前列腺肥大可致排尿发生困难。女性45～55岁可出现绝经，卵巢停止排卵。

5. 内分泌机能下降

机体代谢活动减弱，生物转化过程减慢，解毒能力下降。机体免疫功能减退，易患感染性疾病。

6. 五官变化

晶状体弹力下降，睫状肌调节能力减退，多出现老花眼，近距离视物模糊。同时听力下降，嗅觉、味觉功能减退。

7. 代谢变化

代谢上往往分解代谢大于合成代谢，若不注意营养及合理安排膳食，易发生代谢负平衡。

8. 性格及精神改变

老年人行动举止逐渐缓慢，反应迟缓，适应能力较差，言语重复，性情改变，或烦躁而易怒，或孤僻而寡言。如遇丧偶或家庭不和，更会对情绪产生不良影响。故对老年人应给予周到的生活照顾和精神安慰，使之安度晚年，健康长寿。

二、老年人营养需要

1. 能量

老年人因基础代谢降低、体力活动减少和体脂比例增加而对能量需求量相对减少，如摄入能量过多，剩余能量可能转变为脂肪而存积，引起肥胖。老年人能量推荐摄入量见表5-4，但存在个体差异。实际上老年人能量需要量的多少主要以体重来衡量，能量的摄入量与消耗量以能量保持平衡并维持理想体重为宜。

表5-4　　　　　　　　　　老年人能量推荐摄入量

年龄		能量/[MJ (kcal)/d]	
		男	女
50 ~	轻体力活动	8.79 (2100)	7.23 (1750)
	中等体力活动	10.25 (2450)	8.58 (2050)
70 ~	轻体力活动	8.58 (2050)	7.11 (1700)
	中等体力活动	9.83 (2350)	8.16 (1950)
80 ~		9.20 (2250)	7.32 (1750)

2. 蛋白质

蛋白质的供给应以质优、量足且以维持氮平衡为原则，一般 1.0 ~ 1.2g/(kg 体重)供给蛋白质比较适宜，蛋白质供能占总能量的 12% ~ 14%。

（1）质优　即摄入动物蛋白质和豆类蛋白质，但动物蛋白不宜摄入过多，因随之可能摄入过多的脂肪。

（2）量足　蛋白质的摄入量不能过少，因老年人蛋白质合成能力差，若过少摄入易出现负氮平衡；同时，蛋白质的摄入量不能过多，因老年人肝肾功能降低，过多的蛋白质可增加肝肾负担。

食物选择：谷类、豆类及其制品、动物蛋白（以鱼类较为理想）。

3. 脂肪

脂肪的摄入量以摄入的脂肪所供能量占膳食总能量的 20% ~ 30% 为宜，脂肪摄入量过多易引起肥胖，增加心脑血管疾病患病的几率。

食物选择：含有多不饱和脂肪酸的植物油（如菜籽油、玉米油、大豆油及花生油），含有多种脂类的鱼类（如海洋鱼）。

4. 碳水化合物

碳水化合物是膳食能量的主要来源，宜占膳食总能量的 50% ~ 60%，过多的碳水化合物在体内可转变成脂肪而存积，引起肥胖和高脂血症等。

食物选择：以含淀粉类为主的五谷、粗杂粮为主食，多吃水果、蔬菜等富含膳食纤维的食物，增强肠蠕动，防止便秘。

5. 矿物质

与中青年人相比，老年人对钙、铁的需要更为重要。

（1）钙　因老年人的生理代谢改变（如胃肠功能降低、胃酸分泌减少、肝肾功能衰退、活性维生素 D 合成减少）而对钙的吸收能力下降，易发生钙摄入不足或缺乏而致骨质疏松症，尤其是女性老年人。我国营养学会推荐老年人钙的 RNI 为 1000mg/d。

食物选择：牛乳及乳制品是最好的来源，其次为大豆及豆制品、深绿色叶菜、海带、虾皮等。钙的补充不宜过多，每日摄入钙的总量不应超过 2g。

（2）铁　老年人不仅膳食铁的摄入量易不足，对铁的吸收能力也逐年下降，而且老年人造血功能减退，血红蛋白含量减少，易出现缺铁性贫血。我国营养学会推荐铁的 RNI 为 12mg/d。

食物选择：动物肝脏、瘦肉、牛肉、猪血，同时还应多食用富含维生素 C 的蔬菜、水果，以利于铁的吸收。但过多摄入铁亦对人体不利。

6. 维生素

老年人由于体内代谢和免疫功能降低，需要充足的各种维生素以促进代谢、延缓衰老及增强抵抗力。中国营养学会为老年人推荐的微量营养素摄入量与 50 岁的成年人基本一致。

（1）维生素 A　胡萝卜素是我国居民膳食维生素 A 的主要来源。我国老年人维生素 A 的 RNI 男性为 800μgRAE/d，女性为 700μgRAE/d。食物选择：黄绿色蔬菜如胡萝卜、水果等。

（2）维生素 D　老年人户外活动减少，体内合成的维生素 D 量降低，易出现维生素 D 缺乏而影响钙、磷吸收及骨骼矿化，出现骨质疏松症。65 岁以上老年人维生素 D 的 RNI 为 15μg/d，高于中年和青年人。

（3）维生素 E　老年人每日膳食维生素 E 的 RNI 为 14mgα – TE/d，当多不饱和脂肪酸摄入量增加时，应相应地增加维生素 E 的摄入量。维生素 E 的摄入量不应超过 700mg/d。

（4）维生素 B_1　老年人对维生素 B_1 利用率降低，因此摄入量应达到 1.3mg/d。食物选择：肉类、豆类及各种粗粮。

（5）维生素 B_6　维生素 B_6 的 RNI 与硫胺素相似，为 1.6mg/d。

（6）维生素 C　维生素 C 可防止老年血管硬化，降低胆固醇、增强免疫力、抗氧化，因此老年人应摄入充足，其 RNI 为 100mg/d。

三、老年人的膳食

（1）平衡膳食　食物应多样化以达到全面营养的目的。

（2）粗细搭配　细粮有利于营养素的消化吸收，但食物不宜过精，应粗细搭配，增加膳食纤维的摄入。粗杂粮包括全麦面、玉米、小米、荞麦、燕麦等，比精粮含有更多的维生素、矿物质和膳食纤维。

（3）充足果蔬　果蔬中的膳食纤维可预防老年人便秘，维生素 C 可促进铁的吸收等。

（4）参加活动　老年人适度参加体力活动以保持能量平衡，维持理想体重。

（5）饮食清淡　食物应采取少油的烹调方式以避免摄入过多的脂肪导致肥胖，另食物加工时应控制盐的用量，以免钠的摄入过多导致高血压。

拓展知识▶

预防老年痴呆的 8 种食物

老年痴呆症给老人生活造成很大不便。最新研究认为，β - 淀粉样蛋白在大脑内蓄积，令大脑神经细胞衰老，从而诱发该病。日本顺天堂大学（抗老化医学讲座教授）白泽卓二指出，摄取蔬菜等抗氧化作用强的食物能有效抑制 β - 淀粉样蛋白的蓄积，尤其以下几种食物，能有效预防老年痴呆的发生。

（1）南瓜　富含 β - 胡萝卜素、维生素 C、维生素 E 等抗氧化成分，还富含膳食纤维，帮助人体提高免疫力。

（2）胡萝卜　众所周知，胡萝卜的 β - 胡萝卜素含量最为丰富，当体内维生素 A 含量不足时，β - 胡萝卜素能转化为维生素 A 发挥抗氧化作用。

（3）纳豆　所含的黏蛋白能抑制血糖值上升；纳豆还含纳豆激酶，能促进血液循环，预防脑梗死。

（4）鸡胸肉　各部位的鸡肉里，独鸡胸肉富含肌肽，具有抗氧化作用。

（5）番茄　含有番茄红素，具有强大的抗氧化作用。

（6）西蓝花　含有 200 多种具有抗氧化作用的植物化学物质，抗氧化力极强。

（7）豆芽　富含一种植物化学物质，抗氧化作用和排毒能力都很强。

任务五

普通家庭配餐设计

一、家庭科学营养配餐的原则

（1）确保每日膳食中应包含食物结构中的各类食物，各种食物及营养素种类齐全、数量要充足、比例要适当，做到营养平衡。三大营养素及蛋白质、脂肪、碳水化合物占总热量的百分比分别为 10% ～15% 、20% ～25% 、60% ～70% 。

（2）一日三餐热量比例大体与工作强度相匹配，避免早餐过少、晚餐过多的弊病。每餐的热量分配以早餐占全日总热量的 30%、午餐占全日总热量的 40%、晚餐占全日总热量的 30% 较适宜。

（3）确保富含优质蛋白质和脂肪的食物供给量。所需的蛋白质中，除由粮食提供部分外，其总量的 1/3 ~ 1/2 必须是优质蛋白质，需由肉类、蛋类、大豆等优质蛋白质食物供给。脂肪除每天定量供给的植物油和食物本身提供的脂肪外，不足部分从动物性脂肪获得。

（4）确定蔬菜、水果的供给量，一般正常人一天应供给 500g 左右的蔬菜（其中 3/4 为蔬菜、1/4 为水果），其中最好要有一般的深绿色或有色的叶类蔬菜，品种应多样化。若新鲜蔬菜中抗坏血酸含量不足或估计烹调中损失过大，则应适当补充富含抗坏血酸的新鲜水果。

（5）食物搭配注意酸碱平衡。主食应做到杂与精的平衡、干与稀的平衡；副食做到生与熟的平衡、荤与素的平衡。由于烹调原料的品种、部位不同，所含营养素的种类和数量也不同，只有通过科学搭配，才能使每一个菜肴所含的营养素更全面、更合理。荤菜方面，既要有四条腿的猪牛羊，又要有两条腿的鸡鸭鹅，还要有没有腿的鱼贝类；素材上要照顾到根、茎、叶、花、果类蔬菜都要有，还要有豆类和菌藻类，不要单打一，一天内达到平衡即可。

二、家庭科学营养配餐的搭配

1. 有关菜肴色彩的搭配

注意菜肴的色泽搭配，不管是顺色还是异色搭配，都要把菜肴的主料、配料的色泽搭配协调，使其美观大方；要用配料衬托主料，突出主料，使烹调出的菜肴有一定的美感，引人食欲。

2. 有关菜肴食物性味的搭配

一般分为浓淡相配、淡淡相配、异味相配几种。浓淡相配要选主料味浓厚，配料味清淡；淡淡相配要选主料、配料味清淡，又能相互衬托；异味相配选主料要有较浓醇香，配料要有特殊异香，二味融合，食之别有风味。

3. 有关菜肴的形状搭配

一般分为同形搭配和异形搭配两种。同形搭配要求原料、形态大小一致；异形搭配就是主料配料形状不同，大小不一。

4. 有关菜肴中各营养素的搭配

注意各种营养素之间相互制约、相互促进的关系。

（1）蛋白质与维生素 B_6　充足的维生素 B_6 可以使人体高效利用优质蛋白质，而这些优质蛋白质正是人体增强对有害物质的抵抗力的基础。

（2）色氨酸与维生素 B_6　维生素 B_6 可以把色氨酸转化成维生素 B_3，维生素 B_3 又称烟酸，具有降低胆固醇、促进血液循环的作用。

（3）胡萝卜与蛋白质　胡萝卜素进入人体可以变为维生素 A，维生素 A 与蛋白质结合变成 RBP，RBP 根据需要被输送到细胞中。维生素 A 具有很强的防癌、抗癌作用。

（4）维生素 A、维生素 C、维生素 E　维生素 A、维生素 C、维生素 E 都具有抗癌作用，如搭配食用，防癌效果更大。

（5）维生素 B_1 与硫化烯丙基　硫化烯丙基与维生素 B_1 共同摄取可将糖质进一步能量化，起到防止肥胖的作用；还可以提高维生素 B_1 的利用率。

此外还有胡萝卜素与油脂、铁与维生素 C、钙镁与蛋白质、维生素 B_{12} 与叶酸、锌与植物蛋白、食物纤维与蛋白质等的搭配。

5. 种属的搭配

副食从肉、蛋、乳、禽类、豆制品和蔬菜中选择。从荤菜来讲：四条腿的猪、牛、羊，两条腿的鸡、鸭、鹅以及没有腿的鱼各属一类，同一种属的食物在一周内尽量错开，种属离得越远越好。每周吃一次鱼、一次牛肉、一次排骨，两周一次肝，天天要有豆制品和菌藻类食物，粗粮细作，全天食物颜色超过 5~7 种。

三、运用合理的烹调方法

1. 煮

最常用的一种加工方法，常常会使一部分蛋白质、矿物质、维生素等营养物质浸入汤中，因此，食用时应将汤也一块吃掉，不可废弃。

2. 蒸

由于浸出物比较少，不但比较柔软，而且营养素也损失较少。

3. 煎炸

食物中可溶性物质损失很少，因此食用时滋味鲜美；但是，油煎时食物中浸入油脂较多，吃了不容易消化，而且由于温度过高，也会使一部分营养素（特别是维生素）遭到破坏。

4. 炒

由于锅上下温差很大，应不停翻搅，不然会炒不匀，生熟参差；但是翻搅过快，烹炒时间过短，会使杀菌效果不佳，也是不宜的。

5. 熏烤

直接用烟、火熏烤食物，会使烟火里所含的致癌物（苯并芘）污染食物，要避免。

拓展知识 ▶━━━━━━━━━━━━━━━━━━━

缺钙对人体健康的危害性

缺钙是一种较常见的营养素缺乏症，其临床表现是骨骼的病变，这在人一生的各个年龄段都会发生。如孕妇缺钙会导致胎儿和婴儿缺钙，并出现"枕际"

脱发、前后囟延缓闭合、夜间盗汗、夜晚啼哭不止、手足抽搐、惊厥，甚至昏迷等症状；儿童缺钙会引起生长迟缓、新生成的骨骼结构异常、骨骼的钙化不良、骨骼变形、佝偻病（如 X 形腿、O 形腿、鸡胸、串珠肋等）等问题；在成人主要表现为骨质疏松症，X 光拍片可见骨密度降低——由此导致骨折的危险性将大大增加。

研究表明，女性在 40~60 岁，钙的吸收率将下降 20%~25%；而进入更年期后，骨钙将加速从人体内排出，其排出量可高达 30%~50%，所以女性患骨质疏松的概率是男性的 6 倍，而发生骨折的概率大约为男性的 10 倍。

任务六
宴会菜肴设计

宴会菜肴的设计要从客人实际的营养需要出发。客人的营养需要因人而异，不同职业、不同年龄、不同身体状况、不同性别、不同消费水平对营养的需要都有一定的差异，设计宴会菜肴时应把握总体的结构和比例。

一、宴会种类

1. 便宴

便宴是朋友小聚、社交活动、商务活动中的一种，通常比较随意，不过分强调礼节，标准略高于便餐和工作餐。因餐后要继续工作或有其他活动，通常不用烈性酒，只饮用一些饮料，多选择可口的饭菜和主食。

宴会特点：标准不高，没有高档海鲜和工艺造型菜；不用酒类，体现随意放松的气氛。

营养特征：菜肴品种比较丰富；注重主食和小吃的安排；可能存在脂肪和蛋白质偏高、膳食纤维偏少的问题。

2. 家庭宴会

家庭宴会是以家庭成员为主的宴会，一般分为假日家宴、团员家宴、老人寿宴、新生儿满月宴席等。由于宴会的主题不同，菜点的安排上要突出特色菜点，反映家庭的主要特色。

宴会特点：成本高低比较随意；菜点安排针对性强；气氛随意放松。

营养特征：注重安排主食；膳食纤维比较丰富；三大产能营养素比较均衡；可能存在总能量仍然偏高、主食品种偏少的问题。

3. 婚宴

婚宴是庆祝恋人成婚的宴会。参加婚宴的人是新郎、新娘及其父母双亲、亲朋好友。婚宴大多标准较高，要求菜点色彩绚丽，菜点名称喜庆吉利，冷菜、热菜、面点、汤肴、果盘、蛋糕一应俱全。通常由于品种多、数量大、造成一些浪费。

宴会特点：品种多、标准高；色彩丰富，气氛热烈；主体菜肴成为定式。

营养特征：海产较多；动物性原料多；可能存在酸碱不够平衡，蛋白质偏多，能量偏高，碳水化合物和膳食纤维不足的问题。

4. 酒会

酒会主要是以社交为目的，参加的人员通常已用过餐。一般安排各种冷菜、小点和葡萄酒以及少量威士忌。酒会通常更加重视色彩的和谐及气氛的渲染。

宴会特点：以社交活动为主题；以冷菜、小点为主；突出视觉艺术；渲染酒会气氛。

营养特征：营养素比较全面；沙拉生食维生素损失小；可能存在煎炸食品略多、甜品略多的问题。

5. 冷餐会

冷餐会一般参加人员较多，适宜露天场所，场面比较宏大，冷菜、冷点、甜品、水果品种较多；一般只备软饮料，不需要许多下酒菜。

宴会特点：冷菜冷点、品种多样；各取所需；注重点缀渲染气氛；气氛优雅、平和、随意。

营养特征：能量不高。

6. 高档宴会

高档宴会一般都安排较多的高档海味原料和高档工艺菜肴，对餐厅设备、设施以及服务都有较高的要求，通常采用分餐制服务。

宴会特点：标准高、品种丰富；讲究礼仪、服务规范；豪华、隆重；采取分餐制。

营养特征：高档原料和海味菜肴较多；冷菜、热菜、面点、小吃兼顾；可能存在能量偏高、蛋白质偏高、脂肪偏高、膳食纤维过少的问题。

二、宴会菜肴设计要求

宴会菜肴设计用料要广泛，色彩多样；烹调方法多样，口味丰富；酸碱平衡，营养均衡；主食、菜品兼顾，力争做到三大产能营养素平衡。

1. 宴会菜肴结构要合理

各种菜肴和原料组成包含的营养素有蛋白质、脂肪、淀粉、维生素、粗纤维、矿物质、微量元素等，这就要求菜肴的各种原料搭配也应该合理。一般宴会是以荤素菜肴为主，应适当加入主食和点心；否则，人的消化机能不能正常运转，营养成分也难以消化吸收。

2. 宴会菜肴荤素搭配比例要适当

　　无论是中式宴会还是西式宴会，大部分菜肴都以动物为原料。从营养学观点看，动物性原料是属高蛋白、高脂肪型的食品。传统中式宴会讲究荤菜和山珍海味，不太注重素菜；注重菜点的调味和美观，忽略了菜肴的营养搭配。而西式宴会很讲究荤素搭配，是很值得学习的。应运用现代营养学知识对传统中式宴会进行改进，做到宴会菜肴荤素合理搭配。

　　在宴会菜肴安排上，要科学地进行荤素营养搭配。比如鸭翅席，冷菜采用"一大带六或一大带八"即一个大彩色拼盘带6个或8个单碟的素拼盘；上烤鸭时，要带4个素菜小炒。这样不仅有效地刺激客人的胃口，增强其食欲，而且具有多种营养成分。

　　在宴会菜肴设计时，可适当掌握荤素菜的比例。素菜多了会使人感到素淡无味，冲淡宴会的气氛；荤菜多了又会使人觉得腻口。宴会菜肴分冷菜、热菜，通常情况冷菜的荤素搭配是按照五比四或六比五的比例，热菜是十分之二、三的素菜，十分之八、七的荤菜。这个比例数是不固定的。

　　3. 宴会菜点酸碱度要平衡

　　食品可分为酸性食品和碱性食品，日常每日摄入的酸碱性食品要平衡，否则就会使身体不舒服。食入酸性食品太多，人体会有酸痛的感觉，甚至出现反酸水的现象；食入碱性食品太多，会使人的胃口有空荡或摩擦感，甚至乏力。酸性食品包括鱼、肉、蛋、粮食和部分水果；碱性食品包括蔬菜、大部分水果、牛乳等。在设计宴会菜点时应注意这些品种的搭配，保证体内食品酸碱度平衡。

　　宴会营养食谱的设计，要以客人的餐标为依据，以科学合理的营养搭配为主要目标，要通过丰富的菜点品种、适宜的口味、合理的营养供给和多样的烹饪技法，让客人满意。

三、宴会营养餐谱的制订方法

　　（1）了解宴会人数及其性别、年龄和工作性质，根据参加人的基本情况计算能量供给量，再根据餐标制订出主副食谱。

　　（2）对宴会能量和营养素的核定，是设计宴会菜单的工作重点，要依据宴会的时间、参加宴会人员构成等因素进行准确的计算。

　　（3）对食谱进行分析，可凭经验直观分析，也可利用计算机软件进行比较准确的定量分析。根据分析结果，调整食谱，直至符合膳食平衡要求。

　　（4）虽然因多年的习惯，有些菜单已经形成定式，但菜肴搭配、能量及各类营养素的供给仍不尽合理。营养配餐员应与厨师等有关人员共同研究，调整主配料比例，努力使膳食趋于平衡。

　　实例：下面分别列举10人量的便宴菜单（表5-5）和高档宴会菜单（表5-6），并对其进行分析。

表5-5				10人宴会菜单			
冷菜		灯影牛肉	红油鸡片	葱油鱼条	麻辣肚丝	糖醋菜卷	鱼香腰片
热菜	干烧鲤鱼	香菇鸡丝	虫草鸭子	烧元宝肉	清炒虾仁	烧二冬	盐煎肉 番茄菜花
汤菜				三鲜汤			
主食			担担面	扬州炒饭	豆沙包		

分析：菜肴品种比较丰富，注重主食和小吃的安排，脂肪偏高，蛋白质偏高，膳食纤维偏少。

通过分析，对菜单做如下修改和调整：灯影牛肉改为五香牛肉，红油鸡片改为姜汁扁豆，干烧鲤鱼改为清蒸鱼，烧元宝肉改为麻婆豆腐。最重要的目的是减少脂肪。

鱼香腰片改为蒜茸蕃杏，香菇鸡丝改为银芽鸡丝，清炒虾仁改为瓜仁炒虾仁，番茄菜花改为清炒西蓝花。最重要的作用是增加膳食纤维。

烧元宝肉改为麻婆豆腐从整体上改变了蛋白质的结构，补充了植物蛋白。

表5-6				调整后的便宴菜单			
冷菜		五香牛肉	姜汁扁豆	葱油鱼条	麻辣肚丝	糖醋菜卷	蒜茸蕃杏
热菜	清蒸鱼	银芽鸡丝	虫草鸭子	麻婆豆腐	瓜仁炒虾仁	烧二冬	盐煎肉 清炒西蓝花
汤菜				三鲜汤			
主食			担担面	扬州炒饭	豆沙包		

注意事项如下。

（1）设计和调整菜单要征得宴会主人的同意。

（2）设计和调整后的菜单如影响到就餐标准，不管是超过还是低于餐标，均应告诉宴会主人。

（3）修改和调整的菜单要及时通知餐厅、厨房等相关部门。

复习思考题 ▶

一、填空题

1. 妊娠早期基础代谢率略有（　　），中晚期逐渐（　　）。

2. 一般可根据定期测量孕妇（　　）的增长来评价和判断能量的摄入是否适宜。

3. 婴儿生长至（　　）月时，应添加断奶食物作为母乳的补充。

4. 婴幼儿的总能量消耗包括基础代谢、（　　）、活动的能量消耗、（　　）和储存能量。

5. 老年人体内蛋白质的合成能力差，而且对蛋白质的吸收利用率降低，容易出现（　　）氮平衡。

6. 初乳富含大量的钠、氯和免疫蛋白，尤其是（　　　）和乳铁蛋白等，但乳糖和脂肪含量较成熟乳（　　　），故易消化。

7. 中国营养学会建议乳母钙的 AI 为（　　　），老年人钙的 AI 为（　　　）。

8. 运动员的能量来源主要为（　　　），当运动员体内有足够的（　　　）和（　　　）作为能源时蛋白质几乎不被动用。

9. 婴幼儿对尿液的浓缩和稀释功能不完善，排泄相同量的溶质所需要的水分比成年人要（　　　），当肾溶质负荷（　　　）时容易发生脱水或水肿。

10. 妊娠期营养不良可使母体发生（　　　）、（　　　）和营养不良性水肿。

二、名词解释

1. 婴儿配方奶粉　　　　　　　　　　2. 断奶过渡期

三、单选题

1. 孕期的能量消耗不包括（　　　）。
　　A. 母体组织增长　　　　　　　　B. 胎儿的生长发育
　　C. 母体产后泌乳的脂肪储备　　　D. 预防贫血的发生

2. 孕妇优质蛋白质应占总蛋白的（　　　）。
　　A. 1　　　　　B. 1/2　　　　　C. 1/3　　　　　D. 3/4

3. 《中国居民膳食营养素参考摄入量（2013 版）》建议，孕妇膳食脂肪应占总能量的（　　　）。
　　A. 20% ~30%　　　　　　　　　B. 30% ~40%
　　C. 10% ~20%　　　　　　　　　D. 40% ~50%

4. 孕期保证适宜能量摄入的最佳途径是（　　　）。
　　A. 选择摄入营养素密度高的食物
　　B. 选择摄入脂肪密度高的食物
　　C. 选择摄入蛋白质密度高的食物
　　D. 选择摄入矿物质密度高的食物

5. 维生素 D 的生理功能不包括（　　　）。
　　A. 促进小肠黏膜对钙的吸收
　　B. 促进骨组织的钙化
　　C. 促进肾小管对钙，磷的重吸收
　　D. 参与细胞正常生长

6. 儿童的能量需要较成年人不同的是（　　　）。
　　A. 基础代谢　　　　　　　　　　B. 生长发育需要
　　C. 体力活动　　　　　　　　　　D. 食物特殊动力作用

7. 新生儿消化系统的特点是（　　　）。
　　A. 唾液中含有丰富的脂肪酶和淀粉酶
　　B. 唾液中含有丰富的脂肪酶和蛋白酶

C. 胃中含有丰富的凝乳酶和脂肪酶

D. 以上都不对

8. 缺乏铁的症状不包括（　　　）。

  A. 行为异常   B. 听力，视力减弱

  C. 影响儿童免疫力，智力发育   D. 嗜睡

9. 人引起负氮平衡的原因不包括（　　　）。

  A. 体内细胞衰亡，体内代谢不可避免丢失的蛋白质

  B. 体内分解代谢随机体老化而加强

  C. 蛋白质摄入量不足

  D. 缺乏运动

10. 《我国居民膳食营养素参考摄入量（2013 版）》建议老年人蛋白质的 RNI，女性为（　　　）。

  A. 65g/d   B. 70g/d   C. 75g/d   D. 55g/d

四、多项选择题

1. 孕妇营养不良主要包括（　　　）。

  A. 营养过剩   B. 摄入不足

  C. 营养不足   D. 贫血现象

2. 学龄前儿童平衡膳食的原则（　　　）。

  A. 培养健康的饮食习惯   B. 专门烹调、易于消化

  C. 制订合理膳食制度   D. 多样食物合理搭配

3. 幼儿食物选择的基本原则有（　　　）。

  A. 粮谷类及薯类食品

  B. 鱼、肉、禽、蛋及豆类食品

  C. 蔬菜水果类

  D. 乳类食品

4. 哪些情形可以开始给婴儿添加辅食了（　　　）。

  A. 婴儿月龄达 6 个月

  B. 婴儿可以坐起来了

  C. 婴儿体重增长已达到出生时的 2 倍

  D. 婴儿在吃完 250mL 奶后不到 4h 又饿了

5. 常用的婴儿代乳品有（　　　）。

  A. 配方乳粉   B. 牛乳

  C. 豆制代乳粉   D. 全脂乳粉

6. 高温环境下大量出汗易导致（　　　）丢失。

  A. 脂溶性维生素   B. 可溶性含氮物

  C. 水及无机盐   D. 消化液

7. 接触化学毒物人员的膳食营养原则是（　　　　）。

    A. 补充 B 族维生素

    B. 供给充足的维生素 C

    C. 补充富含含硫氨基酸的优质蛋白质

    D. 保证硒铁钙等矿物元素的膳食供应

五、简答题

1. 乳母哺乳期的膳食应注意什么？

2. 母乳喂养的优越性是什么？

3. 如何对幼儿膳食进行管理？

4. 青少年学生复习考试期间的膳食？

5. 老年人的膳食应该如何安排？

六、论述题

1. 请按孕早期、孕中期、孕末期分别制订一份食谱。

2. 请试着制订一份幼儿一日食谱。

3. 如何从营养与膳食角度防治老年妇女骨质疏松症、高血压病、高血脂与冠心病？

项目六

▼

特殊状态人群配餐设计和营养调理

【知识理论】

1. 了解特殊状态人群的营养需求。
2. 理解特殊状态人群的膳食搭配。
3. 掌握特殊状态人群的营养配餐。

【技能目标】

1. 熟练掌握各主要营养素的食物来源和人体能量需要的计算方法。
2. 学会对特殊状态人群的配餐设计与营养分析。
3. 学会为特殊人群的营养配餐方法及注意要点。

案例导入 ▶

饭吃八分饱，没病身体好

当今，日本人的平均寿命是世界之最，其原因是多种多样的，但与日本人奉行"饭吃八分饱，没病身体好"的饮食哲学有很大的关系。日本冲绳群岛的居民，他们摄入的热量比其他日本人要少（但仍能提供必需的营养），他们中百岁老人的出现率是日本的其他任何一个岛屿的居民的多倍，而他们患心脏病、中风、癌症、糖尿病和老年性大脑疾病的比例比其他日本人低。此外，美国和世界其他地区的流行病学调查结果表明，在摄食热量低的人群中某些癌症（尤其是乳腺癌、结肠癌和胃癌）的发病率较低。这类资料都表明，人类的健康和寿命很可能也能得益于低热量饮食。

自 1934 年进行第一次有关实验以来，大量的实验研究显示，一些哺乳动物（如老鼠、兔子和狗）通过比同类动物少吃 30% ~ 40% 的食物，能够比同类多存活 1/3 ~ 1/2 的时间，且更加年轻、活泼、瘦削，不容易罹患癌症和各种传染病。其次，动物实验已经表明，突然的、快速的摄食热量限制并不能延长动物的寿命，而且摄食热量限制还会延缓年幼啮齿类动物的生长。所以，对于人类来说，比较恰当的做法可能是：在成年之后，渐进地实施减少摄食热量的计划，而其关键在于适当少食的同时仍保证摄入足量的蛋白质、脂肪、维生素和矿物质。

对于打算通过摄食热量限制来延长寿命和保健的人，请注意以下几点。

（1）成年之后，越早实施摄食热量限制计划，一般说来效果越好。

（2）应逐渐减少热量的摄入，任何突然的、快速的摄食热量限制都会产生相反的效果。例如，对于一个身高为 170cm 的男性极轻体力劳动者来说，在实施摄食热量限制计划初，可以将摄食热量控制在 9.94MJ 左右；然后在 5 ~ 6 年内逐渐减少到 8.29MJ 左右。

（3）食用一些营养价值丰富的食品，在摄入足够的营养的同时摄入较少的热量，为此个人就必须精挑细选食物，或许还必须服用维生素和其他一些养分的片剂或胶囊。在所有的食品中，蔬菜和鲜果具有最多的抗衰老物质和最低的热量。

（4）摄食热量限制计划不适用于以下人群：正在生长发育的少年儿童，营养不足的老年人，患有严重疾病的人，正在康复中的病人等。

（5）应该在医生指导下实施摄食热量限制计划。过度的摄食热量限制有可能导致女性不孕症。长期处于排卵停止状态并伴有雌激素生成减少的女性，若实施摄食热量限制计划，则老年时患骨质疏松症和肌肉块减损的危险上升。摄食热量限制还有可能损害人的抗损伤、抗感染和抗严寒酷暑的能力。

任务一

内分泌代谢性疾病的膳食调理

一、糖尿病的膳食调理

糖尿病是一组由于胰岛素分泌和作用缺陷所导致的碳水化合物、脂肪、蛋白质等代谢紊乱，具临床异质性的表现，并以长期高血糖为主要标志的综合征。糖尿病与高脂血症、动脉粥样硬化、冠心病、肥胖、脂肪肝等一起被称为"富贵病"。

（一）糖尿病的类型、诊断标准与临床表现

1985 年 WHO 将糖尿病分为胰岛素依赖型（IDDM，Ⅰ型）和非胰岛素依赖型（NIDDM，Ⅱ型）。1997 年美国糖尿病协会（ADA）公布了新的诊断标准和分型的建议，1999 年 WHO 也对此作了认可，目前已被普遍采用。

1. 类型

（1）Ⅰ型糖尿病 原来称作胰岛素依赖型糖尿病，胰腺分泌胰岛素的 β 细胞自身免疫性损伤引起胰岛素绝对分泌不足。在我国糖尿病患者中约占5%。起病较急，多饮、多尿、多食、消瘦乏力三多一少症状明显，有遗传倾向，儿童发病较多，其他年龄也可发病。

（2）Ⅱ型糖尿病　多发于中、老年，占我国糖尿病患者的90%～95%，起病缓慢、隐匿，体态常肥胖，尤以腹型肥胖或超重多见。多由饮食方式的不合理导致，如饮食为高脂、高碳水化合物、高能量及少活动等。遗传因素在本型中较Ⅰ型更为明显重要。Ⅱ型糖尿病基本病理变化是胰岛 β 细胞功能缺陷和胰岛素抵抗。

（3）妊娠糖尿病　一般在妊娠后期发生，占妊娠妇女的2%～3%。发病与妊娠期进食过多以及胎盘分泌的激素抵抗胰岛素的作用有关，大部分病人分娩后可恢复正常，但成为今后发生糖尿病的高危人群。

（4）其他类型糖尿病　是指某些内分泌疾病、化学物品、感染及其他少见的遗传、免疫综合征所致的糖尿病，国内非常少见。

2. 诊断标准

糖尿病诊断标准见表6-1。

表6-1　　　　糖尿病、糖耐量减退和空腹血糖调节受损的诊断标准

项目	静脉血糖	
	空腹/（mmol/L）	餐后2h/（mmol/L）（口服葡萄糖75g）
正常人	<6.1	<7.8
糖尿病	≥7.0	≥11.1（或随机血糖）
糖耐量减退（IGT）	<7.0	7.8～11.1
空腹血糖调节受损（IFG）	6.1～7.0	<7.8

3. 临床表现

由于胰岛素绝对或相对不足，能量不能很好地被利用，体内细胞处于饥饿状态而致多食，患者饥饿难忍后者又加重高血糖，加剧多尿、多饮，总尿量可达2～3L以上，甚至多达10L。主要因为血糖增高超过肾糖阈，故糖从尿中排除，从而带出水分，造成体内脱水，刺激口渴中枢引起多饮。体重下降可达10kg以上，劳动力锐减，精神不振，Ⅰ型糖尿病常有此典型症状。但是半数以上Ⅱ型糖尿病，症状不明显，尤见于中年超重或肥胖者，多为轻型患者，多以某种并发症或伴随症状就诊，或在健康体检中被检出。

（二）糖尿病人群的膳食特点与调理

糖尿病人群采用膳食治疗、药物治疗、运动治疗、教育治疗与病情自我监测5方面综合治疗，以膳食治疗最为重要。

1. 合理控制热能，维持标准体重，养成良好饮食习惯

合理控制能量摄入量是糖尿病营养治疗的首要原则。应根据病情、血糖、尿

糖、年龄、性别、身高、体重、劳动强度、活动量及有无并发症等确定能量的供给量，以维持或略低于理想体重为宜。理想体重计算方法如下：

理想体重(kg) = 身高(cm) - 105 或理想体重(kg) = [身高(cm) - 100] × 90%

不同体力劳动强度的能量需要量见表 6 - 2。

表 6 - 2　　　　　　　　　　　不同体力劳动强度的能量需要量

劳动强度	举例	所需能量/ [kcal/(kg·d)]		
		消瘦	正常	超重
卧床	病人或身体虚弱者	20 ~ 25	15 ~ 20	15
轻	办公室职员、教师、售货员、钟表修理工	35	30	20 ~ 25
中	学生、司机、电工、外科医生	40	35	30
重	农民、建筑工、搬运工、伐木工、舞蹈演员	45 ~ 50	40	35

一日至少保证三餐，早、中、晚餐能量按 25%、40%、35% 的比例分配。在体力活动量稳定的情况下，饮食要做到定时、定量。注射胰岛素或易发生低血糖者，要求在三餐之间加餐，加餐量应从正餐的总量中扣除，做到加餐不加量。不用胰岛素治疗的患者也可酌情用少食多餐、分散进食的方法，以降低单次餐后血糖。

2. 适当减少碳水化合物供给量

摄入碳水化合物转化的能量应占总能量的 55% ~ 65%，同时要考虑每一种含碳水化合物食品的血糖生成指数（GI）。GI 是衡量食物摄入后引起血糖反应的一项有生理意义的指标，是某种食物在食后 2h 血糖曲线下面积与相等含量的葡萄糖食后 2h 血糖曲线下面积比，以百分比表示，即：

GI = 某种食物在食后 2h 血糖曲线下面积/相等含量的葡萄糖食后 2h 血糖曲线下面积 × 100%。

GI > 70 的为高 GI 食物，55 ≤ GI ≤ 70 的为中 GI 食物，GI < 55 的为低 GI 食物。高 GI 食物进入胃肠后消化快，吸收完全，葡萄糖迅速进入血液；低 GI 食物在胃肠停留时间长，释放缓慢，葡萄糖进入血液后峰值低，下降速度慢。因此，要尽量选择 GI 值低的食品，以避免餐后高血糖。常见食物血糖生成指数表见表 6 - 3。

3. 增加蛋白质、维生素、矿物质与膳食纤维的摄入

在总能量控制的前提下，糖尿病患者每日蛋白质的需要量为 1g/kg，约占总能量的 15%，其中动物性蛋白质应占总蛋白质摄入量的 40% ~ 50%。对处于生长发育的儿童或有特殊需要或消耗者，如妊娠、哺乳、消耗性疾病、消瘦患者，蛋白质的比例可适当增加。其次，在各类营养素的比例合理的情况下，注意补充维生素、矿物质与膳食纤维，每日膳食纤维的摄入量以 30g 左右为宜，多食用新鲜的蔬菜和水果。

表 6-3   常见食物血糖生成指数表

食物种类		GI	食物种类		GI
谷类食物	荞麦面条	59.3	水果	香蕉	52
	荞麦面馒头	66.7		梨	36
	大米饭	80.2		苹果	36
	白小麦面面包	105.8		柑	43
	白小麦面馒头	88.1		葡萄	43
豆类	扁豆	18.5		猕猴桃	52
	绿豆	27.2		芒果	55
	冻豆腐	22.3		菠萝	66
	豆腐干	23.7		西瓜	72
	炖鲜豆腐	31.9		果糖	23
	绿豆挂面	33.4		乳糖	46
	黄豆挂面	66.6		蔗糖	65
水果	樱桃	22		蜂蜜	73
	李子	24		白糖	83.8
	柚子	25		葡萄糖	97
	鲜桃	28		麦芽糖	105

4. 控制脂肪和胆固醇的摄入

糖尿病人群的脂肪摄入量应占总能量的 20% ~ 30%，且小于 60g/d。忌食含饱和脂肪酸较多的动物油、猪皮、鸡皮、鸭皮、奶油等；宜用植物油，如菜籽油、豆油、葵花籽油、玉米油、橄榄油、芝麻油、色拉油等。胆固醇的摄入量小于 300mg/d。

另外，在食物的选择方面，应和正常人一样，尽量做到食物多样化。烹调方法上多采用蒸、煮、烧、烤、凉拌的方法，避免食用油炸的食物。

（三）糖尿病人群的营养配餐示例

例：糖尿病患者，女性，某公司文员，40 岁，身高 165cm，体重 70kg，轻体力劳动。

首先根据上述资料计算标准体重与 BMI（体质指数）。标准体重为 165 - 105 = 60kg，BMI = 70 ÷ 1.65^2 = 26，属于肥胖（BMI 在 25 ~ 30 属于肥胖）。然后，根据成人每日能量供给量，确定每日需要能量为 20 ~ 25kcal/（kg·d），计算每日需要能量为 60kg × （20 ~ 25kcal）= 1200 ~ 1500kcal。在这个范围内的任意值都可以，但考虑该患者超重，所以建议能量供给量选取为 1400kcal/d。三大营养素（碳水化合物、蛋白质、脂肪）所占总能量的比例为 60%、15%、25%，即碳水化合物质量为

$1400 \times 60\% \div 4 = 210g$，蛋白质质量为 $1400 \times 15\% \div 4 = 53g$，脂肪质量为 $1400 \times 25\% \div 9 = 39g$。三餐（早、午、晚）能量比例分别占总能量的 30%、40%、30%。根据以上原则配餐，糖尿病患者一日食谱举例及营养成分分析见表 6 – 4 与表 6 – 5。

表 6 – 4　　　　　　　　　　　　糖尿病人一日食谱举例

餐次	食物和用量
早餐	荞麦面馒头（荞麦粉52g，面粉44g），鸡蛋（60g），牛乳（68g），炝芹菜（芹菜75g），拌海带丝（海带75g）
午餐	米饭（大米109g），洋葱炒牛肉（瘦牛肉20g，洋葱75g），白菜豆腐干（白菜60g，豆腐干49g，水发木耳15g），植物油（10g）
加餐	苹果（50g）
晚餐	荞麦花卷（荞麦粉15g，面粉76g），肉末茄子（瘦猪肉20g，茄子100g），植物油（10g）
加餐	梨（50g）

表 6 – 5　　　　　　　　　　　营养分析

营养素	实际值	参考值
能量/kcal	1324	1400
蛋白质/g	55	53
脂肪/g	36	39
碳水化合物/g	220	210

拓展知识 ▶

运动可降血糖

糖尿病患者的运动，最简单也最适合中、老年患者的运动项目就是散步。以一位 60kg 体重的人来说，散步 1h 便可以消耗掉热量 200kcal。

除散步之外，还可以利用许多机会开展运动。例如下楼时尽量步行，少乘电梯。其他较适合的温和运动还有太极拳、柔软体操、气功等。

二、痛风的膳食调理

痛风是由于嘌呤代谢障碍及尿酸排泄减少，其代谢产物尿酸在血液中积聚，因血浆尿酸浓度超过饱和限度而引起组织损伤的一组疾病。在超重或肥胖型的中、老年人群发病率较高，男性多于女性。

（一）痛风的病因与临床表现

1. 病因

痛风发病原因可分为原发性和继发性 2 种：原发性主要是核蛋白代谢中嘌呤代谢紊乱导致体内产生过多的尿酸；继发性是由于肾脏功能受损，尿酸排泄减少而引起的血中尿酸增高。临床营养治疗侧重于原发性。另外，发病原因还与遗传因素与环境因素有关。遗传因素指痛风患者有家族性发病，原发性痛风患者中，10%～25%有痛风家族史，而痛风患者近亲中发现有15%～25%患高尿酸血症。环境因素包括饮食、酒精、疾病等。凡使嘌呤合成代谢或尿酸生成增加及使尿酸排泄减少的缺陷、疾病或药物，均可导致高尿酸血症，例如高嘌呤饮食、酒精、饥饿；疾病如肥胖、高血压病、慢性肾衰、糖尿病酸中毒；药物如利尿剂、小剂量水杨酸、滥用泻药等。在原发性高尿酸血症和痛风患者中90%是由于尿酸排泄减少，尿酸生成一般正常，患者的肾功能其他方面均正常，尿酸排泄减少主要是由于肾小管分泌尿酸减少所致，肾小管重吸收增加亦可能参与。

2. 临床表现

临床主要表现包括：无症状的高尿酸血症，反复发作的急性单关节炎，关节滑液中的白细胞内含有尿酸钠晶体，痛风石主要沉积在关节内及关节周围，有时可导致畸形或残疾；影响肾小球、肾小管、肾间质组织和血管的痛风性肾实质病变；尿路结石。以上表现可以不同的组合方式出现。自然病程中经历4个阶段，即无症状性高尿酸血症、急性痛风性关节炎、痛风石与慢性关节炎。

（二）痛风人群的膳食特点与调理

流行病学和临床研究发现肥胖是高脂血症、高血压、高尿酸血症及痛风的共同发病因素之一。因此，痛风人群应保持适宜体重，避免超重或肥胖。

1. 限制总能量

总能量一般给予0.08～0.10MJ/（kg·d）〔20～25kcal/（kg·d）〕，维持健康体重。肥胖的痛风患者，在缓慢稳定降低体重后，不仅血尿酸水平下降，尿酸清除率和尿酸转换率也会升高，并可减少痛风急性发作。

2. 多食用素食为主的碱性食物

有些食物含有较多的钠、钾、钙、镁等元素，在体内氧化生成碱性离子，故称为碱性食物。属于此类的食物包括各种蔬菜、水果、鲜果汁、马铃薯、甘薯、海藻、紫菜、海带等，增加碱性食物的摄入量，有利于尿酸盐的溶解。另外，西瓜与冬瓜不但属碱性食物，且有利尿作用，对痛风治疗有利。

3. 合理的膳食结构

在总能量限制的前提下，蛋白质热比占总能量的10%～15%或每千克理想体重给予0.8～1.0g。蛋白质不宜过多，因为合成嘌呤核苷酸需要氨基酸作为原料，高蛋白食物可过量提供氨基酸，使嘌呤合成增加，尿酸生成也多，高蛋白饮食可能诱发痛风发作。脂肪热比<30%，其中饱和、单不饱和、多不饱和脂肪酸比例约为1:1:1，全日脂肪包括食物中的脂肪及烹调油在50g以内，碳水化合物热比占总能量的55%～65%。充足的碳水化合物可防止产生酮体。另外注意补充维生素与微量元素。

4. 液体摄入量充足

液体摄入量充足能增加尿酸溶解，有利于尿酸排出，预防尿酸肾结石，延缓肾脏进行性损害。每日应饮水2000mL以上（8～10杯），伴肾结石者最好能达到3000mL。为了防止夜尿浓缩，夜间应补充水分。饮料以普通开水、淡茶水、矿泉水、鲜果汁、菜汁、豆浆等为宜。

5. 禁酒

乙醇可抑制糖异生，尤其是空腹饮酒，使血乳酸和酮体浓度升高，乳酸和酮体可抑制肾小管分泌尿酸，使肾排泄尿酸降低。酗酒如与饥饿同时存在，常是痛风急性发作的诱因。饮酒过多，产生大量乙酰辅酶A，使脂肪酸合成增加，使甘油三酯进一步升高。另外，啤酒本身含大量嘌呤，可使血尿酸浓度增高。

6. 养成良好的饮食习惯

暴饮暴食或一餐中进食大量肉类常是痛风性关节炎急性发作的诱因。要定时定量，也可少食多餐。注意烹调方法，少用刺激调味品，清淡少盐，肉类煮后弃汤可减少嘌呤量。

7. 选择低嘌呤食物

一般人日常膳食摄入嘌呤为600～1000mg，在急性期，嘌呤摄入量应控制在50mg/d以内。对于尽快终止急性痛风性关节炎发作，加强药物疗效均是有利的。在急性发作期，宜选用第一类含嘌呤少的食物，以牛乳及其制品、蛋类、蔬菜、水果、细粮为主。在缓解期，可适量选含嘌呤中等量的第二类食物，如肉类食用量每日不超过120g，尤其不要集中一餐中进食过多。不论在急性或缓解期，均应避免含嘌呤高的第三类食物，如动物内脏、沙丁鱼、凤尾鱼、小鱼干、牡蛎、蛤蜊、浓肉汁、浓鸡汤及鱼汤、火锅汤等。

为了使用上的方便，一般将食物按嘌呤含量分为3类，供选择食物时参考。

第一类含嘌呤较少，每100g含量<50mg，为宜用食物。

谷薯类：大米、米粉、小米、糯米、大麦、小麦、荞麦、富强粉、面粉、通心粉、挂面、面条、面包、馒头、麦片、白薯、马铃薯、芋头。

蔬菜类：白菜、卷心菜、芹菜、青菜叶、空心菜、芥蓝、茼蒿、韭菜、黄瓜、苦瓜、冬瓜、南瓜、丝瓜、西葫芦、菜花、茄子、豆芽菜、青椒、萝卜、胡萝卜、洋葱、番茄、莴苣、泡菜、咸菜、葱、姜、蒜头、荸荠、鲜蘑、四季豆、菠菜。

水果类：橙、橘、苹果、梨、桃、西瓜、哈密瓜、香蕉、菜果汁、果冻、果干、果酱。

蛋乳类：鸡蛋、鸭蛋、皮蛋、牛乳、乳粉、酸乳、炼乳。

硬果及其他：红枣、葡萄干、木耳、蜂蜜、瓜子、杏仁、栗子、莲子、花生、核桃仁、花生酱、枸杞、茶、咖啡、碳酸氢钠、巧克力、可可、油脂（在限量中使用）、猪血、猪皮、海参、海蜇皮、海藻。

第二类含嘌呤较高，每100g含50～150mg，为限量食物，每周2～4次，每次不超过100g。

豆类和谷皮糠：米糠、麦麸、麦胚、粗粮、绿豆、红豆、花豆、豌豆、菜豆、豆腐干、豆腐、青豆、豌豆、黑豆。

肉类：猪肉、牛肉、羊肉、鸡肉、兔肉、鸭、鹅、鸽、火鸡、火腿、牛舌。

海产类：鳝鱼、鳗鱼、鲤鱼、草鱼、鳕鱼、鲑鱼、黑鲳鱼、鱼丸、虾、龙虾、乌贼、螃蟹。

蔬菜类：鲜蘑、芦笋、四季豆、鲜豌豆、菠菜。

第三类含嘌呤极高的食物，每100g食物中含量达150～1000mg，为禁用食物。

动物内脏：猪肝、牛肝、牛肾、猪小肠、脑、胰脏。

海产类：白带鱼、白鲇鱼、沙丁鱼、凤尾鱼、鲢鱼、鲱鱼、鲭鱼、小鱼干、牡蛎、蛤蜊。

汤类：浓肉汁、浓鸡汤及肉汤、火锅汤。

8. 注意药物与营养素之间的关系

痛风病人不宜使用降低尿酸排泄的维生素，如烟酸、维生素 B_1、维生素 B_{12}，除满足膳食营养素参考摄入量（DRIs）需要外，不宜长期大量补充这些维生素。用秋水仙碱、丙磺舒治疗时，避免摄入大剂量维生素 C，还要大量饮水促进尿酸排泄。

（三）痛风人群的营养配餐示例

例：痛风病患者，轻体力活动，男性，45 岁，日需要能量 2400kcal。

首先根据病症宜选用第一类含嘌呤少的食物，以鸡蛋、牛乳为优质蛋白质主要来源，蔬菜 500g、水果 200g，细粮为主。三大营养素（碳水化合物、蛋白质、脂肪）所占总能量的比例为 60%、15%、25%，即碳水化合物质量为 2400 × 60% ÷ 4 =360g，蛋白质质量为 2400 × 15% ÷ 4 =90g，脂肪质量为 2400 × 25% ÷ 9 =67g。三餐（早、午、晚）能量比例分别占总能量的 30%、40%、30%。根据以上原则配餐，痛风病患者一日食谱举例及营养成分分析见表 6 - 6 与表 6 - 7。

表 6 - 6 　　　　　　　　　　　痛风病人一日食谱举例

餐次	食物和用量
早餐	馒头（面粉 151g），鸡蛋（60g），牛乳（187g），素拍黄瓜（黄瓜 150g）
午餐	米饭（大米 188g），葱烧海参（大葱 100g，水发海参 24g），木须青椒（鸡蛋 60g，番茄 100g），植物油（10g）
加餐	西瓜（100g）
晚餐	花卷（面粉 151g），拌海蜇皮（海蜇皮 303g），素炒绿芽菜（绿豆芽 150g），植物油（10g）
加餐	苹果（100g）
全天饮水（茶水或白开水）2300～3000mL	

表 6 – 7	营养分析	
营养素	实际值	参考值
能量/kcal	2411	2400
蛋白质/g	96	90
脂肪/g	45	67
碳水化合物/g	378	360
嘌呤/mg	170	600～1000

该食谱能量适中，低脂肪膳食，嘌呤含量低，可满足痛风人群的膳食要求。

拓展知识 ▶

痛风人群的保健

痛风人群保持健康，良好轻松的心态绝对是关键。包括四点：一要多喝水（增加新陈代谢的速度）；二要多做运动（肥胖者要积极减肥，减轻体重，这对于防止痛风发生颇为重要），注意避免剧烈的腿部运动，如登山、长跑等；三要营养跟上（骨质要保持好，少或适量吃高嘌呤食物）；四要心态好，注意劳逸结合，避免过劳、精神紧张，经常去进行健康体检。做到四点，痛风患者基本上可以像正常人一样。

三、肥胖症的膳食调理

（一）概述

肥胖症（obesity）是能量摄入超过能量消耗而导致体内脂肪积聚过多达到危害程度的一种慢性代谢性疾病，表现为脂肪细胞体积增大和（或）脂肪细胞数增多。正常成年男子的脂肪组织占体重的 15%～20%，女子占 20%～25%，若成年男子脂肪组织超过 20%～25%，女子超过 30%，即为肥胖。常表现为体重超过相应身高的体重标准值的 20% 以上。按病因和发病机制，肥胖症可分为单纯性肥胖和继发性肥胖两大类。前者是遗传因素和环境因素共同作用的结果，是一种慢性代谢异常疾病，常与高血压、高脂血症、冠心病、Ⅱ型糖尿病等集结出现或是这些疾病的重要危险因素；后者是某些疾病（如甲状腺功能减退症、性功能减退症、下丘脑－垂体炎症、肿瘤、库欣综合征等）的临床表现之一。随着生活水平的改善和体力劳动的减少，肥胖症有逐年增加的趋势，已成为世界性的健康问题之一。本节主要讨论单纯性肥胖。

肥胖症的判断主要是根据理想体重和体脂指数。

（二）主要临床表现

轻度肥胖症者无症状，中重度肥胖症者因体重负荷增大，可出现气急、关节痛、肌肉酸痛、体力活动减少等。通常男性肥胖患者脂肪主要分布在腰部以上，集中在腹部，称为男性型、苹果型肥胖，俗称将军肚；女性肥胖患者脂肪主要分布在腰部以下，如下腹部、臀、大腿，称为女性型、梨型肥胖。苹果型比梨型肥胖患者更易发生代谢综合征。患者常因体型而有自卑感、焦虑、内向、抑郁、孤独等心理问题；此外，肥胖患者可伴发高血压、高脂血症、糖尿病、胆石症、胆囊炎等。

（三）营养相关因素

1. 能量

长期能量摄入大于能量消耗量，多余的能量，不管来自哪一类能源物质（脂肪、碳水化合物或蛋白质）均可转变成脂肪储存在体内，过量的体脂储备即可引起肥胖。摄入过多能量可发生在任何年龄，但在幼年开始多食对肥胖的发生具有重要影响。成年起病者多为脂肪细胞体积增大，而幼年起病者多为脂肪细胞数量增多和体积增大，更不易控制。体力活动不足引起的能量消耗下降可能是肥胖的一个原因，也可能是肥胖的后果，因为肥胖患者常受到嘲笑，自卑感强，逐渐形成内向抑郁，不愿活动，因而耗能减少，形成恶性循环。因此，应控制能量摄入和增加能量消耗，才能纠正能量代谢的失衡。

2. 脂肪和碳水化合物

膳食脂肪的能量密度高，过多摄入易使能量超标，且易发生酮症。饱和脂肪酸易转化为体脂，引起肥胖。有学者认为，机体有一控制系统，调节体脂含量固定在某一水平，称为调定点（set point）。肥胖症的调定点较高，因而难以减重或减重后难以维持。单、双糖消化吸收快，易使机体遭受多糖的冲击性负荷，而反馈性胰岛素过度分泌，后者促进葡萄糖进入细胞合成体脂。

3. 蛋白质

肥胖患者由于限制膳食能量摄入量，会引起机体组织蛋白分解，易发生蛋白质营养不良，故应提高低能量膳食中蛋白质尤其是优质蛋白质的比例。但蛋白质摄入过量，含氮代谢产物增加，会加重肝肾负担。

（四）营养治疗原则

1. 营养治疗的目的

肥胖是一种慢性病，因长期能量摄入超过能量消耗所引起。因此，应持之以恒，长期坚持控制能量摄入，增加体能消耗，促进体脂分解，切不可急于求成。预防肥胖比治疗容易且更有意义。营养治疗的目的是通过长期摄入低能量的平衡膳食，结合增加运动，借以消耗体脂，从而减轻体重，同时又能维持身心健康。

2. 营养治疗原则

（1）限制总能量摄入量　能量供给量应低于能量消耗量。成年轻度肥胖症，以比平日减少能量摄入 125～250kcal（0.523～1.046MJ）/d 来配制一日三餐的膳食；中重度肥胖症，减少500~1000kcal（2.092~4.184MJ）/d，但能量摄入量不应少于1000kcal（4.184MJ）/d，这是较长时间能坚持的最低水平。减少能量摄入量应循序渐进，切忌骤然降至最低水平以下。体重也不宜骤减，一般以每月减重0.5~1.0kg为宜。

（2）限制脂肪摄入　脂肪应占总能量的20%~25%，不宜超过30%；膳食胆固醇供给量以少于300mg/d为宜。饮食中以控制肉、蛋、全脂乳等动物性脂肪为主，烹调用油控制在10~20g/d，宜用植物油，以便提供脂溶性维生素和必需脂肪酸。食物宜以蒸、煮、炖、拌、卤等少油烹调方法制备为主，以减少用油量。

（3）适当减少碳水化合物摄入　膳食碳水化合物占总能量45%~60%为宜，过低易产生酮症，过高会影响蛋白质的摄入量。应以复合碳水化合物为主，如谷类；尽量少用或不用富含精制糖的食品，如甜的糕点。主食一般控制在150~250g/d。

（4）蛋白质供给要满足需要　低能量膳食主要是控制脂肪和碳水化合物摄入量，而蛋白质供给应充足，否则不利于健康。但过多蛋白质也不利于减重，一般蛋白质占总能量的20%~30%为宜，1g/kg理想体重以上，其中至少有50%为优质蛋白质，来自肉、蛋、乳和豆制品。

（5）充足的维生素、无机盐和膳食纤维　膳食通过调整三大宏量营养素来限制能量摄入量，其他营养素，包括各种无机盐和维生素应供给充足，且比例要均衡。新鲜蔬菜和水果是无机盐和维生素的重要来源，且富含膳食纤维和水分，属低能量食物，有充饥作用，故应多选用。必要时可适量补充维生素和无机盐制剂，以防缺乏。因肥胖常伴高血压等，为了减少水在体内潴留，应限制食盐摄入量，每人不宜超过6g/d。

（6）养成良好的饮食习惯和积极运动　宜一日三餐、定时定量，晚餐不应吃得过多过饱；少吃零食、甜食和含糖饮料；吃饭应细嚼慢咽，可延长用餐时间，这样即使食量少也可达到饱腹感；可先吃些低能量的蔬菜类食物，借以充饥，然后再吃主食；酒不利于脂肪和糖代谢，应尽量少饮。积极并坚持运动，既可增加能量消耗，减少体脂，又可保持肌肉组织强健。因此，调节膳食减少能量摄入量和配合运动增加能量消耗，双管齐下是减肥的最佳方法。

（五）食物选择

1. 宜用食物

谷类、各种瘦肉、鱼、豆、乳、蛋类均可选择，但应限量。蔬菜和水果可多选用。

2. 忌（少）用食物

富含饱和脂肪酸的各类食物，如肥肉、猪牛羊油、椰子油、可可油等，以及各类油煎的食品；富含精制糖的各种糕点、饮料、零食和酒类。

（六）食谱举例（表 6-8）

表 6-8　　　　　　　　　　　　　肥胖症食谱

早餐	豆浆（300mL），面包（面粉 50g）		
午餐	米饭（稻米 75g），蒸咸蛋（40g）猪肉（50g）饼，凉拌番茄（200g），淡菜（10g）冬瓜（200g）鲫鱼（50g）汤		
能量	4.920MJ（1176kcal）	蛋白质	67.4g（22%）
脂肪	32g（24%）	碳水化合物	162g（55%）

注：全日烹调用油 12mL。

拓展知识 ▶

肥胖新标准

　　依照国际惯例，目前采用体重指数（BMI）、身体脂肪百分比、超重度三种方法来衡量、判断一个人是否肥胖。但这三种方法都不能精确地说明肥胖对身体造成危害的问题。因为脂肪是分布在人体各处的，欧洲人与亚洲人体型不同，亚洲人的脂肪不仅易累积于腹部，内脏更是容易吸引脂肪前来"进驻"。内脏部位体脂越多，对健康的威胁越大。而上述三种指数都不能反映出脂肪究竟长在哪里。

　　就中国人的特点而言，判断肥胖应该加入健康风险这一新概念。内脏积存的脂肪比较危险，因此，判断肥胖最好能加入这一因素。根据 20 多年的临床研究显示，腰臀比较能反映出内脏脂肪分布的严重程度，所以，在除用体重判断之外，腰臀比不容忽视。

　　较为理想的测验方法是先用体重（kg）除以身高（m）的平方，计算出一个人的 BMI 值，然后用腰围除以臀围（W/H），得出数值后再与根据年龄性别在与标准数值相比较，若自身数值大于标准，则表示存在并发症因子。再根据 BMI 值和有无并发症因子两项指标，查出自己的健康风险与肥胖程度。

　　例如：一个身高 170cm、体重 90kg、腰围 102cm、臀围 105cm 的 42 岁男子，其 BMI 值应为 31.1（kg/m^2），属于"Ⅰ级肥胖"；患者 W/H 值为 0.97，由于 0.97＞0.95，所以患者属于"有"并发症因子，根据 BMI＝31.1（kg/m^2）和"有"并发症因子，由标准数据中得知该患者具有"高"健康风险。

任务二

心脑血管疾病的膳食调理

　　心脑血管疾病包括高血压、高脂血症、冠心病等，都与膳食营养密切相关。膳食调理可达到辅助治疗、改善疾病状态的目的。

一、高血压的膳食调理

高血压是指体循环动脉收缩期和（或）舒张期血压持续增高，当收缩压≥140mmHg 和（或）舒张压≥90mmHg，即可诊断为高血压。临床上高血压分为两类：第一类是原发性高血压，又称高血压病，是以血压升高为主要症状而病因未明确的独立疾病，占所有高血压病人的 90% 以上；第二类是继发性高血压，又称症状性高血压，病因明确。

（一）高血压病人的膳食特点与调理

1. 控制体重

肥胖人群减体重是防治高血压的关键策略，并适当增加有氧运动。

2. 减少钠盐、脂肪摄入，补充适量优质蛋白质

我国居民食盐摄入量过高，平均值是世界卫生组织建议的 2 倍以上，我国膳食中的钠 80% 来自烹饪时的调味品和含盐高的腌制品，包括食盐、酱油、味精、咸菜、咸鱼、咸肉、酱菜等。因此，限盐首先要减少烹调用调料，少食各种腌制品。世界卫生组织于 2006 年建议高血压病人每人每日食盐用量不超过 5g。

脂肪过多的摄入将增加高血压的危险，因此，每天总脂肪的摄入量不超过总能量的 25%。低脂的动物性蛋白质能有效改善一些危险因素，其中蛋白对血浆胆固醇水平有显著的降低作用。此外，大豆蛋白质食品还含有许多生物活性成分，可以提供除降低胆固醇以外的保护作用。

乳制品能降低血小板凝集和胰岛素抵抗。

3. 补充钙、钾与维生素 C

钙可以通过增加尿钠排出、合成钙调节激素、调节交感神经系统活性而降低血压，钾也可通过直接的扩血管作用、改变肾钠操纵及钠尿排出作用而降低血压。因此，需要注意补充富含钾和钙的食物。蔬菜和水果是钾的最好来源，富钾食物还包括赤豆、杏干、蚕豆、冬菇、竹笋、紫菜等。乳和乳制品是钙的主要来源，钙含量丰富，吸收率也高。另外，发酵的酸乳更有利于钙的吸收。

大剂量维生素 C 可使胆固醇氧化为胆酸排出体外，从而改善心脏功能和血液循环。橘子、大枣、番茄、芹菜叶、油菜、小白菜等食物中，含维生素 C 较高。经常食用有助于高血压病的防止。

4. 限制饮酒，增加体力活动

过量饮酒会增加患高血压卒中等危险，而且饮酒可增加服用降压药物的抗性，故提倡高血压患者应戒酒。考虑到少量饮酒对心血管系统有保护作用，可以不改变饮酒习惯。建议饮酒每天限制在 2 杯（约含酒精 28g）或以下，女子应更少，青少年不应饮酒。

增加体力活动，并有规律的有氧运动，可以预防高血压的发生。规律的运动可降低高血压病人的收缩压与舒张压，但要根据自己的身体状况，决定运动种

类、强度、频度和持续运动时间。可选择步行、慢跑、太极拳、门球、气功、舞蹈等项目。运动频度一般要求每周 3 ~ 5 次，每次持续 20 ~ 60min。

另外，食物选择除上述介绍外，还可以选择其他宜用食物包括：芹菜、胡萝卜、番茄、荸荠、黄瓜、木耳、海带、香蕉等降血压作用明显；降脂食物有山楂、大蒜、香菇、平菇、蘑菇、黑木耳、银耳等蕈类食物；富含钙的食物有乳类及乳制品、豆类及豆制品、鱼、虾等；富含维生素食物的有青菜、小白菜、莴苣、大枣、猕猴桃、苹果等。忌用或少用包括：油饼、油条、咸豆干、咸花卷、咸面包、咸蛋、咸肉、酱鸭、板鸭、皮蛋、香肠、红肠、咸菜等制品及烟、酒、浓茶、咖啡以及辛辣的刺激性食品。

（二）高血压病人的营养配餐示例

无论是初发高血压病人，还是长期的高血压患者，都需要低盐饮食，将全日膳食食盐总量控制在 1 ~ 4g，限用盐腌制品、咸菜、咸肉等高盐食品。能量可根据标准体重计算获得，一般为 1500 ~ 2000kcal/d。其次，脂肪摄入 <25%，胆固醇限制在 300mg/d 以下。增加植物蛋白含量，动物性和大豆蛋白质摄入量应占总能量的 15% ~ 20%。多食水果、蔬菜、牛乳，补充钙、钾及维生素 C。

例：成人男性高血压患者，50 岁，办公室职员，日常轻体力活动。体重超重，血脂微高，无其他疾病。其一日食谱举例及营养成分分析见表 6 - 9 与表 6 - 10。

表 6 - 9　　　　　　　　　　　　　高血压低盐低脂食谱

餐次	食物和用量
早餐	大米粥 （300g），馒头 （150g），炝萝卜条 （青萝卜150g），牛乳 （250g）
午餐	米饭 （150g），清蒸鲑鱼 （鳜鱼150g），豆角炒肉 （豆角100g，瘦猪肉50g），清炒芥蓝 （芥蓝100g），植物油 （10g），精盐 （1g）
加餐	香蕉 （100g）
晚餐	馒头 （125g），香菇肉片 （香菇100g，瘦猪肉30g），精盐 （1g），植物油 （10g）
加餐	牛奶饼干 （100g）

表 6 - 10　　　　　　　　　　　　　营养成分分析

营养素	实际值	参考值
能量/kcal	2026	2400
蛋白质/g	85.94	75
脂肪/g	48.42	67
糖类/g	324.56	355
胆固醇/g	228.56	300
钾/mg	2175	2000
钠/mg	1999	2200

该膳食为低盐低脂膳食，可有效控制每日钠盐及胆固醇的摄入，同时能量适中，可满足高血压患者一天的需要量。

拓展知识 ▶━━━━━━━━━━

高血压病人的膳食营养目标

改善生活方式，消除不利于健康的行为和习惯。膳食限制钠盐，减少膳食中饱和脂肪酸和胆固醇，限制酒精，戒烟，维持足够钾、钙、镁摄入。对于超重患者需要控制体重。另外，能量供给量1500～2000kcal/d，糖类占总能量的60%～65%，蛋白质可占全天总能量的15%～20%，总脂肪的摄入量不超过25%，胆固醇限制在300mg/d以下。每日食盐用量不超过6g，蔬菜400～500g/d，水果200g/d。

二、高脂血症的膳食调理

高脂血症是血浆中某一类或几类脂蛋白水平升高的表现，全称为高脂蛋白血症。目前高脂血症的分类较为繁杂，为指导治疗，临床常采用简易分型法，将高脂血症分为3种类型，各型的特点见表6-11。

表6-11　　　　　　　　　　　　　　高脂血症简易分型

分型	血清总胆固醇	三酰甘油
高胆固醇血症	升高	正常
高甘油三酯血症	正常	升高
混合型高脂血症	升高	升高

（一）高脂血症病人的膳食特点与调理

1. 严格控制能量、脂肪、胆固醇及饱和脂肪酸的摄入

过多的能量将转化为脂肪，超重不利于高脂血症的控制，因此，高脂血症病人每天热能不能超过需要量，对于肥胖的患者更应严格控制，一般摄入1500～2000kcal/d。

高脂肪膳食易导致血浆胆固醇水平升高。脂肪不仅能促进胆汁分泌，其水解产物还有利于形成混合微胶粒，并能促进胆固醇在黏膜细胞中进一步参与形成乳糜微粒，转运入血，从而使血浆胆固醇水平升高。因此，每天脂肪摄入应不超过总热能的15%。

正常成年人，膳食胆固醇摄入量以不超过300mg/d为宜，每增加100mg，男性血浆胆固醇水平将增加0.038mmol/L，女性增加0.073mmol/L。另外，膳食中饱和脂肪酸含量过高，也可使血浆胆固醇升高，主要是因为饱和脂肪酸能抑制低密度脂蛋白受体活性，因此，对含饱和脂肪酸丰富的食物，如肥肉、黄油等需要

忌食。氢化植物油脂等反式脂肪酸摄入量过高会导致血脂异常，也需要少食。此外，忌食煎炸食品。

2. 摄入适量的蛋白质与碳水化合物

蛋白质可占全天总能量的 15%～20%。动物蛋白质摄入过多，往往动物性油脂和胆固醇也增加，血浆胆固醇水平升高。因此，需要增加植物性蛋白摄入，动物性与植物性蛋白比例以 1:1 为好。

碳水化合物是主要供能物质，摄入过多的碳水化合物，尤其是蔗糖、果糖，可使血浆甘油三酯水平升高。过多的碳水化合物除了转化为糖原外，大部分又变成脂肪储存，导致体重增加。因此，碳水化合物每日需要量以占总热能的60%～65%为宜。

3. 补充膳食纤维与抗氧化维生素

植物性食物中的 β-谷甾醇和膳食纤维可以影响机体对胆固醇的吸收，从而降低胆固醇水平，所以高脂血症患者应适当增加膳食纤维的摄入，建议水果蔬菜每日摄入 300～400g。

维生素 C 能降低血浆胆固醇水平，维护血管壁的完整性，增加血管弹性；维生素 B_6 能使亚油酸转变为多不饱和脂肪酸，合成前列腺素，在酶作用下生成前列环素，从而使血小板解聚、血管扩张；维生素 E 可防止脂质过氧化，降低心肌耗氧量，改善冠状动脉供血；维生素 B_{12}、泛酸、烟酸等 B 族维生素均能降低血脂水平。膳食中维生素均有良好来源，如不足可以服用维生素补充剂。

此外，食物选择上宜用富含膳食纤维的蔬菜，如芹菜、韭菜、油菜、笋干、豇豆、粗粮等；富含多不饱和脂肪酸的深海鱼类；乳与乳制品、豆类及豆制品；食用油宜选用植物油，如豆油；茶叶，尤其是绿茶，具有明显的降血脂作用。禁用食物如动物性油脂（鱼油除外）；胆固醇含量高的动物内脏、蛋黄、鱼子、蟹子等。

（二）高脂血症病人的营养配餐示例

高脂血症病人膳食应给予低脂饮食。基本原则为：热能控制在 1500～2000kcal，并控制体重。其次，碳水化合物为主，蛋白质以优质蛋白如乳类、豆类为主。脂肪摄入不超过总能的 25%，以富含不饱和脂肪酸的花生油、橄榄油为主；胆固醇含量控制在 200mg/d，忌食含胆固醇较高的动物内脏、蛋黄等。另外，多食水果蔬菜，每天 500g 左右。烹调时避免煎炸，以蒸、煮、炖为主。指导患者运动，每天步行 1h 左右。

例：成人男性，高脂血症，日常家务，体重肥胖。无高血糖、高血压以及其他疾患。高脂血症患者一日食谱举例及营养成分分析见表 6-12 与表 6-13。

表6–12　　　　　　　　　　高脂血症低脂饮食食谱举例

餐次	食物和用量
早餐	大米粥（300g），花卷（150g），炝芹菜花生米（芹菜100g，花生米50g）
午餐	米饭（200g），清蒸草鱼（草鱼150g），洋葱炒牛肉（洋葱100g，瘦牛肉50g），清炒油菜（油菜100g），植物油（10g），精盐（1g）
加餐	苹果（150g）
晚餐	馒头（200g），素鸡豆腐炒胡萝卜（胡萝卜100g，素鸡豆腐50g），凉拌菠菜（菠菜100g），精盐（1g），植物油（10g）
加餐	西瓜（150g）

表6–13　　　　　　　　　　营养成分分析

营养素	实际值	参考值
能量/kcal	2038.42	2400
蛋白质/g	84.34	75
脂肪/g	60.64	67
糖类/g	304.11	355
胆固醇/g	116.62	300
钠/mg	1778.92	2200

本食谱中能量及脂肪含量适宜，蛋白质及糖类供应充足，胆固醇及钠含量低。

拓展知识 ▶

高脂血症病人的膳食营养目标

高脂血症病人要控制能量摄入，肥胖者需要控制体重；严格控制脂肪总能量及胆固醇摄入，调整脂肪类型，以多不饱和脂肪酸替代饱和脂肪酸；多摄入富含膳食纤维的植物性食物。另外，能量控制在1500～2000kcal，脂肪摄入占总能量的15%～25%。每日胆固醇摄入量控制在200mg以下，忌用动物内脏等胆固醇含量高的食物，水果、蔬菜300～400g/d。

三、冠心病的膳食调理

冠心病全称冠状动脉粥样硬化性心脏病，有时又被称为冠状动脉病或缺血性心脏病，指由于冠状动脉硬化使管腔狭窄或阻塞导致心肌缺血、缺氧而引起的心脏病。冠心病分为隐匿型、心绞痛型、心肌梗死型、心力衰竭和心律失常型、猝死型。冠心病的危险因素包括吸烟，总胆固醇，和低密度脂蛋白胆固醇水平升高、超重和肥胖、高血压、糖尿病、久坐少动的生活方式、甘油三酯水平升高等。其中许多可以通过膳食和生活方式来调控，膳食营养因素无论是在冠心病的发病和防治面都具有重要作用。

（一）冠心病的膳食特点与调理

1. 食物多样、谷类为主，保持能量摄入与消耗平衡

多吃粗粮、粗细搭配，少食单糖、蔗糖和甜食。限制含单糖、双糖高的食品，如甜点心、各种糖果、冰激凌、巧克力、蜂蜜等。控制总热量，增加运动，对于肥胖者要控制体重。

2. 多吃蔬菜、水果

蔬菜、水果中含大量的植物化学物质、多种维生素、矿物质、膳食纤维等，每日摄入 400 ~ 500g，以提高膳食中钾及纤维素的含量，降低血压和预防心律失常。

3. 少饮酒及吃清淡少盐的膳食

通常认为少量饮酒（每日酒精为 20 ~ 30g 或白酒不超过 50g），尤其是葡萄酒对冠心病有保护作用，但不提倡将饮酒作为冠心病的预防措施。另外，冠心病病人的饮食宜清淡，限制钠的摄入量以降低冠心病和脑卒中的危险，盐的摄入量每人每天不超过 4g 为宜。

4. 适量瘦肉，少吃肥肉和荤油及煎炸食品

脂肪摄入量限制在总能量的 20% 以下，以植物油为主，植物油与动物油脂比例不低于 2:1，胆固醇每天限制在 200mg/d 以下。其次，减少肥肉、动物内脏及蛋类的摄入；增加不饱和脂肪酸含量较多的海鱼、豆类的摄入，可适当吃一些瘦肉、鸡肉，少用煎炸食品。

5. 适宜蛋白质摄入

蛋白质可占全天能量的 15% ~ 20%，动物蛋白和植物蛋白二者比例为 1:1。经常吃乳类、豆类及其制品，乳类除含丰富的优质蛋白质和维生素外，含钙量较高，且利用率也很高，是天然钙质的极好来源，缺钙可以加重高钠引起的血压升高。因此，冠心病患者要常吃乳类，且以脱脂乳为宜。大豆蛋白含有丰富的异黄酮、精氨酸等，多吃大豆制品可对血脂产生有利的影响，具有降低抗动脉粥样硬化的作用，每天摄入 25g 或以上含有异黄酮的大豆蛋白，可降低心血管疾病的危险性。

另外，食物选择上宜用玉米、小米、高粱、海带、香菇、木耳、洋葱、大蒜等。禁用食物包括肥肉、炸鸡腿、咸菜、大酱、食用糖、蜂蜜等。

（二）冠心病患者的营养配餐示例

例：成年女性，体重超重，血压高，血脂高，血糖正常的冠心病患者。

膳食基本原则为低脂饮食，控制热能 1500 ~ 2000kcal。冠心病患者一日食谱举例及营养成分分析见表 6 - 14 与表 6 - 15。

表6－14　　　　　　　　　　　　冠心病患者的低脂食谱举例

餐次	食物和用量
早餐	豆腐脑（200g），烧饼（200g），牛乳（250g），拌海带丝（150）
午餐	米饭（200g），洋葱炒牛肉（瘦牛肉80g，洋葱100g），清蒸鲐鱼（鲐鱼100g），素炒豆芽（黄豆芽100g），色拉油（10g），精盐（1g）
晚餐	馒头（200g），香菇扒油菜（香菇30g，油菜75g），素拍黄瓜（黄瓜75g），色拉油（10g），精盐（1g）

表6－15　　　　　　　　　　　　营养成分分析

营养素	实际值	参考值
能量/kcal	1983.85	1900
蛋白质/g	86.86	58.8
脂肪/g	47.75	52.5
碳水化合物/g	314.69	282.3
胆固醇/g	147.52	300
钠/mg	1976.66	2200

拓展知识 ▶━━━━━━━━━━━━

冠心病患者的膳食营养目标

保持能量平衡，维持理想体重，减少钠盐、胆固醇及酒精摄入，降低膳食中冠心病的危险因素。另外，碳水化合物占总能量的60%～65%，蛋白质可占全天总能量的15%～20%，总脂肪的摄入量小于总能量的20%，以植物油为主，植物油与动物油比例不低于2∶1，胆固醇限制在300mg/d以下。蔬菜水果每日摄入400～500g，食盐小于6g/d。

任务三

肿瘤病人的膳食调理

肿瘤是机体在各种致癌因素作用下，局部组织的某一个细胞在基因水平上失去对其生长的正常调控，导致其克隆性异常增生而形成的新生物。简单地说就是局部组织不正常的生长。

一、肿瘤的类型、病因与临床表现

（一）肿瘤的类型

肿瘤分为良性和恶性两大类，恶性肿瘤称为癌症。良性肿瘤（benign tumor）

是指机体内某些组织的细胞发生异常增殖，呈膨胀性生长，似吹气球样逐渐膨大，生长比较缓慢。由于瘤体不断增大，可挤压周围组织，但并不侵入邻近的正常组织内，瘤体多呈球形、结节状。周围常形成包膜，因此与正常组织分界明显，用手触摸，推之可移动，手术时容易切除干净，摘除不转移，很少有复发，对机体危害较小。恶性肿瘤从组织学上可以分为两类：一类由上皮细胞发生恶变的称为癌，如肺上皮细胞发生恶变就形成肺癌，胃上皮细胞发生恶变就形成胃癌等；另一类由间叶组织发生恶变的称为肉瘤，如平滑肌肉瘤，纤维肉瘤等。临床上癌与肉瘤之比大约为 9∶1。

（二）病因

癌症的病因包括内因和外因两个方面。外因是指来自周围环境中的各种可能致癌因素，包括化学致癌因素（如煤焦油、氨基偶氮染料、乙荼胺、亚硝胺类、黄曲霉素及砷、铬、镍、铜）、物理性致癌因素（如电离辐射、日光及紫外线、热辐射）、生物性致癌因素（病毒、寄生虫）及各种慢性刺激（如子宫颈糜烂、小腿慢性溃疡、慢性胃炎）等。内因是泛指人体抗癌能力的降低或各种有利于外界致癌因素发挥作用的内在因素（如遗传因素、种族因素、性别和年龄、激素因素、免疫机能）。

（三）临床表现

肿瘤因其细胞成分、发生部位和发展程度有所不同，可呈现多种多样的临床表现。一般而言，早期肿瘤很少有症状不明显，肿瘤发展后表现就比较显著。

（1）肿块　为瘤细胞不断增殖所形成。良性肿瘤增长较慢，境界清楚，表面光滑，与基底组织无愈着（可活动）。恶性肿瘤增长较快，表面凸凹不平，与基底组织愈着而不易推移，有些境界不清楚。发生于体腔内深部器官的肿瘤，一般较难发现，当肿瘤引起压迫、阻塞或破坏所在器官而出现症状时发现肿块，患者出现头、面、颈、上胸壁的肿胀，胸壁及颈部静脉怒张、呼吸急促、紫绀等症状。

（2）疼痛　为恶性肿瘤发展后的常见症状之一，由于肿瘤生长，引起所在器官的包膜或骨膜膨胀紧张，或肿瘤造成空腔器官（如胃肠道、泌尿道）梗阻，或肿瘤晚期浸润胸膜、腹膜后内脏神经丛等，均可发生疼痛，开始时多为隐痛、钝痛，常以夜间明显，逐渐加重，变为疼痛难忍，昼夜不休。阵发性疼痛为肿瘤引起空腔器官梗阻所致；灼痛常为肿瘤并发感染的表现；放射痛可能为神经干受累的缘故，但疼痛部位常无明显触痛。良性肿瘤无疼痛或较少疼痛症状，但肿瘤增大压迫邻近器官组织时也可出现压迫性疼痛症状。

（3）病理性分泌物　发生于口、鼻、鼻咽腔、消化道、呼吸道及泌尿生殖器官的肿瘤，一旦肿瘤向腔内溃破或并发感染时，可有血性、黏液血性或腐臭的分泌物由腔道排出。

（4）溃疡　为恶性肿瘤表面组织坏死所形成。在体表或内窥镜观察下，恶性溃疡呈火山口状或菜花状，边缘可隆起外翻，基底凹凸不平，有较多坏死组织，质韧，易出血，血性分泌物有恶臭。

（5）出血　来自溃疡或肿瘤破裂。体表肿瘤出血可直接发现，体内肿瘤少量出血表现为血痰、黏液血便或血性白带；大量出血表现为呕血、咯血或便血等。肿瘤一旦发生出血常反复不止。

（6）梗阻　良性和恶性肿瘤都可能影响呼吸道、胃肠道、胆道或泌尿道的通畅性，引起呼吸困难、腹胀、呕吐、黄疸或尿潴留等。由恶性肿瘤引起的梗阻症状加重较快。

（7）其他　如肺癌可引起胸水、胃癌和肝癌可引起腹水、骨肿瘤可引起病理性骨折等。

二、肿瘤人群的膳食特点与调理

（一）能量

肿瘤患者大多存在蛋白质－热能营养不良，加上放疗（各种不同能量的射线照射肿瘤）时产生的食欲减退更减少了热能的摄入，因此，需要保证患者有充足的热能，20～30kcal/kg，每天总量不少于1200kcal。

（二）生热营养素

碳水化合物每日300g左右，以占总热能的50%～60%为宜，碳水化合物易消化吸收，干稀搭配。对于有食管炎、咽痛、食欲不振的患者，可以用米汤、粥类等流体，但不能太烫。肿瘤细胞虽然也可摄取蛋白质，但放疗期间正常细胞也受到放疗损伤，修复时需要蛋白质作为原料，蛋白质总量需要每日1～2g/kg，食物以易消化的优质高蛋白饮食为主，如鸡蛋、牛奶、鱼、虾等。脂肪每日1～1.2g/kg，以占总热能的20%～25%为宜，提供易消化的脂肪如蛋黄，植物油为主，可以补充 ω－3脂肪酸丰富的食物，如鱼油及鱼类。

（三）维生素与矿物质

β－胡萝卜素、维生素E、维生素C、硒等维生素和矿物质制剂，可以增加机体抗氧化能力，在肿瘤治疗中有辅助作用。

（四）少食多餐，多饮水

一日适宜4～5餐，食物细软，容易消化，如做成肉糜、肉馅、菜泥、果汁、菜汁、粥、汤等，从少量开始，以后逐步增加。每天至少1500mL的水量，以减少放射性膀胱炎的产生，加快肿瘤毒素的排出。

（五）注意食物的选择

肿瘤人群宜用食物：牛乳、鸡蛋、瘦肉、鸡肉、豆腐、鱼、虾、新鲜蔬菜及水果等。禁用食物：含纤维素过多（如麦片粥、麸皮面）的食物；坚硬不易嚼烂的食物；过冷与过热食物；刺激性食品和调料（如辣椒、胡椒、咖喱粉等）；酒类及浓茶、咖啡等。

三、肿瘤人群的营养配餐示例

例：成年女性患者，放疗期间消化道副反应不明显。食谱举例及营养分析见表 6-16 与表 6-17。

表 6-16　　　　　　　　　　　　食谱举例

餐次	食物和用量
早餐	馒头（250g），小米粥（50g），煮鸡蛋（鸡蛋60g），牛乳（250g），凉拌菠菜（菠菜150g）
加餐	苹果泥（苹果50g）
午餐	大米饭（150g），香菇肉片（香菇100g，猪里脊50g），瓦罐鸡汤（200g），黄瓜拌腐竹（黄瓜100g，腐竹60g）
加餐	酸乳（250g）
晚餐	花卷（200g），清蒸鲑鱼（鲑鱼400g），清炒西蓝花（西蓝花150g）

表 6-17　　　　　　　　　　　　营养分析

营养素	摄入量	营养素	摄入量
能量/kcal	2337	钙/mg	1045
蛋白质/g	145	钾/mg	2936.93
脂肪/g	55.86	镁/mg	469.65
碳水化合物/g	329.57	铁/mg	29.99
维生素 B_2/mg	1.87	锌/mg	15.17
烟酸/mg	24.31	硒/μg	115.29
维生素 C/mg	121.79	铜/mg	2.2
维生素 E/mg	26.79	锰/mg	7.27

拓展知识 ▶

肿瘤病人的健康指导

癌症病人发病后，无论从生理上还是心理上都发生很大变化，要重新建立生活规律，养成良好习惯。美国著名医学专家赖斯特·布莱斯罗博士经过多年研究得出结论："人们日常生活习惯对疾病和死亡的影响大大超过医药的作用。"故每个癌症病人应根据自己的病情安排好自己的日常生活。有规律的生活所形成的条件反射，能使身体各组织器官的生理活动按节律正常进行，如每日起床、洗脸、漱口、进食、排便、锻炼、工作、休息等形成良好的规律，则既能利于身体健康，又能利于肿瘤康复。

任务四
术后恢复期的膳食调理

一、胃手术后的膳食调理

胃手术常见的方式有胃大部切除术（适用十二指肠溃疡、骨酸分泌高的胃溃疡、胃远端的肿瘤）、胃全切手术（用于胃癌源位于胃体范围偏大者）、部分胃切除术（胃溃疡、胃酸不高者）等。

（一）胃手术后的膳食特点与调理

1. 能量

按每日 25～30kcal/kg 给予，最低量不少于 1200kcal/d。术后早期应静脉补充葡萄糖、氨基酸、脂肪乳剂及维生素和矿物质，待肠道功能恢复后可以逐渐过渡到经口饮食。

2. 生热营养素

蛋白质的供给量 1～2g/（kg·d），占总热能的15%～20%。手术后胃酸分泌减少，导致胰蛋白酶相对活性不足，蛋白质吸收减少，加上肠道蠕动加快，容易造成血浆蛋白降低。为了促进伤口愈合，机体恢复，应给予生理价值高的蛋白质，如鸡蛋、牛乳、豆制品和鱼虾等。

脂肪供给不超过总能量的30%，以易消化的植物油脂为主，避免高饱和的动物类脂肪。部分患者因手术后，胆汁胰液分泌减少，对脂肪消化能力减弱，可发生腹泻，如有脂肪痢则需要减少脂肪供给，采用低脂肪饮食，脂肪占总能量的15%以下。

碳水化合物容易消化吸收，是能量的主要来源，每日供给量300g左右，占热能的50%～60%为宜。为防止倾倒综合征发生，应避免快速摄入糖分过高的食物。以复合型碳水化合物为主，如谷类及其制品（粳米、面包、面条、馒头、花卷等），以细软为好。

3. 维生素和矿物质

胃手术后由于内因子缺乏，容易导致维生素 B_{12} 吸收障碍而造成巨幼细胞贫血。由于胃酸分泌减少可导致铁吸收减少引起缺铁性贫血，因此需要注意补充造血相关的营养素。在食物方面宜选择鸡蛋、牛乳、鱼类，富含血红素铁，吸收利用率高。蔬菜水果中富含维生素 C、叶酸等有利于血红蛋白合成和红细胞成熟。需要时可以选择维生素与矿物质补充剂。

4. 预防餐后低血糖症

一般在餐后 2～3h 发生，有心慌、出汗、头晕等表现。进餐时需要避免一次进食大量含糖食物，并且进食后可予侧卧位以延长食物排空时间。如有低血糖发生，则以快速补充糖水等含糖食物。另外，要少食多餐，每日 5～6 餐，食物细软，干稀分食。烹调方法以煮、炖、氽、烩、蒸为主。

5. 预防倾倒综合征

倾倒综合征一般在进餐后 10～20min 发生，主要由于大量高渗食物迅速进入小肠所致，在胃切除过多、吻合口过大时容易发生。因此要注意，进餐时应避免一次食用过甜、过浓的食物。

食物选择上宜用食物：米粥、软饭、面条、低脂牛乳、鱼虾、新鲜绿叶蔬菜等。忌用或少用食物：油炸及肥厚油腻的食物；刺激性食品和调料（如辣椒、胡椒、咖喱粉等）；酒类、浓茶、咖啡、可可、巧克力等含糖多的食品；鲜柠檬汁、鲜橘汁、番茄汁等酸味饮料；笋、芹菜等含粗纤维的食物。

（二）胃手术后的营养配餐示例

从膳食安排考虑，胃手术后分 3 个阶段。术后第一阶段为禁食期，术前明显营养不良和术后有并发症的患者必须给予肠外营养，以葡萄糖、脂肪乳剂、氨基酸为主，并添加需要的电解质、维生素和矿物质。待肠道恢复排气功能后方可进食。术后第二阶段为肠道功能恢复时期，不能立即给予普通饮食，开始可口服少量温水，如果没有呕吐、腹胀等不适可以过渡到流质饮食。术后第三阶段可适量食用脂肪、碳水化合物及高蛋白饮食，患者仍然需要半年左右时间后才可适应普通固体食物。

例1：病人术后 1～2d，如已排气，说明肠道功能初步恢复，可以开始流质饮食。食谱举例及营养分析见表 6－18 与表 6－19。

表 6－18　术后流质食谱举例

餐次	食物和用量
早餐	米汤 150mL ＋ 无乳糖的肠内营养粉 20g
加餐	米粉（雀巢营养米粉 15g），河鲫鱼浓汤（鲫鱼 50g，油 10g）
午餐	蒸鸡蛋羹（鸡蛋 60g）
加餐	过箩赤豆羹（赤豆 30g，白糖 15g）
晚餐	米粥 150mL，酥肉松 10g
加餐	冲藕粉（40g）

表 6－19　流质食谱营养成分分析

营养素	摄入量
能量/kcal	846
蛋白质/g	32.8（15.5%）
脂肪/g	24（25.5%）
碳水化合物/g	125（59%）

续表

营养素	摄入量
铁/mg	11.4
钠/mg	225.6
钾/mg	577

此阶段膳食为不平衡膳食，不能满足全部营养需要，只是作为过渡饮食，不宜长期食用。

例2：成年人胃切除术后恢复期，术后4～5个月，肠道功能恢复。食谱举例及营养分析见表6-20与表6-21。

表6-20　　　　　　　　　　术后软饭食谱举例

餐次	食物和用量
早餐	粥1碗（大米50g），肉松15g，面包50g
加餐	牛乳1杯（200mL）
午餐	菜叶鸡丝烂糊面条（鸡丝60g，毛菜125g，面条100g），蘑菇烧豆腐（蘑菇50g，豆腐100g）
加餐	蒸嫩蛋（鸡蛋60g）
晚餐	软米饭（大米100g），清蒸鲈鱼80g，炒菠菜（软）200g，冬瓜小肉丸汤（冬瓜100g，猪瘦肉50g）

表6-21　　　　　　　　　　膳食营养分析

营养素	摄入量
能量/kcal	1766
蛋白质/g	70.3（15.9%）
脂肪/g	27.6（14%）
碳水化合物/g	309.1（70%）
铁/mg	20
维生素 C/mg	46

该膳食是平衡膳食，能量、宏量营养素及铁和维生素的供给基本充足，能满足一般成年人胃切除术后恢复期的营养需求，可以长期食用。

拓展知识 ▶

胃手术后的膳食营养目标

膳食要保证充足热量供应、适量糖类和脂肪、足量蛋白质、充足的维生素和微量元素补充，以减少术后并发症发生。

膳食营养能量为 25 ~ 30kcal/（kg·d），糖类占能量的 50% ~ 60%。脂肪不超过总热能的 30%。蛋白质 1 ~ 2g/kg，占总热能的 15% ~ 20%。维生素 B_{12} 为 2.4μg/d，铁摄入量为 15 ~ 25mg/d。

二、胆囊切除术后的膳食调理

胆囊切除多见于胆囊炎、胆结石、胆管癌等。胆囊切除后缺少了胆囊对胆汁的浓聚，肝脏细胞分泌的胆汁就会直接进入肠道，这将导致进餐后进入肠道的胆汁浓度和数量下降，对脂肪的消化能力也减弱。因此，对于胆囊切除术后的病人应长期采用低脂饮食，同时需要增加脂溶性维生素的补充。

（一）胆囊切除术后的膳食特点与调理

1. 能量

为了帮助术后的恢复，需要保证机体各组织细胞的能量供应，一般来说每天 25kcal/kg 可以满足术后的能量需要。

2. 生热营养素

胆囊术后对蛋白质的消化能力没有太大的影响，因此可给予每日 70g 的需要量，占热能的 15% ~ 20%。优质蛋白占 50% 左右，可以选用低脂或脱脂牛乳、鸡蛋白、瘦肉、豆制品等。

由于缺少了胆囊对胆汁的浓缩，使得肠道对脂肪消化能力减弱，容易引起脂肪泻，因此需要控制脂肪含量。控制脂肪也可以促进伤口愈合，同时患者也感到比较舒服。脂肪摄入量一般每日 0.5 ~ 0.8g/kg，占热能的 10% ~ 15%，以不引起消化不良性腹泻为好，不宜食用含有脂肪、胆固醇较多的食物，如蛋黄、动物内脏、肥肉等。如有腹泻则需要暂时避免摄入脂肪。

由于减少了脂肪的供应量，因此能量来源需要依靠碳水化合物，需要量每日 300 ~ 400g，占热能的 60% ~ 70% 为宜，可以选用谷类、薯类等富含碳水化合物的食物。

3. 维生素和矿物质

由于脂肪吸收能力减弱，脂溶性维生素吸收也会相应减少，因此需要补充脂溶性维生素 A、维生素 D、维生素 E、维生素 K 及钙剂。另外，也可选用营养素补充剂。

4. 逐步加量，少食多餐

由于手术后对脂肪消化能力减弱，除减少脂肪摄入以外，进餐数增加以达到机体对必需脂肪酸的需求，每天 4 ~ 5 餐。对于含有脂肪的食物需要从无脂、极少量脂肪、低脂肪进行逐步过渡。烹调方法以煮、炖、汆、烩、蒸为主，避免煎炸食物。如发生脂肪泻，则需要避免食用含有脂肪的食物，如蛋黄，食物油，动物内脏等。另外，还要避免过多摄入粗纤维食物，以减少脂溶性维生素吸收，如有腹泻则应停止。

食物选择宜用蛋类（蛋白）、脱脂或低脂牛乳、大豆、鱼虾、新鲜绿叶蔬菜及水果。忌用或少用食物，如动物内脏、肥肉、蛋黄、油炸煎食物、较多植物油及粗纤维食物。

（二）胆囊切除术后的营养配餐示例

胆囊切除术后，从膳食安排考虑分4个阶段。术后第一阶段（术后1~2d）为禁食期，由于肠道功能没有恢复，需要肠外营养以补充。术后第二阶段（术后3d）肠道功能恢复后可予以低脂素膳，要注意患者腹泻的情况，轻微腹泻可予以无脂要素膳，严重时则仍需要改为静脉营养。术后第三阶段患者逐渐从要素膳适应后（1周后），可以过渡到低脂半流质饮食。术后第四阶段缺少了胆汁的聚集浓缩过程，因此以长期的低脂高蛋白膳食为主。

例1：成年患者，体重正常，术后1周。膳食及营养成分分析见表6-22与表6-23。

表6-22　　　　　　　　　　　低脂半流质食谱举例

餐次	食物和用量
早餐	粥1碗（米50g），面包1片（50g），果酱10g
午餐	虾仁青菜煨面（面条100g，虾仁50g，碎青菜75g）
加餐	脱脂酸奶1杯（200mL），小馒头25g
晚餐	烂饭1碗（米100g），清蒸鱼100g（净），肉末豆腐（瘦肉20g，豆腐100g）
加餐	苹果泥1份（苹果200g）

表6-23　　　　　　　　　　　　膳食营养分析

营养素	摄入量
能量/kcal	1604
蛋白质/g	75.1（18.7%）
脂肪/g	16.3（9.1%）
碳水化合物/g	289.2（72.1%）
铁/mg	15.5
维生素E/mg	12.93
钙/mg	603

以上膳食可以满足体重正常成人术后一周以后每天热量及营养素的需要。

例2：患者为成人，50kg体重，胆囊术后数周。膳食及营养成分分析见表6-24与表6-25。

表6-24   术后低脂优质蛋白软食食谱举例

餐次	食物和用量
早餐	脱脂酸乳1杯（125g），粥1碗（粳米50g），白馒头1个（50g），果酱（10g），煮鸡蛋1个（鸡蛋60g）
午餐	菜肉馄饨1碗（青菜100g，瘦肉50g、馄饨皮100g），虾仁烧豆腐（虾仁50g，豆腐100g），苹果150g
晚餐	烂饭1碗（粳米100g），番茄烩鱼片（番茄100g，青鱼50g），炒香菇白菜（鲜香菇50g，白菜200g），小排骨冬瓜汤（小排骨100g，冬瓜100g）

该患者为50kg体重的正常成人胆囊术后，全日的营养供给能满足需求，能量＞30kcal/（kg·d），蛋白质维持在80～90g之间，脂肪供能比＜25%，微量元素和维生素中钙摄入量少，可适量进行片剂的补充。

表6-25   膳食营养分析

营养素	摄入量
能量/kcal	1723
蛋白质/g	88.6（20.5%）
脂肪/g	36（18.8%）
碳水化合物/g	261.1（60.6%）
维生素 C/mg	95
维生素 E/mg	12.93
钙/mg	465

拓展知识▶

胆囊切除术后的膳食营养目标

膳食的能量供应充足，长期食用低脂优质高蛋白饮食，添加脂溶性维生素及矿物质，减少术后脂肪泻等并发症发生。

营养需要能量25～30kcal/kg，脂肪0.5～0.8g/kg，占能量20%左右，蛋白质量每日70g左右，占热能的15%～20%，碳水化合物300～400g，占热能的60%～70%，注意脂溶性维生素A、维生素E、维生素K、维生素D及矿物质钙、镁、铁的补充。

三、胰腺切除术后的膳食调理

胰腺手术是外科最大的手术，其不仅需要切除病变的胰腺，同时还需要切除十二指肠、一部分胃及胆总管，并和肠腔吻合。切除胰腺后对营养素消化吸收的影响很大，脂肪、蛋白质消化吸收将受到影响，同时胰岛素功能不足影响血糖调节。

目前接受胰腺切除术的患者以胰腺肿瘤为多，少部分重症胰腺炎也需要手术治疗。手术后需要较长时间的静脉营养支持，以后逐渐改为膳食营养。术后的营养需要在保证热量的前提下对碳水化合物、脂肪、蛋白质进行适当控制；同时需要补充胰酶帮助食物消化吸收，使用胰岛素调节血糖。

（一）胰腺切除术后的膳食特点与调理

1. 能量

胰腺术后一般需要较长时间的恢复，每天 25～30kcal/kg，以保证机体能量的供应。

2. 生热营养素

切除胰腺后，机体分泌胰蛋白酶能力减弱，摄入的蛋白质尽可能予以优质蛋白，如鸡蛋、乳类、豆制品、鱼虾、鸡肉等，并同时需要添加胰酶制剂帮助消化。蛋白质需要量每日 1g/kg，占总热能的 15%～20%，可以避免营养不良发生及满足组织修复的需要。

脂肪要不超过总热能的 30%。如有腹泻则需要避免脂肪摄入，同时可以服用胰酶制剂帮助脂肪消化。

碳水化合物作为能量的主要来源，每日 200～300g，以占热能的 50%～60% 为宜；如果手术后会有继发性糖尿病发生，对于单糖类食物需要限制。避免大量食用糖分过高的食物，粗细粮搭配，如玉米馒头、荞麦面条、燕麦粥等。

3. 维生素和矿物质

要食用新鲜水果、蔬菜，必要时使用维生素和矿物质补充剂。

4. 少食多餐

每日 5～6 餐，食物细软，避免生冷、油腻肥厚食物。

食物选择上宜用鸡蛋白、鱼、虾、禽肉、豆腐、豆浆、新鲜蔬菜和水果等。忌用或少用含脂肪较多的食物，如油炸食品、肥肉、花生米、芝麻、核桃、油酥点心等；刺激性食品和调料（如辣椒、胡椒、咖喱粉、薄荷等）；酒类、浓茶、咖啡、可可、巧克力等含糖多的食品。烹调方法以煮、汆、烩、清蒸为主。

（二）胰腺切除术后的营养配餐示例

按照膳食考虑，术后分为 3 个阶段。术后第一阶段（术后 1～2d），患者消化道功能尚未恢复，需要肠外营养作为支持，具体参见胃手术后肠外营养支持。术后第二阶段，肠道功能恢复后可以从要素饮食开始，如短肽类肠内营养制剂百普素。要素膳属于预消化型，可经小肠直接吸收，对胰腺刺激小，不会增加胰液分泌。随后过渡到流质无脂肪饮食，如果摄入能量不足可以同时需要静脉营养支持。术后第三阶段为低糖、高蛋白膳食。

例1：成人，术后第二阶段，过渡饮食。膳食及营养成分分析见表 6－26 与表 6－27。

表 6 – 26   低脂要素膳食谱举例

餐次	食物和用量
早餐	百普素 50g + 米汤 200mL
加餐	浓米汤 150mL + 蔗糖 5g
午餐	百普素 50g + 米汤 200mL
加餐	冲藕粉 20g + 蔗糖 5g
晚餐	百普素 50g + 米汤 200mL
加餐	菜汁米糊（菜汁 50mL，米粉 50g，加水调制）

表 6 – 27   膳食营养分析

营养素	摄入量
能量/kcal	2137
蛋白质/g	58.6（10.9%）
脂肪/g	11（4.6%）
碳水化合物/g	451（80.4%）

这个阶段的膳食是不平衡膳食，不能满足全部营养需要，只是作为过渡饮食，不宜长期食用。肠道耐受后逐渐向半流食和普食过渡。

例 2：成人胰腺术后，低脂半流质食谱。膳食及营养成分分析见表 6 – 28 与表 6 – 29。

表 6 – 28   低脂半流质食谱举例

餐次	食物和用量
早餐	素馄饨（面粉 100g，碎菜 100g，香干 2 块相当于 100g，油 5g）
加餐	低脂牛乳 200mL（加糖 5g）
午餐	软饭 100g，烩鱼丸（净鱼肉 75g），碎青菜 100g
晚餐	番茄蛋花面 100g（番茄 100，鸡蛋 1 个、面条 100g），鸡丝粉皮（鸡胸肉 50g，粉皮 100g），炒丝瓜 100g
加餐	水果 1 份（苹果 150g）

表 6 – 29　　　　　　　　　　　　　　　膳食营养分析

营养素	摄入量
能量/kcal	1714
蛋白质/g	70.4（16.4%）
脂肪/g	34.4（18%）
碳水化合物/g	280.8（65.5%）
钙/mg	334
铁/mg	14.8
钠/mg	191.4
钾/mg	1478
视黄醇当量/μg	227
维生素 E/mg	29.81
维生素 C/mg	99

本食谱能量提供充足，脂肪占总热能 <20%，蛋白质、碳水化合物适量，可以提供成人胰腺术后的营养需要，必要时添加矿物质和维生素补充剂。

拓展知识 ▶

切除术后的膳食营养目标

保证热量供应，限制脂肪，适当限制碳水化合物和蛋白质，补充维生素和矿物质，将营养不良减少到最低。

营养需要一般为能量 25~30kcal/（kg·d）；碳水化合物 200~300g/d，占热能的 50%~60% 为宜；脂肪每日 0.8~1g/kg，占总热能的 15%~25%；蛋白质需要量每日 1g/kg，占总热能的 15%~20%。

四、肠道手术后的膳食调理

肠道中的小肠是营养素吸收的主要场所，由于肠癌、肠梗阻、肠系膜血管出血或栓塞、肠穿孔等需要进行小肠或大肠部分切除术，手术后减少了肠道吸收营养素的面积，食物迅速通过肠道，造成脂肪、蛋白质、水溶性维生素及钙、镁、锌、铁等矿物质吸收不良。

术后患者通常会出现体重减轻、肌肉耗损、腹泻，产生营养不良。当小肠切除 2/3 以上时，则常会发生严重的代谢问题。小肠切除后对于碳水化合物吸收影响不大。脂肪吸收能力减弱，需要限制，以免产生腹泻，蛋白质、维生素及矿物质需要补充足量。

（一）肠道手术后的膳食特点与调理

1. 能量

能量的需求和其他腹部脏器的手术一样，必须保证能量供应才能促进机体恢复，每天 20～30kcal/kg。

2. 生热营养素

蛋白质在肠道保留越多，则对蛋白质的影响就越小，需要给予易消化的优质高蛋白膳食，如乳类、酸乳、鸡蛋、豆制品等，总量需要每日 1～2g/kg，占总热能的 15%～20%。

肠道切除尤其是回肠末端切除后将影响胆盐的重吸收，一方面肠道内胆盐过多导致胆汁性腹泻，另一方面重吸收减少使得胆盐分泌也减少，造成脂肪酸和脂溶性维生素吸收障碍。因而对于脂肪需要严格限制，开始时需要无脂饮食，避免含有脂肪的食物摄入。以后如无腹泻则可以每日 0.5～0.8g/kg，占总热能的 10%～15% 为宜，且提供易消化的脂肪，以植物油为主，也可以适量补充短链或中链脂肪酸。一旦有脂肪泻则需要减少或避免脂肪摄入。

碳水化合物肠道手术对碳水化合物的影响最小，只要有适量的消化酶就可以吸收碳水化合物。因此，可给予每日 300～400g，占热能的 55%～65% 为宜。

3. 维生素与矿物质

肠道手术后由于对脂肪吸收能力减弱使得肠道中的脂肪容易和钙、镁结合形成皂钙、皂镁，妨碍钙、镁的吸收。再者，切除回肠的患者其对维生素 B_{12} 吸收也会发生障碍，造成巨幼细胞贫血。因此，多数患者需要维生素和矿物质制剂作为补充。

4. 少食多餐

肠道手术后的患者由于吸收能力减弱极容易发生腹泻，少量多餐是原则，每日 6～7 餐，食物细软，开始量少，以后逐渐增加，使肠道可以适应。食物摄入以不引起腹泻、腹痛为好。

保留回盲瓣者可以延长食物在小肠内停留的时间，因此营养不良发生率小。如果切除了回盲瓣则容易引起营养不良，尤其易引起脂肪泻，故需要严格控制。

食物的选择宜用脱脂或低脂牛乳、鸡蛋、瘦肉、鸡肉、豆腐、豆浆、新鲜蔬菜和水果等。禁用含脂肪较多的食物，如油炸食品、肥肉、肉松、花生米、芝麻、核桃、油酥点心等；刺激性食品和调料（如辣椒、胡椒、咖喱粉、薄荷等）；酒类、浓茶、咖啡；容易产气的食品，如生葱、生蒜、生萝卜、蒜苗、洋葱等。烹调方法以煮、汆、烩、清蒸为主，避免煎、炸。

（二）肠道手术后的营养配餐示例

按照膳食不同，术后可分为 3 个阶段。术后第一阶段，手术后肠道功能未恢复，需要依靠肠外营养，这段时间可能较其他手术长，有时要持续数周。过早饮食容易造成腹泻加重及电解质紊乱。术后第二阶段，术后4周后如没有并发症且腹泻逐渐减轻，可以从肠外营养逐渐过渡到经口营养，经口仍以肠内营养（百普素）要素膳开始，然后过渡到流质无脂肪少渣饮食。要素膳可参考胰腺切除手术。术后第三阶段，手术后3~5个月肠道功能能够接受完全经口膳食，患者食欲也恢复正常，可以予以高热能高糖高蛋白、低脂少渣饮食，以半流质和软饭为主，仍需要少量多餐。1年后肠道细胞代偿性肥大，可以接受正常饮食。

例1：成人，术后数周。术后给予少渣流质食谱，膳食及营养成分分析见表6-30与表6-31。

表6-30　　　　　　　　　术后少渣流质食谱举例

餐次	食物和用量
早餐	脱脂牛乳200mL
加餐	藕粉少加糖1份（藕粉30g，糖3g）
午餐	百普素50g + 米汤200mL
加餐	低脂酸乳125g
晚餐	蒸蛋1份（鸡蛋1个60g不加油）
加餐	胡萝卜汁（200mL）

表6-31　　　　　　　　　膳食营养分析

营养素	摄入量
能量/kcal	733
蛋白质/g	29.7（16.4%）
脂肪/g	11.9（18%）
碳水化合物/g	126.7（65.5%）
钙/mg	458
镁/mg	148
钠/mg	262.5
钾/mg	797
视黄醇当量/μg	1353
维生素 E/mg	3.21
维生素 C/mg	34

本食谱中含脂肪少，仅作为肠道手术后过渡饮食，不能长期食用。

例2：成人术后数月，肠道功能接受完全经口膳食，给予低脂少渣半流质食谱。膳食及营养成分分析见表6-32与表6-33。

表 6 – 32　　　　　　　　　术后低脂少渣半流质食谱举例

餐次	食物和用量
早餐	粥（米 50g），肉松（15g），鲜肉小包（1 个 50g）
加餐	血糯米羹（血糯米 50g，糖 5g）
午餐	软饭（米 100g），鲜菇肉丝豆腐羹（鲜菇 15g，鸡丝 25g，豆腐 150g），炒番茄夜开花（番茄 50g）
加餐	酸乳 1 杯，蛋糕 1 块（50g）
晚餐	软饭（米 100g），清蒸鲈鱼（净鲈鱼 100g），丝瓜蛋汤（丝瓜 100g，蛋 25g）

表 6 – 33　　　　　　　　　膳食营养分析

营养素	摄入量
能量/kcal	1627
蛋白质/g	68.6（16.8%）
脂肪/g	26.6（14.5%）
碳水化合物/g	279.2（68.7%）
钙/mg	553
镁/mg	239
钠/mg	763
钾/mg	1401
视黄醇当量/μg	183
维生素 E/mg	9.93
维生素 C/mg	16

此食谱可以为正常成年人肠道术后提供足够的能量蛋白质且脂肪供能比 < 20%，有利于机体恢复。

拓展知识▶

肠道手术后的膳食营养目标

肠道手术后应保证充足的能量供应，高蛋白高糖，低脂肪饮食，补充各类营养素、减少术后并发症。能量每天 20 ~ 30kcal/kg，碳水化合物每日 300 ~ 400g，占热能的 55% ~ 65%，蛋白质每日 1 ~ 2g/kg，占总热能的 20% ~ 25%，脂肪每日 0.5 ~ 0.8g/kg，占总热能的 10% ~ 15%，需要补充钙、镁、维生素 B_{12} 等矿物质和维生素。

任务五

其他治疗膳食

治疗膳食是根据患者不同生理病理状况，调整膳食中的某些营养素成分和食物质地，以满足其对营养素的需要，达到治疗疾病和促进健康的目标的膳食。采用治疗膳食的患者，其病种都与饮食营养关系密切，可通过营养治疗改善健康状况或治疗疾病。治疗膳食的基本原则是以平衡膳食为基础，在允许的范围内，除必须限制的营养素外，其他均应供给齐全，配比合理；调整某种营养素摄入量时，要考虑各营养素间的关系，切忌顾此失彼；根据病情的变化及时更改膳食内容。同时，膳食的制备应适合患者的消化、吸收和耐受能力，并照顾患者的饮食习惯，注意食物的色、香、味、形和品种的多样化。

一、低能量膳食

低能量膳食是指饮食中所提供的能量低于正常需要量。目的是减少体脂贮存，降低体重，或者减轻机体能量代谢负担，以控制病情。

（一）适用对象

需要减轻体重的患者，如单纯性肥胖；为了控制病情减少机体代谢负担，如糖尿病、高血压、高脂血症、冠心病等。

（二）配膳原则

低能量治疗膳食的配膳原则是除了限制能量供给外，其他营养素应满足机体的需。能量供给要适当地逐步减少，以利于机体动用、消耗储存的体脂，并减少不良反应。

1. 减少膳食总能量

根据医嘱规定计算总能量后配制膳食，成年患者每日能量摄入量比平日减少2.09~4.184MJ（500~1000kcal），减少量视患者情况而定，但每日总能量摄入量不宜低于3.34~4.184MJ（800~1000kcal），以防体脂动员过快，引起酮症酸中毒。

2. 供给充足蛋白质

由于限制能量供应而使主食的摄入量减少，故膳食中蛋白质含量相应提高，至少占总能量的15%~20%，蛋白质供应不少于1g/kg，优质蛋白质应占50%以上，以减少机体组织的分解。

3. 碳水化合物和脂肪的摄入

减少总能量的供给又保证蛋白质的摄入量，就必须相应减少膳食中碳水化合物和脂肪的供给量。碳水化合物约占总能量的50%，一般为每日100~200g，尽量减少精制糖的供给。限制脂肪的摄入，主要是减少动物脂肪和含饱和脂肪酸高的油脂，但要保证必需脂肪酸的供给，膳食脂肪一般应占总能量的 20% 左右。胆固醇的摄入量也应减少。

4. 适当减少食盐摄入量

患者体重减轻后可能会出现水钠潴留，故应适当减少食盐的摄入量，清淡饮食对降低血压和减少食欲也有利。

5. 矿物质和维生素充足

由于进食量减少，易出现矿物质（如铁、钙）、维生素（如维生素 B1）的不足，必要时可用制剂补充。

6. 尽量避免患者产生饥饿感

膳食可多采用富含膳食纤维的蔬菜和低糖的水果，必要时可选用琼脂类食品，以满足患者的食欲。

（三）食物选择

1. 宜用食物

谷类、水产、瘦肉、禽类、蛋、乳（脱脂乳）、豆类及豆制品、蔬菜、水果和低脂肪富含蛋白质的食物等，但应限量选用。宜多选择粗粮、豆制品、蔬菜和低糖的水果等，尤其是叶菜类。烹调方法宜用蒸、煮、拌、炖等，各种菜肴应清淡可口。

2. 忌（少）用食物

肥腻的食物和甜食，如肥肉、动物油脂（猪油、牛油、奶油等）、花生油、花生、糖果、甜点心、白糖、红糖、蜂蜜等。忌用油煎、油炸等烹调方法。

3. 每日参考的食物摄入量（表 6 – 34）

表 6 – 34 低能量膳食每日食物参考摄入量

	用量/	功能营养素含量			能量/
	g	蛋白质/g	脂肪/g	碳水化合物/g	kcal
谷类	200	15. 4	1. 2	153. 6	
叶菜类	800	14. 4	4	21. 6	
精瘦肉类	80	16. 2	3. 4	1. 1	
鱼类	50	8. 3	2. 6		
脱脂类	250	8. 3	1	25	
植物油	10		10		
合计		63	22	201	1258
占总能量（%）		20	16	64	

（四）注意事项

采用低能量膳食的患者，活动量不宜减少，否则难以达到预期效果。减肥的患者应同时增加运动量，并注意饮食与心理平衡，防止出现神经性厌食症。由于主食量的减少，易引起膳食其他营养素的不足，故应注意及时补充，必要时可服用维生素和矿物质制剂。低能量膳食不适用于妊娠肥胖者。

二、高蛋白膳食

（一）特点

提高每日膳食中蛋白质的含量，一般以每千克标准体重每天增加 1.2～2g 为宜，蛋白质供能应占总能量的 15%～20%。

（二）适用对象

（1）各种原因引起的营养不良、贫血和低蛋白血症。

（2）代谢亢进性疾病和慢性消耗性疾病，如甲状腺功能亢进、烧伤、结核病、神经性厌食、精神抑郁症、肿瘤等。

（3）重度感染性疾病，如肺炎、伤寒、重度创伤、脓毒血症等。

（4）大手术前后、孕妇、乳母。

（三）膳食原则和要求

（1）在能量供给充足的基础上，增加膳食中的蛋白质量，但以不超过总能量的 20% 为宜，每日总量要在 90～120g，其中由蛋、乳、鱼、肉等提供的优质蛋白质占 1/2～2/3。

（2）对食欲良好的患者可在正餐中增加蛋、肉、乳等优质蛋白质丰富的食物。对食欲差的患者可采用含 40%～90% 蛋白质的高蛋白配方制剂，如酪蛋白、乳清蛋白、大豆分离蛋白等制品，以增加其蛋白质的摄入量。

（3）原则上一日三餐，食欲差、儿童、老年人等可增加餐次。

（4）适当增加含钙丰富的食物。

（5）食物选择要多样化，制作要清淡，注意色香味。

（6）能量估算与实际需要以及病人的接受程度往往有差距，要合理调整。

（四）应注意的问题

（1）制订饮食计划前要全面了解病史、饮食习惯、民族风俗。

（2）碳水化合物占总能量不低于 50%，才能保证蛋白质充分吸收利用，蛋白质不宜过高，>20% 时，吸收利用率反而下降。

（3）对于老年人、胃肠功能差和营养不良病程较长的病人，增加蛋白质要多次少量，循序渐进，并注意观察肾功能。

（4）久禁食、食管疾病、神经性厌食、儿科疾病等病人，因长期处于饥饿或半饥饿状态，不宜立即供给高蛋白饮食，应从低蛋白流食开始，每次 200～300mL，一日 5～6 次，适应 2～3d 后，逐步增加。

（5）选择畜肉类注意同时增加的脂肪量，以鱼虾禽类和大豆类为宜。

（6）必要时，对病人做营养状况对比评价。

（7）注意与经治医生，家属和病人沟通，做好营养宣教和指导。

三、低蛋白膳食

（一）特点

控制膳食中的蛋白质含量，以减少含氮的代谢产物，减轻肝、肾负担，在控制蛋白质摄入量的前提下，提供充足的能量、优质蛋白质和其他营养素，以改善患者的营养状况。要根据患者的肾功能损伤情况，决定其蛋白质的摄入量，一般每日蛋白质总量在 20 ~ 40g。

（二）适用对象

（1）肾脏疾病　急性肾炎、急性肾功能衰竭、慢性肾功能衰竭、肾病综合征、尿毒症、肾透析。

（2）肝脏疾病　肝昏迷前期、肝性脑病、肝昏迷。

（三）膳食原则

根据肝、肾功能情况，确定每日膳食中的蛋白质量。

（1）每日膳食中的能量应供给充足，碳水化合物不低于 55%，必要时可采用纯淀粉食品及水果增加能量。

（2）肾功能不全者在蛋白质定量范围内选用优质蛋白质，如鸡蛋、牛乳、大豆蛋白、瘦肉、鱼虾。

（3）肝功能衰竭患者应选用高支链氨基酸、低芳香族氨基酸以豆类蛋白为主的食物，要避免肉类蛋白质。

（4）维生素、无机盐等营养素应充分供给。

（5）增加膳食纤维摄入量，减少肠道氨类物质吸收或增加氨类物质排出，制作方法要细、软、烂，预防上消化道出血。

（6）观察指标：肝功能、肾功能。

（7）注意对厨师、病人和家属的指导。

四、低胆固醇膳食

（一）特点

在低脂膳食的前提下，控制每日膳食中的胆固醇含量在 300mg 以下。饱和脂肪酸占总能量 10% 以下。

（二）适用对象

高血压、冠心病、胆结石、高脂血症、痛风等患者。

（三）膳食原则

（1）控制总能量的摄入，使其体重控制在适宜范围内。

（2）控制脂肪总量，在低脂肪膳食的基础上，减少饱和脂肪酸和胆固醇的摄入。

（3）烹调用油，多选用茶油、橄榄油等单不饱和脂肪酸含量丰富的油脂，有助于调整血脂。

（4）多用香菇、木耳、海带、豆制品、橄榄菜等有助于调节血脂的食物。

（5）适当增加膳食纤维的含量，有利于降低血胆固醇。

（四）食物选择

（1）可用食物　各种谷类，低脂乳、去脂的禽肉、瘦肉、鱼、虾、兔子肉、蛋白、水果、豆制品、各种绿叶蔬菜。

（2）少用和不用食物　油条、油饼、油酥点心、全脂乳、猪肉、牛羊肉、肥禽、蟹黄、脑、肝、肾等动物内脏、动物油及其他含脂肪高的食品，鱿鱼、乌贼鱼等含胆固醇高的食物。

五、高纤维膳食

（一）特点

增加膳食中膳食纤维，目的是增加粪便体积及含水量、刺激肠道蠕动、降低肠腔内的压力、促进粪便中胆汁酸和肠道有害物质的排出。

（二）适用对象

便秘、肛门手术后恢复期、心血管疾病、糖尿病、肥胖病、胆囊炎、胆结石。

（三）膳食原则

（1）在普通膳食基础上，增加含纤维丰富的食物，1 日膳食中的膳食纤维总量应不低于30g。

（2）多饮水，每日饮水 2000mL 以上，空腹可饮用淡盐水或温开水，以刺激肠道蠕动。

（3）如在膳食中增加膳食纤维有困难时，也可在条件许可下采用膳食纤维制品。

（四）食物选择

（1）可用食物　粗粮、玉米、玉米渣、糙米、全麦面包、各种豆类、芹菜、韭菜、豆芽、笋、萝卜、香菇、海带、琼脂、魔芋、果胶等。

（2）少用和不用食物　辛辣食品，过于精细的食品。

六、高钙与高铁膳食

钙与铁都是人体必需的矿物质。钙是骨骼和牙齿的主要成分，并使骨骼具有一定的强度和硬度，钙离子参与调节神经、肌肉兴奋性；铁参与红细胞的形成和成熟，铁离子参与人体氧的运输及人体组织与外界氧气和二氧化碳的交换过程。钙与铁缺乏会影响人体健康，导致缺乏症。

（一）高钙与高铁的膳食来源

高钙膳食提供，既要满足骨骼生长所需要的钙，又要弥补由尿、粪、汗等丢失的钙。因此，要考虑钙的含量与吸收率2个因素。乳类（如牛乳、羊乳、马乳等）和乳制品（如奶酪等）的钙含量高，而且含有乳糖、氨基酸、维生素D等有利于钙消化吸收的物质。其次，水产品中小虾皮含量量特别高，海带、芝麻酱等食物中也含有较多的钙。另外，豆制品（如干豆腐、豆腐丝、素鸡、豆腐皮等）也含有丰富的钙，而绿色蔬菜中钙含量较高，但利用率低。

高铁膳食提供，既要满足在人体内的功能性铁，又要满足在人体内的贮存性铁。因此，应选择富含血红素铁的食物，如动物血、肝脏（如猪肝、鸡肝等）、鸡肫、牛肾等原料。

（二）高钙与高铁膳食营养配餐示例

例：轻体力活动成年男性高钙食谱举例。

膳食基本原则为满足能量需求，同时补充适宜的钙，食谱为高钙膳食，控制热能2400~2600kcal，钙的需要量在800~1400mg。高钙膳食的一日食谱举例及营养成分分析见表6-35与表6-36。

表 6 – 35　　　　　　　　　　高钙食谱举例

餐次	食物和用量
早餐	馒头（250g），牛乳（250g），鸡蛋（60g），炝拌金针菜（金针菜150g，盐1g）
午餐	米饭（200g），肉炒油菜薹（瘦牛肉25g，油菜薹100g，豆油10g，盐1g），白灼芥蓝（芥蓝100g，盐1g），炝拌豆腐丝（豆腐丝50g，盐1g）
晚餐	花卷（250g），白菜炒豆腐干（白菜75g，豆腐干30g，豆油10g，盐1g），清炒西蓝花（西蓝花75g，豆油10g，盐1g）

表 6 – 36　　　　　　　　　　营养成分分析

营养素	实际值	参考值
能量/kcal	2319.36	2400
蛋白质/g	111.2	75
脂肪/g	58.11	67.1
碳水化合物/g	361.55	355
钙/mg	1390.08	800

例：轻体力活动成年女性高铁食谱举例。

膳食基本原则为满足能量需求，同时补充适宜的铁，食谱为高铁膳食，控制热能2100~2200kcal，铁的需要量在20~30mg。高铁膳食的一日食谱举例及营养成分分析见表6-37与表6-38。

表6－37　　　　　　　　　　　　　　　　高铁食谱举例

餐次	食物和用量
早餐	花卷（150g），煮驴肉（30g），腐竹拌香菜（腐竹50g，香菜150g）
午餐	米饭（200g），尖椒炒猪肝（猪肝30g，尖椒100g，豆油10g），胡萝卜炒牛肉（瘦牛肉50g，胡萝卜100g，豆油10g）
晚餐	馒头（150g），肉炒柿子椒（瘦猪肉50g，柿子椒75g，豆油10g），拌海带（海带75g）

表6－38　　　　　　　　　　　　　　　　营养成分分析

营养素	实际值	参考值
能量/kcal	2145.63	2200
蛋白质/g	96.03	68.1
脂肪/g	56.58	60.8
碳水化合物/g	310.86	326.8
铁/mg	37.54	30

拓展知识 ▶━━━━━━━━

高钙与高铁缺乏患者的营养目标

保持能量平衡，维持理想体重，增加动物性原料、豆制品及蔬菜的摄入。另外，碳水化合物占总能量的60%～65%，蛋白质可占全天总能量的15%～20%，总脂肪的摄入量小于总能量的20%，以植物油为主。蔬果每日摄入400～500g，食盐与味精小于6g/d。

复习思考题 ▶

一、简述题

1. 简述糖尿病人的膳食特点与调理。

2. 简述痛风病人的膳食特点与调理。

3. 简述心脑血管疾病人群的膳食特点与调理。

4. 简述高钙、高铁的膳食设计。

5. 简述肿瘤病人的膳食特点与调理。

6. 简述术后恢复期病人的膳食设计。

二、案例分析

1. 糖尿病患者，男性，45岁，身高1.7m，体重80kg，中等体力劳动者，习惯一日三餐，因宗教习惯不吃猪肉。请为该患者安排饮食。

2. 痛风病患者，女性，40岁，身高1.6m，体重50kg，轻体力劳动者，习惯一日三餐，请为该患者安排饮食。

项目七

▼

营养与配餐综合实训

配餐流程：

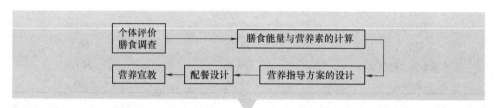

实训1
人体营养状况测定与评价

一、教学目标

1. 能熟练进行人体身高、体重、皮褶厚度、上臂围等指标的测量操作。
2. 能通过观察进行营养不良症状的初步判别。

二、理论基础

身高是反映儿童、青少年发育水平的重要指标。若实测身高为同年龄组标准身高的80%以下为矮小、80%~93%为稍低、93%~105%为正常、高于105%为超高。

体重是一项反映人体营养状况的直观指标，不仅可以反映人体骨骼、肌肉、皮下脂肪及内脏器官的发育状况和人体的充实程度，而且可以间接反映人体的营养状况。连续观测和记录体重的变化能有效地反映肌体能量代谢和蛋白质的储存状况。通常用以下几种方法进行评价：①标准体重=（身高-100）×0.9，在标准体重的±10%以内为正常，±（10%~20%）为瘦弱或过重，±20%以上为极瘦或肥胖；②体质指数（body mass index，BMI）：体重（kg）/身高²（m）。我国居民≥28 为肥胖，24.0～27.9 为超重，18.5～23.9 为正常体重，＜18.5 为体重过低。

上臂围是上臂中点的围长。上臂围与体重相关，"紧张围－松弛围"值越大，说明肌肉发育状况良好；此值越小，说明脂肪发育状况良好。上臂围标准值：男 27.5cm，女 25.8cm，所测结果为标准值的 80%～90% 时为轻度营养不良，60%～80% 时为中度营养不良，少于 60% 时为重度营养不良。

皮褶厚度是衡量个体营养状况和肥胖程度较好的指标。人体脂肪大约有 2/3 储存在皮下组织，通过测量皮下脂肪的厚度，不仅可以了解皮下脂肪的厚度，判断人体的肥瘦程度，而且可以推测全身的脂肪数量来推算人体的组成成分，间接反映能量的变化。以皮褶计压力 $10g/cm^2$ 为准，测定上臂肱三头肌、肩胛骨下角部、腹部皮褶厚度可以代表肢体、躯干、腰腹等部位的皮下脂肪堆积情况。

此外，体格测量还可以测量腰围、臀围等指标。

机体营养素摄入不足、吸收障碍、机体代谢障碍和机体需要量增加等因素可以引起营养缺乏病。常见的营养缺乏病包括蛋白质－能量营养不良、维生素 A 缺乏、佝偻病、脚气病、坏血病、癞皮病、贫血、碘缺乏等。根据症状和体征，观察检查者的脸色、体重、精神状态以及对头发、眼、唇、口腔和皮肤等进行检查，可以初步判断营养缺乏病。

三、能力训练内容

（一）体格测量

1. 身高

3 岁以下婴幼儿可测量卧位身长计算身高，身高最好上午 10 时左右测量为宜，因此时的身高为一天的平均值。可采用卧式量床（量板）进行测量，如图 7 -1 所示。

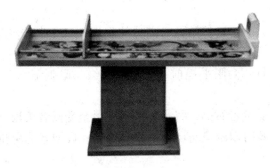

图 7 -1　婴儿卧位身高测量板

（1）婴幼儿身高测量步骤
①将量板平放在平坦地面或桌面。

②让母亲脱去小儿鞋帽和厚衣裤，使其仰卧于量板中线上。

③助手固定小儿头部使其接触头板，面朝上，两耳水平，两侧耳廓上缘与眼眶下缘的连线与量板垂直。

④测量者位于小儿右侧，左手按着两膝，使其两下肢并排紧贴底板，右手移动足板，使其紧贴两侧足跟。

⑤两刻度一致时，读取足板在两侧尺上所指刻度数至小数后一位（0.1cm）。

⑥如此重复两遍，取平均值。

（2）儿童及成人身高测量步骤　测量前需选取符合国家标准生产的电子或机械身高计，使用前校对零点，以标准刻度钢尺检查其刻度是否正确，1m的误差不能大于0.1cm。身高测量示意见图7-2。

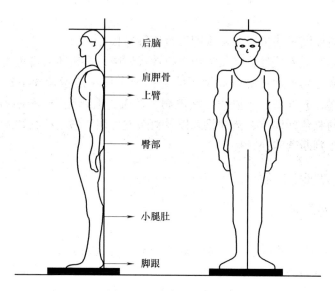

图7-2　身高测量示意

①受试者赤足，立正姿势站在身高计的底板上（上肢自然下垂，足跟并拢，足尖分开成60°），足跟、骶骨部及两肩胛间与立柱相接触（三点靠立柱），躯干自然挺直，头部正直，两眼平视前方，耳廓上缘与眼眶下缘呈水平位（两点呈水平）。

②测试者站在受试者右侧，将水平滑板下滑至受试者头顶（机械身高计）。

③测试人员读数时双眼应与压板的平面等高，以厘米为单位，读至小数后一位（0.1cm）。

④电子升高计直接读显示屏上的数值并记录。

注意事项：测量器材应置于平坦地面并靠墙，测量姿势要求"三点靠立柱，两点呈水平"；水平压板与头部接触时松紧要适度，头顶的发辫要松开，发结等饰物要取下。

2. 体重

进行体重测量时，初生婴儿用婴儿体重秤测量，最大载重量为5kg，刻度不得大于10g；1个月至7周岁儿童可采取杠杆式体重秤，最大载重量为50kg，刻度不得大于50g；8岁以上人群可采用落地式体重秤，最大载重量为100kg，刻度不得大于100g，放在水平地面上，使用前校正零点。

（1）将电子或机械体重秤置于平坦地面上，调零。

（2）受试者测量前排空大小便，穿短衣裤和短袖衣，站在秤台中央。

（3）待受试者站稳，秤的指针或数值显示稳定后读数和记录。

（4）读数以千克为单位，精确至0.1kg，两次读数误差不超过0.1kg。

注意事项：每次使用前进行校正。受试者站在秤台中央，上、下动作要轻。测量体重的标准（如穿着厚薄，测量前不能饮水、进餐，测量时间等）要统一。

3. 皮褶厚度

测量使用的皮褶厚度计在使用前需校正：指针调至"0"位后，需将皮褶厚度计2个接点间的压力调节至国际规定的 $10g/mm^2$ 的范围内。皮褶厚度测量示意见图7-3。

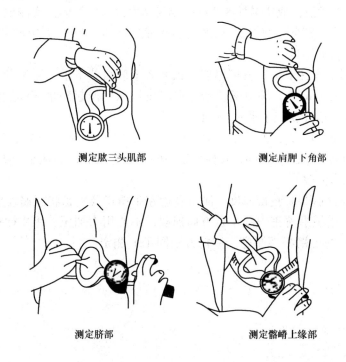

测定肱三头肌部　　　　　　　　　测定肩胛下角部

测定脐部　　　　　　　　　测定髂嵴上缘部

图7-3　皮褶厚度测定示意

（1）受试者自然站立，被测部位充分裸露。

（2）试验者右手握皮褶厚度仪使两半弓形测试臂张开，左手拇指和食指将受试者所测部位的皮肤捏紧提起，拇、食指捏住提起时，拇、食指间应保持适当的距离，这样捏紧提起皮肤既包括皮肤又包括皮下组织，但要防止将所在部位的肌肉也提起，为检查是否将肌肉也提起，可令受试者主动收缩该部位的肌肉，此时肌肉即滑脱。然后将张开的皮褶厚度计在距离手指捏起部位1cm处嵌入，右手将皮褶厚度计的把柄放开，读出指针的数值（mm）并记录下来。每个部位应重复测3次，任2次之间所测的数值误差不应超过5%。应当指出，用皮褶厚度计所测的皮下脂肪厚度是皮肤和皮下脂肪组织双倍之和。

皮褶厚度常用的测量部位如下。

（1）上臂（肱三头肌）皮褶厚度（TSF）　被测者上肢自然下垂，测量者找出其左上臂背侧中点上约2cm处（左肩峰至尺骨鹰嘴的中点），以左手拇指、食指和中指将被测部分皮肤和皮下组织夹提起来（注意勿夹提肌肉），在该皮褶提起点下方用皮褶计测量其厚度；右拇指松开皮褶计卡钳钳柄，使钳尖充分夹住皮褶；在皮褶计指针快速回落后立即读数，连续测量3次取平均值。注意皮褶计应与上臂围垂直。肱三头肌皮褶厚度测量位置为肱三头肌肌腹中点处，方法同前。

TSF正常参考值：成年男性8.3mm，成年女性为15.3mm。实测值占正常值90%以上为正常，80%～90%为轻度营养不良，60%～80%为中度营养不良，<60%为重度营养不良。

（2）背部（肩胛下角）皮褶厚度　被测者上肢自然下垂，测量者在其左肩胛骨下角下方约2cm处，顺自然皮褶方向将皮褶纵向捏起测量其厚度，读数方法同上，注意皮褶计要与水平呈45°角。

肩胛下角皮褶厚度的正常参考值：成年男性10～40mm，成年女性为20～50mm。实测值男性大于40mm、女性大于50mm者为肥胖；男性小于10mm、女性小于20mm为消瘦。

（3）腰部（脐旁）皮褶厚度　测量者用左手拇指及食指将距脐左侧1cm处的皮肤和皮下组织沿着正中线平行方向捏起，不要用力加压，用皮褶计测量距拇指约1cm处的皮褶根部厚度。测定方法同TSF测定。

（二）营养不良症状和体征判别（表 7 – 1）

表 7 – 1　　　　　　　　　营养缺乏临床表现与营养素的关系

（临床营养测评与膳食指南，季兰芳主编，2009）

部位	体征症状	缺乏营养素
全身	消瘦、发育不良	能量、蛋白质、维生素、锌
	肥胖症	多种营养失调
	贫血	蛋白质、铁、叶酸、维生素 B_{12}、维生素 B_6、维生素 C
神经	多发性神经炎、球后神经炎、精神病	维生素 B_1
	中枢神经系统失调	维生素 B_1、维生素 PP、维生素 B_{12}、维生素 B_6
骨	鸡胸、串珠胸、O 形腿、X 形腿、骨软化症	维生素 D、钙
循环	水肿	维生素 B_1、蛋白质
	右心肥大	维生素 B_1
皮肤	毛囊角化症	维生素 A
	皮炎（红斑摩擦疹）	维生素 PP
	脂溢性皮炎	维生素 B_2
	出血	维生素 C、维生素 K
眼	角膜干燥、夜盲	维生素 A
	角膜边缘充血	维生素 B_2
	睑缘炎、羞明	维生素 A、维生素 B_2
唇	口唇炎、口角裂、口角炎	维生素 B_2、维生素 PP
口腔	舌炎、舌猩红	维生素 B_2、维生素 PP
	舌质红、地图舌、舌水肿、口内炎	维生素 B_{12}、维生素 PP、维生素 B_2
	牙龈炎、出血	维生素 C
颈	甲状腺肿	碘

四、训练结果记录与分析（表 7 – 2）

表 7 – 2　　　　　　　　　　营养评价记录表

被测者姓名：　　　　　　年龄：　　　　　　　　　　　　　　性别：

项目	身高	体重	上臂围	皮褶厚度	营养不良症状
实测值					
评价					
判断依据					
备注					

五、思考与讨论

1. 如何减少人体营养状况测定时的误差？
2. 为婴幼儿进行体格测量时，婴幼儿哭闹，该如何处理？

实训 2
膳食调查——24h 回顾法

一、教学目标

1. 学会 24h 回顾法膳食调查的方法。
2. 进一步熟练膳食营养素计算的方法。

二、理论基础

通过询问的方法，让被调查对象回顾和描述在调查时刻以前 24h 内摄入的所有食物的数量和种类，并借助食物模型、家用量具或食物图谱对其食物摄入进行计算和评价。

24h 回顾法膳食调查具有如下特点：所用时间短；被调查对象不需要较高的文化；能得到个体的膳食营养素摄入状况；被调查对象的回顾依赖于短期记忆；调查员要进行严格的培训。

24h 回顾法膳食调查一般所用时间在 15～40min，需要 3d 连续调查，对于无法获得信息询问其监护人。

三、能力训练内容

（一）24h 回顾法膳食调查的工作准备

（1）设计调查表（表 7-3）

表 7-3　　　　　　　　　　　　24h 膳食回顾调查样表

姓名		性别	年龄	联系方式	
食物名称	原料名称	原料编码 D1	原料重量（g）D2	进餐时间 D3	进餐地点 D4
……	……	……	……	……	……

说明：D3：1. 早餐，2. 上午小吃，3. 午餐，4. 下午小吃，5. 晚餐，6. 晚上小吃；

D4：1. 在家，2. 单位/学校，3. 饭馆/摊点，4. 亲戚朋友家，5. 幼儿园，6. 节日/庆典。

（2）准备食物模型、图谱、各种标准容器。

（3）熟悉被调查对象家中常用的（或地区常用的）容器和食物份量。

（4）食物成分表　事先准备电子版或打印版的食物成分表，以方便膳食调查时的查阅与计算。

（5）调查员的培训　每个批次的调查员需进行集中培训、模拟调查等环节，以确保每位调查员都能熟练掌握24h膳食回顾调查的方法及操作注意事项。

（二）24h回顾法膳食调查的工作程序

第一步：入户说明来意。

第二步：说明调查内容。

第三步：调查记录。

第四步：引导回顾记录要点。

第五步：弥补调查不足。

第六步：资料的核实。

第七步：评价并给予指导。

四、能力训练结果记录

通过上述调查内容，应用营养素计算的方法，完成表7-4中的膳食评价意见及建议。

表7-4　　　　　　　　　　　膳食评价意见及建议

被调查者：　　　　　　　　年龄：　　　　性别：　　　　　联系方式：

膳食调查结果	一日24h摄入的营养素含量： 能量_____kcal，蛋白质_____g，脂肪_____g，碳水化合物_____g，维生素A_____视黄醇当量，钙_____mg，铁_____μg
评价意见	
建议	由于计算的是一天的膳食结果，不具有代表性，以上建议仅供参考。

调查日期：　　　　　　　　　　　　　　调查员：

实训3

能量和营养素摄入量的计算

一、教学目标

1. 熟悉食物成分表的意义。

2. 学会熟练应用 Excel 的公式编辑对食物成分表中的数据进行膳食能量及营养素摄入量的计算。

3. 熟悉营养评价的主要内容。

二、能力训练内容

已知某 20 岁女大学生的一日三餐食物摄入情况如表 7 - 5 所示。

表 7 - 5　　　　　　　　食物实际摄入情况表

餐别	食物	数量	备注
早餐	牛乳	200g	
	鸡蛋	50g	
	大米	30g	稀饭
	面粉	50g	青菜包子
	青菜	40g	
	植物油	5g	
午餐	大米	120g	
	青椒	40g	青椒土豆丝
	土豆	60g	
	鸡肉	100g	红烧鸡块
	豆腐	50g	
	大白菜	100g	猪肉炖粉条
	猪瘦肉	80g	
	粉丝	50g	
	植物油	20g	
晚餐	面条	90g	
	青菜	70g	
	猪肉（大排）	90g	
	植物油	15g	

请对能量、营养素、蛋白质、脂肪等的摄入量及食物来源进行计算，完成表 7 - 6 中的空白部分。

表 7 - 6　　　　　　　　膳食部分营养素实际摄入量

食物	摄入量/ g	能量/ kJ	蛋白质/ g	碳水化合物/g	脂肪/ g	维生素 A/ μgRE	钙/ mg	铁/ μg
牛乳								
鸡蛋								
大米								
面粉								

续表

食物	摄入量/g	能量/kJ	蛋白质/g	碳水化合物/g	脂肪/g	维生素 A/μgRE	钙/mg	铁/μg
青菜								
大米								
青椒								
土豆								
鸡肉								
豆腐								
大白菜								
猪瘦肉（午餐）								
粉丝								
面条								
青菜								
猪瘦肉（晚餐）								
全天植物油								

根据表 7-6 内容进行膳食初步评价，完成表 7-7。

膳食结构评价的依据和方法：

（1）掌握食物分类，会看食物大类。

（2）学会看食物成分表（通常 g/100g，并且考虑可食部的概念）

（3）学会折算豆制品和鲜乳量：黄豆数量 = 豆腐摄入量 × 每百个豆腐蛋白质含量 ÷ 每百克大豆蛋白质含量百分比（鲜乳以此类推）。例：鲜乳蛋白质 3g/100g，乳酪蛋白质 10g/100g，现有奶酪 300g，求折算成鲜乳相当于多少克？（300g × 10% ÷ 3% = 1000g 鲜乳）

表 7-7　　　　依据中国居民膳食营养素摄入量及膳食宝塔对膳食营养的初步评价

食物类别	油脂	乳类及乳制品	豆类及豆制品	蛋类及其制品	畜禽肉类	鱼虾类	蔬菜	水果	谷类
实际摄入量/g									
膳食宝塔推荐量/g									

根据表 7-6 所示内容，分别对以下指标进行计算，完成表 7-8。

（1）食物能量来源的计算。

①碳水化合物、脂肪、蛋白质提供能量的百分比。

②动物性食品和植物性食品提供能量的百分比。

（2）食物营养素摄入量的计算。

（3）蛋白质来源的计算。

（4）脂肪来源的计算。

（5）早餐、午餐、晚餐的能量百分比计算。

（6）维生素和矿物质摄入量的计算。

表7-8　　　　　　　　　　　能量、蛋白质、脂肪的来源分布

项目	食物来源	摄入量/kcal	占总摄入量/%
能量的食物来源	谷类		
	豆类		
	薯类		
	其他植物性食品		
	动物性食物		
	纯能量食物		
能量的营养素来源	碳水化合物		
	蛋白质		
	脂肪		
蛋白质的食物来源	谷类		
	豆类		
	动物性食物		
	其他食物		
脂肪的食物来源	动物性食物		
	植物性食物		
早餐能量			
午餐能量			
晚餐能量			

三、营养评价与分析

根据上述表格中的数据对该女大学生的一日膳食情况进行综合评价，并提出膳食建议。

评价与建议需要写出的内容：

（1）评价食物的数量、种类是否合理并且给出查漏补缺的建议（青菜大白菜不足，建议适当减少猪肉，增加乳类的摄入等字眼）。

（2）评价能量是否在标准（碳水化合物55%～65%，蛋白质10%～15%，脂肪20%～30%）。

（3）评价优质蛋白质比例，50%达到。

（4）评价不饱和脂肪酸比例，50%达到。

（5）评价一日三餐的能量摄入百分比，以早餐:午餐:晚餐为3:4:3为宜。

实训 4
营养指导方案的设计——以糖尿病患者为例

一、教学目标

根据顾客的实际营养摄入情况及体质，学会制订详细的营养指导方案的方法。

二、理论基础

糖尿病饮食治疗的要点：
（1）控制总热能；
（2）供给适量的碳水化合物；
（3）供给充足的食物纤维；
（4）供给充足的蛋白质，应优先考虑食用优质蛋白；
（5）控制脂肪摄入量。

三、能力训练内容举例

某 42 岁成年男性，身高 175cm，体重 80kg，血压 13/22kPa，空腹血糖为 180mg/dL，甘油三酯为 2.2mmol/L（正常值 0.56～1.7mmol/L），血胆固醇为 4.12mmol/L（正常值为 2.33～5.7mmol/L），属于轻体力劳动，已诊断为 Ⅱ 型糖尿病和单纯性高甘油三酯血症，请为其制订饮食指导方案。

四、能力训练步骤

（1）计算该患者 BMI 值，并评价其营养状况和是否肥胖。
$$80 \div 1.75^2 = 26.1，属于超重$$
该男子血糖、血甘油三酯浓度均超过正常范围，提示其饮食习惯为高能量、高脂肪、高糖膳食。

（2）根据年龄、身高、实际体重、体力劳动类型计算该患者每天所需要多少能量

从事轻体力劳动的正常成年男性的能量 RNIs 为 2400kcal/d，又由于此人为糖尿病患者，其理想体重为：
$$175 - 105 = 70kg$$
故其每天能量供给参考值 = 标准能量供给 × 理想体重 = 25kcal/（d·kg 体重）× 70kg = 1750kcal/d

（3）计算该患者每天需要多少碳水化合物、脂肪、蛋白质？

蛋白质的推荐摄入量为 75g/d，脂肪提供能量为总能量的 20%，需要的脂肪为：

$$1750\text{kcal} \times 20\% \div 9 = 38.9\text{g}$$

故所需要的碳水化合物为：

$$（1750 - 75 \times 4 - 1750 \times 20\%）\div 4 = 275\text{g}$$

（4）指导该患者如何选择食物类型，举例说明尽量少吃的食物和可以选用的食物，用形象化语言解释哪些食物会导致血糖指数过高。

鉴于该男子诊断为 II 型糖尿病和单纯性高甘油三酯血症，故应少摄入或不摄入高脂膳食（如油炸或肥肉等）和高 GI 指数食物（如淀粉、蔗糖等）。

建议多摄入蔬菜、含糖较少的水果，乳类、豆类及其制品，适量摄入鱼、虾类食物。

（5）如何安排餐次，如何合理分配三餐？

一般早餐、午餐、晚餐的能量比为：3:4:3，如加餐也应计算。

（6）概括出糖尿病人饮食指导方案。

五、能力训练内容

请依据上述步骤，为如下糖尿病患者制订饮食指导方案，并根据所给方案合理编制一日食谱。该糖尿病患者为男性，45 岁，身高 165cm，体重 58kg，从事办公室工作，属于轻体力劳动者。

实训 5
配 餐 设 计

一、教学目标

1. 可按照各类人群的营养素推荐供给量，具体落实到用膳者的每日膳食中，使得人们可以按照需要摄入足够的热能和营养素。

2. 结合当地食物的品种、生产季节、经济条件和厨房烹饪水平合理选择食物。

3. 指导炊事管理人员有计划管理膳食。

二、食谱编制的理论基础

食谱编制的主要原则为：

（1）满足用膳者对热能及各种营养素的需要，构成平衡膳食；

（2）考虑各种营养素的合适比例；

（3）考虑到用膳者的饮食习惯；

（4）注意色彩、烹调方法、口味的搭配。

三、能力训练的具体步骤和方法

（1）确定热能的供给量。

（2）按照总热能计算蛋白质（10%～15%）、脂肪（20%～30%）、碳水化合物（55%～65%）的供给量，计算出主食和副食的大致用量。

（3）将计算出的主副食用量，分配到三餐中去（3∶4∶3）。初步核算该食谱的各种营养素含量（±10%）。

（4）按照上述主副食的基本用量，结合季节，市场供应情况，更换食物种类和烹调方法，制订3～7d的食谱。

四、能力训练的内容

根据附近菜场供应的食物品种，按照上述步骤（1）～（4），编制热能供给量为13MJ的某大学生的1d的食谱。初步分配举例见表7－9。将计算数据填入表7－10中。

表7－9　　　　　　　　　　初步分配的表格（举例）

日期	餐别	饭菜名称	原料名称及数量
	早餐	热干面 黄瓜 豆浆 鸡蛋	面300g 黄瓜30g 豆浆200g 鸡蛋50g
	中餐	黄瓜烧鸡腿 番茄蛋汤 米饭 豆芽 冬瓜肉片	黄瓜100g、鸡腿150g 番茄100g、鸡蛋100g 大米100g 豆芽100g 冬瓜50g、猪肉30g
	晚餐	青椒炒肉丝 紫菜蛋汤 米饭 花生米 韭菜炒鸡蛋	青椒50g、猪肉40g 紫菜50g、蛋汤30g 大米100g 花生米30g 韭菜30g、鸡蛋30g
	早餐	酱肉包 蒸鸡蛋 牛乳	面50g、肉10g 鸡蛋50g 牛乳50g

续表

日期	餐别	饭菜名称	原料名称及数量
	中餐	红烧排骨 酸菜鱼汤 米饭 土豆丝 海带	排骨 90g、猪肉 20g 酸菜 20g、鱼 30g 大米 100g 土豆 30g 海带 25g
	晚餐	海带排骨汤 鱼香肉丝 小青菜 豆腐 米饭	海带 20g、排骨 80g 笋 25g、肉丝 50g 青菜 40g 豆腐 25g 大米 100g
	早餐	鸡蛋饼 大米粥 黄瓜 豆浆	鸡蛋 30g、面 40g 大米 25g 黄瓜 30g 豆浆 200g
	中餐	红烧草鱼 荠菜炒香肠 粉丝 葫子炒肉 凉拌黄瓜	草鱼 100g 荠菜 50g、香肠 50g 粉丝 45g 瓠子 25g、猪肉 40g 黄瓜 30g
	晚餐	青椒炒猪肝 米饭 番茄炒鸡蛋 丝瓜蛋汤 龙虾	青椒 20g、猪肝 25g 大米 100g 番茄 20g、鸡蛋 30g 丝瓜 20g、鸡蛋 20g 龙虾 45g

表 7 – 10 　　　　　　　　　　营养素计算表

日期	餐别	原料名称	蛋白质/g	脂类/g	碳水化合物/g	热量/kcal	钙	铁	锌	维生素 A
	早餐									
	中餐									
	晚餐									
三餐合计										
供给量标准										
达到供给量标准/%										

若上述计算结果显示的实际摄入量超过供给量标准的 ±10%，则需选择合适的食物种类及数量进行反复调整与计算，以使各营养素指标和能量在适宜范围内，最后形成最终食谱，填入表 7 – 11。

表 7 – 11　　　　　　　　　　　再次调整分配后的食谱

日期	餐别	饭菜名称	原料名称及数量
	早餐		
	中餐		
	晚餐		
	早餐		
	中餐		
	晚餐		
	早餐		
	中餐		
	晚餐		

实训 6

营养宣教——以高血压患者为例

一、教学目标

请针对我国当前高血压发病率、致残率、死亡率高，知晓率、治疗率、控制率低的特点，拟对某社区开展"合理膳食，降低血压"的营养教育，请做出一份营养教育提纲。

二、营养教育的手段及优缺点（表 7 – 12）

表 7 – 12　　　　　　　　　　健康教育的形式及优缺点

健康教育手段	优点	缺点
交谈	个性化 交谈形式可多样 双向交流好	主持者需有较好的沟通技巧
专题讲座	比较系统化 用于较大规模的听众 易组织、现场感染力强	对演讲者的要求高 听众一般较被动 反馈受限制

续表

健康教育手段	优点	缺点
技能演示	适用于技能的培训 容易理解，学习效率高 灵活可重复	教学规模小 有些信息难以用演示表达
印刷资料	可随时学习，不受时空限制 便于知识长久保留和反复查阅	
板报或宣传海报	便于制作、价格低廉 更换方便 通俗易懂，图文并茂	适用场所有一定要求
图片、图画、幻灯片	生动的视觉刺激，印象深刻 便于使用、保管和存放	幻灯片放映需特殊设备
音像资料	生动形象，传播范围广 可以反复播放学习	信息传播难以个性化 初期制作需经费投入
案例学习	示范效应好 培养实际解决问题的能力	有时较难找到典型案例 参加的人员受限

三、能力训练的步骤

（1）营养教育计划的制订步骤。

（2）选题：高血压的危害与预防。

（3）背景：高血压的发病原因，教育目标。

（4）目标人群：确定教育对象。

（5）教育内容和途径：具体教育的内容，通过何种途径展开教育。

（6）评价方法：KAP 问卷，体重、血压等。

（7）组织人员。

（8）时间安排。

（9）经费预算。

四、具体营养教育提纲

（1）选题。

（2）什么是高血压？

（3）高血压的发病现状和流行资料。

（4）高血压与营养有关的危险因素：饮酒、肥胖、食盐、脂肪等。

（5）高血压的危害：心、脑血管等。

（6）饮食治疗要点。

五、能力训练的要求

目前，有很多在校大学生不吃早餐，经调查，主要原因为晚上熬夜，早晨难以起床。如果您是一位营养师，请就这一情况，围绕"大学生的早餐营养教育"制订讲座提纲。也可以采用其他营养教育的方式，列出具体的营养教育方案。

综合实训 1
创意儿童餐的设计与制作

一、教学目标

1. 可按照学龄前儿童和学龄儿童的能量和营养素的需要，结合当地食物的品种、生产季节、经济条件和厨房烹饪水平合理选择食物。
2. 为吸引儿童用餐进行创意设计，使儿童乐于用餐。
3. 培养创新能力，学会设计 1~2 种适合在家庭或餐馆推广的创意儿童餐。

二、创意儿童餐设计的理论基础

（1）学龄前儿童和学龄儿童的能量和营养素的需要。
（2）中国学龄前儿童和学龄儿童的主要营养问题。
（3）学龄前儿童和学龄儿童的膳食注意事项：
①注意膳食平衡、品种多样、荤素搭配、粗细粮交替；
②上午可提供一次课间餐，有利于脑力活动；
③饮用清淡饮料；
④培养良好的用餐习惯和卫生习惯；
⑤注意色彩、烹调方法、口味的搭配。

三、创意儿童餐设计的具体步骤和方法

（1）确定热能的供给量
（2）按照总热能计算蛋白质（10%~15%）、脂肪（20%~30%）、碳水化合物（55%~65%）的供给量，计算出主食和副食的大致用量。
（3）将计算出的主副食用量，分配到三餐中去（3:4:3）。初步核算该食谱的各种营养素含量（±10%）。
（4）按照上述主副食的基本用量，结合季节，市场供应情况，更换食物种类和烹调方法，制订 3~7d 的食谱。
（5）对已选的食物进行创意设计，使之在营养搭配、色彩、形态、口味等

方面吸引儿童愉快用餐。

四、能力训练的内容

根据附近菜场供应的食物品种，按照上述步骤（1）～（5），为某小学一年级的女生（体重正常）设计1d的食谱，进行创意设计并完成制作。

参考设计图案：

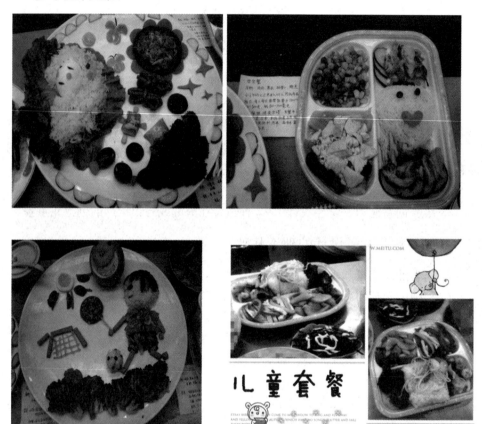

五、实训结果提交

每组完成创意儿童餐的设计与制作后，制作创意儿童餐的图片，并附以50～100字左右的文字说明营养特点及创新点，以班级和小组号命名的形式发至指定邮箱。

综合实训 2
某敬老院的营养宣教

一、教学目标

1. 按照人体营养状况评价对某敬老院的老年人进行体质测评。
2. 熟悉该敬老院老年人的膳食安排。
3. 理解老年人的营养需求。
4. 针对该敬老院不同的老年人个体，进行合理营养宣教。

二、老年人营养宣教的理论基础

（1）老年人的生理特点。
（2）老年人的营养需要。
（3）老年人膳食调整的原则：
①保持膳食营养的平衡合理：提供较完善、全面、高质量的膳食，食物多样化，限制能量、脂肪和酒的摄入，经常关注体重，防止能量过剩。
②适应老年人消化系统的变化：食物切碎煮烂，注意色彩搭配。避免过硬、过油、过黏的食物，少吃荤油、肥肉、油炸食品、肉汤、甜点心及含胆固醇较高的食品，提倡少食多餐，避免暴饮暴食。
③提供良好的就餐环境。
④不能盲目节制膳食。

三、敬老院营养宣教的活动步骤

（1）事先与某社区或敬老院联系好老年人若干名。
（2）全班同学按照 2~4 人一组，对一位老人进行营养教育。
（3）营养教育活动结束后，通过问卷或口述等方式对老年人的接受情况进行测评。
（4）指导老师分别从以下两个方面对各组学生的表现进行评价：
①膳食指导内容正确，指导方法合适；
②老年人对所讲的营养知识接受程度高。

四、实训结果提交

每组完成本次营养宣教活动后，完成相应的营养宣教活动策划与实施总结报告，要求活动过程交代详细，同时指出相应的改进建议。

综合实训 3

公筷公勺、家庭分餐的宣教

一、教学目标

1. 熟悉公筷公勺、家庭分餐宣教的内容。
2. 掌握营养宣教的基本实施步骤。
3. 训练与人沟通交流的能力，熟练运用专业配餐知识。

二、公筷公勺、家庭分餐的依据及优点

分餐制是中华民族的饮食传统，中国在原始社会就出现了分餐制的萌芽，陶寺遗址的发现，不仅将食案的历史提到了 4500 年以前，而且被认为是分餐制在古代中国出现的源头。而周代被视为分餐制正式开始的时代。分餐是指由家人/厨师或服务人员，按照定量或等量的原则，把主食和菜肴分配到餐盘或碗中，每一个就餐者一份、独自享用。

（一）家庭分餐制的优点

1. 预防经口传播疾病

分餐制可以预防各种经口、唾液传播的疾病并减少交叉感染的机会。

不分彼此的共餐共饮会引起饮食不安全和诸多"风险"，根据世界卫生组织统计，疾病的各类传播途径中，唾液是最主要的途径之一。唾液可传播甲肝、禽流感、肠道病毒（诸如病毒）、幽门螺旋杆菌等。中国是胃癌等肠胃疾病发病率高的国家之一，超过世界平均水平，与民众的饮食方式有关。一些传染性疾病，都直接或间接地与"吃"相关，通过食物或饮食方式的传播导致疾病流行。例如感染者的双手传递接触的用品（水/食物），唾液/分泌物污染用品（筷子、碗、杯子等），以及近距离的呼吸/飞沫传播等。"民以食为天，更以健康为先"，饮食备公筷公勺或进一步实施分餐制，是饮食健康文化行动的重点，可以守护人们健康，重塑饮食文明根基，人人有责，家家受益。

2. 按需配餐，完善幼儿的食育

中国的食育文化源远流长，既有"孔融让梨"等做人应该懂得礼让的经典故事，又有"饮食贵有节，做事贵有恒"的人生智慧。分餐制对儿童和学生的优点更为明显，按需配置、定量进食，可以保证营养的平衡。家庭分餐可以为孩子的食育提供良好的家庭氛围，特别是对于幼童或小学生，学习认识食物、熟悉量化膳食，保障营养充足，更有助于良好饮食习惯的养成，受益一生。

3. 定量取餐，减少浪费

对于实行分餐的家庭来说，能很好的量化食物，按量分配，减少浪费。即使吃不完，剩下没动过的饭菜也容易保存。

分餐制的用餐方式可以保护自己及家人的安全。因为小孩、老人的免疫力较成人来说更低，易受到感染，这样的家庭更应该实行分餐制。合理的分餐制还可更科学地把握家庭成员摄取的营养质量，更有利于控制饮食，更好地调节口味，也能帮助节约粮食，避免浪费。

（二）家庭分餐制的宣教要点

1. 转变传统思想

正式分餐之前应该向家庭成员讲述分餐制的益处、合餐的危害，尤其应改变分餐是家庭不和谐的观念。且分餐制在我国有着悠久的历史，现在应逐渐成为一种新风尚。

2. 固定各自使用的碗筷

建议根据家庭成员的年龄、生理特点、能量消耗、体力活动水平等个性化特点来选择不同大小的碗及餐具。比如小孩或有超重、肥胖的人员可以选择小一点的碗，有助于避免食物浪费及控制就餐量。若家庭成员不好把握，建议选择中国营养学会推出的营养餐盘。婴幼儿的餐碗可以根据儿童心理，选择外观卡通、可爱的，有助于增加进食的兴趣。

3. 学习使用"公筷公勺"

对于大餐盘的菜品建议选择公筷公勺的方式，也可选择将食物烹饪好后根据个人需要分配到每个人的餐盘中。

4. 循序渐进

刚开始实行时会存在种种阻碍，特别是老年人，不太会配合，因此不宜急于求成，要循序渐进。分餐制的发起人对待家庭成员要有耐心，毕竟几十年的习惯不能指望一朝一夕改变。

三、公筷公勺、家庭分餐宣教的活动步骤

（1）制定详细的宣教方案，提前与附近小区的住户沟通，为入户进行公筷公勺、家庭分餐的宣教做好准备工作。或者在市民广场等人流量较多的区域布置展位，为现场宣教提供场景的准备工作。

（2）全班同学按照2～4人一组，对某几个家庭的成员进行进行公筷公勺、家庭分餐的宣传教育。针对不同年龄、性别的家庭成员实施的宣教应尽量有所区别。

（3）宣教活动结束后，积极跟踪，通过问卷、电话等方式对宣教结果进行询问与统计，了解实施状况，提出合理建议。

（4）指导老师分别从以下两个方面对各组学生的表现进行评价：

①公筷公勺、家庭分餐宣教的活动组织有序，宣教方案内容正确，宣教的成效显著。

②公筷公勺、家庭分餐宣教的总结报告要点清晰，内容完整，各成员的社交表达能力有所提高。

四、实训结果提交

每组完成本次公筷公勺、家庭分餐的宣教活动后，完成相应的宣教活动策划与实施总结报告，要求活动过程完整细致详细，提出合理的改进建议，可实施性强。

附录1 常见身体活动强度和能量消耗表

活动项目		身体活动强度（MET）		能量消耗量/〔kcal/（标准体重×10min）〕	
		小于3 低强度；3~6 中强度；7~9 高强度；10~11 极高强度		男（66kg）	女（56kg）
家务活动	整理床，站立	低强度	2.0	22.0	18.7
	洗碗，熨烫衣服	低强度	2.3	25.3	21.5
	收拾餐桌，做饭或准备食物	低强度	2.5	27.5	23.3
	擦窗户	低强度	2.8	30.8	26.1
	手洗衣服	中强度	3.3	36.3	30.8
	扫地、扫院子、拖地板、吸尘	中强度	3.5	38.5	32.7
步行	慢速（3km/h）	低强度	2.5	27.5	23.3
	中速（5km/h）	中强度	3.5	38.5	32.7
	快速（5.5~6km/h）	中强度	4.0	44.0	37.3
	很快（7km/h）	中强度	4.5	49.5	42.0
	下楼	中强度	3.0	33.0	28.0
	上楼	高强度	8.0	88.0	74.7
	上下楼	中强度	4.5	49.5	42.0
跑步	走跑结合（慢跑不超过10min）	中强度	6.0	66.0	56.0
	慢跑，一般	高强度	7.0	77.0	65.3
	8km/h，原地	高强度	8.0	88.0	74.7
	9km/h	极高强度	10.0	110.0	93.3
	跑，上楼	极高强度	15.0	165.0	140.0
自行车	12~16km/h	中强度	4.0	44.0	37.3
	16~19km/h	中强度	6.0	66.0	56.0
球类	保龄球	中强度	3.0	33.0	28.0
	高尔夫球	中强度	5.0	55.0	47.0
	篮球，一般	中强度	6.0	66.0	56.0
	篮球，比赛	高强度	7.0	77.0	65.3

续表

活动项目		身体活动强度（MET）		能量消耗量/［kcal/（标准体重×10min）］	
		小于3低强度；3~6中强度；7~9高强度；10~11极高强度		男（66kg）	女（56kg）
球类	排球，一般	中强度	3.0	33.0	28.0
	排球，比赛	中强度	4.0	44.0	37.3
	乒乓球	中强度	4.0	44.0	37.3
	台球	低强度	2.5	27.5	23.3
	网球，一般	中强度	5.0	55.0	46.7
	羽毛球，一般	中强度	4.5	49.5	42.0
	羽毛球，比赛	高强度	7.0	77.0	65.3
	足球，一般	高强度	7.0	77.0	65.3
	足球，比赛	极高强度	10.0	110.0	93.3
跳绳	慢速	高强度	8.0	88.0	74.7
	中速，一般	极高强度	10.0	110.0	93.3
	快速	极高强度	12.0	132.0	112.0
舞蹈	慢速	中强度	3.0	33.0	28.0
	中速	中强度	4.5	49.5	42.0
	快速	中强度	5.5	60.5	51.3
游泳	踩水，中等用力，一般	中强度	4.0	44.0	37.3
	爬泳（慢），自由泳，仰泳	高强度	8.0	88.0	74.7
	蛙泳，一般速度	极高强度	10.0	110.0	93.3
	爬泳（快），蝶泳	极高强度	11.0	121.0	102.7
其他活动	瑜伽	中强度	4.0	44.0	37.3
	单杠	中强度	5.0	55.0	46.7
	俯卧撑	中强度	4.5	49.5	42.0
	太极拳	中强度	3.5	38.5	32.7
	健身操（请或中等强度）	中强度	5.0	55.0	46.7
	轮滑旱冰	高强度	7.0	77.0	65.3

注：1MET相当于每千克体重每小时消耗1kcal能量/［1kcal/（kg·h）］

附录 2－1　中国居民膳食营养素
参考摄入量表（DRIs2013）

人群	EER/（kcal/d）		AMDR（宏量营养素可接受范围）				蛋白质 RNI/（g/d）	
	男	女	总碳水化合物	添加糖/%E	总脂肪/%E	饱和脂肪酸/%E	男	女
0~6 月	90*	90*	－	－	48（AI）	－	9（AI）	9（AI）
7~12 月	80*	80*	－	－	40（AI）	－	20	20
1 岁	900	800	50~65	－	35（AI）	－	25	25
2 岁	1100	1000	50~65	－	35（AI）	－	25	25
3 岁	1250	1200	50~65	－	35（AI）	－	30	30
4 岁	1300	1250	50~65	<10	20~30	<8	30	30
5 岁	1400	1300	50~65	<10	20~30	<8	30	30
6 岁	1400	1250	50~65	<10	20~30	<8	35	35
7 岁	1500	1350	50~65	<10	20~30	<8	40	40
8 岁	1650	1450	50~65	<10	20~30	<8	40	40
9 岁	1750	1550	50~65	<10	20~30	<8	45	45
10 岁	1800	1650	50~65	<10	20~30	<8	50	50
11 岁	2050	1800	50~65	<10	20~30	<8	60	55
14~17 岁	2500	2000	50~65	<10	20~30	<8	75	60
18~49 岁	2250	1800	50~65	<10	20~30	<8	65	55
50~64 岁	2100	1750	50~65	<10	20·30	<8	65	55
65~79 岁	2050	1700	50~65	<10	20~30	<8	65	55
80~ 岁	1900	1500	50~65	<10	20~30	<8	65	55
孕妇（早）	－	1800	50~65	<10	20~30	<8	－	55
孕妇（中）	－	2100	50~65	<10	20~30	<8	－	70
孕妇（晚）	－	2250	50~65	<10	20~30	<8	－	85
乳母	－	2300	50~65	<10	20~30	<8	－	80

注：＊单位为 kcal/（kg·g）；6 岁以上是轻体力活动水平；未制定参考值者用 "－" 表示;%E 为占能量的百分比；EER：能量需要量；AMDR：可接受的宏量营养素范围；RNI：推荐摄入量。

附录 2 – 2 中国居民膳食矿物质的推荐摄入量（RNI）或适宜摄入量（AI）

人群	钙/ (mg/d) RNI	磷/ (mg/d) RNI	钾/ (mg/d) AI	钠/ (mg/d) AI	镁/ (mg/d) RNI	铁/ (mg/d) RNI		锌/ (mg/d) RNI		硒/ (μg/d) RNI	碘/ (μg/d) RNI
						男	女	男	女		
0 岁 ~	200*	100*	350	170	20*	0.3*	0.3*	2.0*	2.0*	15*	85*
0.5 岁 ~	250*	180*	550	350	65*	10	10	3.5	3.5	20*	115*
1 岁 ~	600	300	900	700	140	9	9	4.0	4.0	25	90
4 岁 ~	800	350	1200	900	160	10	10	5.5	5.5	30	90
7 岁 ~	1000	470	1500	1200	220	13	13	7.0	7.0	40	90
11 岁 ~	1200	640	1900	1400	300	15	18	10	9.0	55	110
14 岁 ~	1000	710	2200	1600	320	16	18	11.5	8.5	60	120
18 岁 ~	800	720	2000	1500	330	12	20	12.5	7.5	60	120
50 岁 ~	1000	720	2000	1400	330	12	12	12.5	7.5	60	120
65 岁 ~	1000	700	2000	1400	320	12	12	12.5	7.5	60	120
80 岁 ~	1000	670	2000	1300	310	12	12	12.5	7.5	60	120
孕妇（早）	800	720	2000	1500	370	—	20	—	9.5	65	230
孕妇（中）	1000	720	2000	1500	370	—	24	—	9.5	65	230
孕妇（晚）	1000	720	2000	1500	370	—	29	—	9.5	65	230
乳母	1000	720	2400	1500	330	—	24	—	12	78	240

注：*表示为 AI 值；未制定参考值者用 "—" 表示。

附录 2-3 中国居民膳食维生素的推荐摄入量（RNI）或适宜摄入量（AI）

人群	维生素 A/（μgRAE/d）		维生素 D/（μg/d）	维生素 E/（mgα-TE/d）	维生素 B$_1$/（mg/d）		维生素 B$_2$/（mg/d）		叶酸/（μgDFE/d）	烟酸/（mgNE/d）		维生素 C/（mg/d）
	RNI		RNI	AI	RNI		RNI		RNI	RNI		RNI
	男	女			男	女	男	女		男	女	
0 岁~	300*		10*	3	0.1*		0.4*		65*	2*		40*
0.5 岁~	350*		10*	4	0.3*		0.5*		100*	3*		40*
1 岁~	310		10	6	0.6		0.6		160	6		40
4 岁~	360		10	7	0.8		0.7		190	8		50
7 岁~	500		10	9	1.0		1.0		250	11	10	65
11 岁~	670	630	10	13	1.3	1.1	1.3	1.1	350	14	12	90
14 岁~	820	630	10	14	1.6	1.3	1.5	1.2	400	16	13	100
18 岁~	800	700	10	14	1.4	1.2	1.4	1.2	400	15	12	100
50 岁~	800	700	10	14	1.4	1.2	1.4	1.2	400	14	12	100
65 岁~	800	700	15	14	1.4	1.2	1.4	1.2	400	14	11	100
80 岁~	800	700	15	14	1.4	1.2	1.4	1.2	400	13	10	100
孕妇（早）	—	700	10	14	—	1.2	—	1.2	600	—	12	100
孕妇（中）	—	700	10	14	—	1.4	—	1.4	600	—	12	115
孕妇（晚）	—	700	10	14	—	1.5	—	1.5	600	—	12	115
乳母	—	1300	10	17	—	1.5	—	1.5	550	—	15	150

注：* 表示为 AI 值；未制定参考值者用"—"表示。

附录3　2020年运动营养咨询与指导 SOAP流程手册（中级）（简要版）

调查时间：　　　　　　　　　　　　　　完成人员：

初始个体信息收集：姓名、性别、出生年月、身高、体重等（略）

一、运动健康风险评估

（一）健康与亚健康主观测评

主观测评一：健康的10个标志对照

主观测评二：亚健康状态表现、慢性疲劳综合征（CFS）测评

（二）运动前健康筛查与风险因素客观评估

整体流程评估的目的是：确认是否存在运动风险。

客观评估步骤一：PAR－Q＋问卷（体力活动回顾问卷）与疾病史调查

客观评估步骤二：运动风险分级

1. 是否存在已知的心血管、肺脏和（或）代谢疾病

2. 是否存在心血管、肺脏和（或）代谢疾病的症状或体征

3. 是否存在心血管疾病的危险因素（CVD风险因素筛查）

请确认您的运动健康风险结果为：＿＿＿＿＿＿＿＿＿＿＿＿＿＿＿＿＿

＿＿＿＿＿＿＿＿＿＿＿＿＿＿＿＿＿＿＿＿＿＿＿＿＿＿＿＿＿＿＿＿＿

再次确认您的运动营养干预目标、目的或注意事项：＿＿＿＿＿＿＿＿＿

＿＿＿＿＿＿＿＿＿＿＿＿＿＿＿＿＿＿＿＿＿＿＿＿＿＿＿＿＿＿＿＿＿

二、运动营养测试与评估

（一）体质测试与评估

1. 身体形态指标测试、确认

体重＿＿＿、身高＿＿＿＿＿＿、BMI＿＿＿＿＿＿、体脂百分比＿＿＿、腰围＿＿＿、臀围＿＿＿＿＿＿、腰臀比＿＿＿＿＿＿

您的BMI为＿＿＿＿＿＿，体脂率为＿＿＿＿＿＿，体形属于＿＿＿＿＿＿，您的理想目标是＿＿＿＿＿＿，差距是＿＿＿＿＿＿。综合考虑您的情况，运动营养师给您制订的目标是：＿＿＿＿＿＿＿＿＿＿＿＿＿＿＿＿＿＿＿＿＿＿＿＿＿＿＿＿＿＿，

原因是：＿＿＿＿＿＿＿＿＿＿＿＿＿＿＿＿＿＿＿＿＿＿＿＿＿＿＿＿＿＿。

2．身体机能指标测试确认

安静心率（晨起心率）_____　安静血压_____

3．身体素质指标测试确认

（1）运动史调查：

（2）心肺耐力评价选择的项目：_____当前的基础测试值：_____

（3）肌肉适能评价选择的项目：_____当前的基础测试值：_____

（4）身体柔韧性评价选择的项目：_____当前的基础测试值：_____

（5）运动表现及技巧类运动素质评价选择的项目：_____

（6）当前的基础测试值：_____

（二）膳食营养调查与评估

1．膳食习惯调查：（请进行开放性问答）

您的膳食习惯问卷总分为 ____ 分，一些不良的习惯可能是导致您计划失败的原因。

2．营养素缺乏调查与评估

营养素	B 族维生素	维生素 C	维生素 A	复合维生素	抗氧化剂	蛋白质	膳食纤维	钙	铁	锌
得分										
总分	10	7	8	10	6	8	7	10	10	10

根据问卷测试结果，应当注重_____等营养素补充。膳食方面，建议_____。

3．食物敏感与食物不耐受调查与评估

食物过敏情况：_____食物慢性过敏情况：_____

_____

食物不耐受情况：_____食物忌口情况：_____

_____

4．膳食摄入调查

近期的饮食情况分析：（24 小时膳食回顾膳食调查）

（1）日总能量摄入

（2）餐次能量分布

（3）食物选择评估

欠缺的食物类别有：_____

各类别食物常见的食材：_____

通过调查发现您日常膳食中食材选择可能存在以下问题：_____

为了您的身体健康，建议您日常膳食进行适当调整：_____

三、运动营养方案制订

（一）运动方案制订

指导建议

建议的运动方式：_____

建议运动频率：_____

建议运动强度：_____

建议运动持续时间：_____

其他指导意见：_____。

（二）膳食营养配餐指导

推荐食谱（若有需要，食谱中需包含合理选用的运动营养食品）

食谱目的_____，食谱总能量：_____kcal，食谱膳食比例约为_____

餐次 （用餐时间）	菜品	分量	原材料	原料重量（食部）	替换食物
早餐					
早加餐					
午餐					
午加餐					
晚餐					
晚加餐					

（三）运动期间营养优化策略指导

_____

_____

_____

（四）运动营养食品选用指导

结合您的运动情况，推荐选用的运动营养食品：_____

_____

运动营养食品的合理使用方法如下（含原理、使用方法、注意事项）：_____

_____

_____

（五）行为及心理干预或其他辅助手段记录

_____

_____

_____

参 考 文 献

1. 孙耀军. 营养与配餐. 上海交通大学出版社，2010

2. 杨月欣. 营养配餐和膳食评价实用指导. 北京：人民卫生出版社，2008

3. 葛可佑. 中国营养师培训教材. 北京：人民卫生出版社，2005

4. 彭景. 烹饪营养学. 中国纺织出版社，2008

5. 中国营养学会. 中国居民膳食营养素参考摄入量. 北京：中国轻工业出版社，2000

6. 陈君石、闻芝梅主译. 现代营养学（第七版）. 北京. 人民卫生出版社，1999

7. 中国疾病预防控制中心营养与食品安全所王光亚. 中国食物成分表. 北京大学医学出版社，2009

8. 翟凤英等. 24 小时膳食询问法在中国营养调查中的应用. 卫生研究，1996

9. 范志红. 食物营养与配餐. 中国农业大学出版社，2010

10. 王翠玲，高玉峰，营养与膳食，科学出版社，2010

11. 季兰芳，临床营养测评与膳食指导，人民卫生出版社，2009

12. 张爱珍. 临床营养学. 北京：人民卫生出版社，2000

13. 劳动与社会保障部中国就业培训技术指导中心/劳动和社会保障部教育培训中心. 营养配餐员（中级技能 高级技能 技师技能）. 北京：中国劳动社会保障出版社，2003

14. 劳动与社会保障部教材办公室. 营养配餐员（基础知识·中级·高级·技师）. 北京：中国劳动社会保障出版社，2003

15. 张建中. 临床营养学. 郑州：郑州大学出版社，2004

16. 葛可佑. 公共营养师（基础知识）. 北京：中国劳动社会保障出版社，2007

17. 中国就业培训技术指导中心组织编写. 公共营养师（国家职业资格三级）. 北京：中国劳动社会保障出版社，2012

18. 中国就业培训技术指导中心组织编写. 公共营养师（基础知识）. 北京：中国劳动社会保障出版社，2012

19. 何志谦. 疾病营养学. 北京：人民卫生出版社，2009

20. 中国居民膳食营养素参考摄入量（2013 版）. 中国营养学会. 北京：科学出版社，2014

21. 中国居民膳食指南（2016）. 中国营养学会. 北京：人民卫生出版社，2016

22. 汤春雪，杨则宜，运动健康营养实用技能手册：运动营养咨询与指导实践应用，北京：中国纺织出版社有限公司：中国财富出版社有限公司，2021